U0010746

超實用！
中藥材圖鑑
日常生活必備的用藥指南

老中醫養生堂 編著

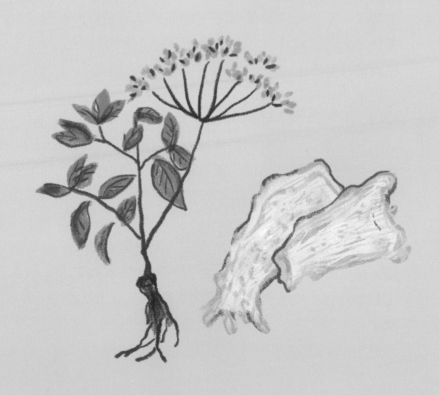

晨星出版

編寫說明

　　中醫中藥文化是中華傳統文化的重要組成部分，中藥憑藉其獨特的藥用價值，走進了百姓的日常生活。如何挑選品質優良的藥材，如何根據病症運用中藥調理身體等問題，成為了中醫愛好者關心的話題。老中醫養生堂本著為讀者解決這些疑問的目的，編寫了本書。

　　本書精選 467 種中藥，詳述其使用注意、藥材挑選、別名、性味、功效主治、用法用量等內容，並配以高畫質中藥飲片圖，便於在辨別中藥時有據可依、有證可查。同時，本書在大部分藥物下收錄了該藥的「經典妙方」與「實用藥方」，供讀者養生與療疾參考。

以下為本書編寫特色說明：

　　一、針對中藥材市場飲片品質良莠不齊的現狀，特將優次品相差明顯的常見品種的藥材挑選注意事項列出，提供讀者參考，使讀者在選購藥材時能夠有的放矢。

　　二、本書收錄的「經典妙方」大都選自歷代著名醫論、醫籍，如《本草綱目》、《千金方》、《傷寒論》等，另有部分方劑摘錄自《中藥大辭典》。「經典妙方」部分遵從原著收方，藥名、劑量、單位等均保留原貌。書中附有「古今醫學常用度量衡對照」供讀者參考。

三、「實用藥方」是以專家團隊豐富的臨床經驗為基礎，薈萃各地驗方而成。針對不同地域對同一藥材命名不同的情況。讀者在使用驗方時，可參考藥物「別名」一項選材。

「實用藥方」中的方劑是各醫師結合臨床實際所開的經驗方，故存在部分藥物劑量超過書中「用法用量」的情況，建議讀者：使用前請教專業的醫師或藥師，避免誤食或濫用。

四、書中所使用的照片均為高解析度的真實照片，所見即所得。對於多來源的飲片，則選取其中更常用品種進行圖解。如，「瓦楞子」為蚶科動物毛蚶（Arca subcrenata Lischke）、泥蚶（Arca granosa Linnaeus）或魁蚶（Arcainflata Reeve）的貝殼，其臨床多使用毛蚶，故飲片配圖選用毛蚶的貝殼。

五、值得特別注意的是，對於書中所提到的一些有毒藥物，如硫黃、川烏、朱砂等，以及方劑中藥物的用法用量，須根據個人體質的差異做調整。建議讀者應參考書中的使用注意，或在使用前請教專業的醫師或藥師，以免造成身體不適或病情延誤。

古今醫學常用度量衡對照

　　本書的「經典藥方」所收錄的方劑，均保留了原著中的計量單位。因歷代以來度量衡的標準變化很大，故本書參照有關文獻記載，將古今醫學常用度量衡對照整理如下，供讀者參考。

1. 重量單位對照

一厘：約等於 0.03125 克。

一分：等於十厘（約 0.3125 克）。

一錢：等於十分（約 3.125 克）。

一兩：等於十錢（約 31.25 克）。

一斤：等於十六兩（約 500 克）。

＊臺灣的計量方式為一錢＝ 3.75 克，一斤＝ 600 克。

2. 古代醫家用藥劑量對照

一方寸匕：約等於 2.74 毫升，或金石類藥末約 2 克；草木類藥末約 1 克。

一錢匕：約等於五分六厘，或 2 克。

一刀圭：約等於一方寸匕的十分之一。

一撮：約等於四刀圭。

一勺：約等於十撮。

一合：約等於十勺。

一升：約等於十合。

一斗：約等於十升。

一斛：約等於五斗。

一石：約等於二斛或十斗。

一銖：一兩等於二十四銖。

一枚：以較大者為標準計算。

一束：以拳盡量握足，去除多餘部分為標準計算。

一片：以一錢重量作為一片計算。

一茶匙：約等於 4 毫升。

一湯匙：約等於 15 毫升。

一茶杯：約等於 120 毫升。

一飯碗：約等於 240 毫升。

一字：古以銅錢抄取藥末，錢面共有四字，將藥末填去錢面一字之量，即稱一字。

閱讀説明

基本訊息

介紹藥材的具體名稱、分類與
基本資料,醒目標示藥材的使
用禁忌、藥材優劣及毒性。

藥材特寫

輔以氣味與口感描述,
幫助讀者快速辨識。

牽牛子 ▲有毒

禁忌:體質虛弱者慎服,孕婦禁服。
藥材挑選:以顆粒飽滿者為佳。
別名:黑牽牛、黑醜、白醜。
性味:苦,寒;有毒。
功效主治:瀉水通便,消痰滌飲,殺蟲攻
積。用於水腫脹滿,二便不通、痰飲積
聚、氣逆喘咳、蟲積腹痛。
用法用量:3~6克。入丸散服,每次
1.5~3克。

氣微,味辛、
苦,有麻感

腹面棱線的下端有
一點狀種臍,微凹

背面有1條淺縱溝   表面灰黑色或淡黃白色

經典妙方

1. **水腫**:牽牛子末之,水服方寸
   匕,日一,以小便利為度。
   (《千金方》)
2. **氣築奔衝不可忍**:黑牽牛半兩,
   檳榔(銼)一分,上為末,每服
   一大錢,濃煎紫蘇生薑湯調下。
   (《衛生家寶方》)

實用藥方

1. **腹水**:牽牛子2克,小茴香6克,研末薑汁調服。
2. **痰飲咳喘,不得平臥**:炒牽牛子9克,紫蘇子10克,葶藶子6克,杏仁8克,
   水煎服。
3. **便祕腹脹**:牽牛子6克,枳實10克,水煎服。
4. **蛔蟲病、絛蟲病**:牽牛子8克(小兒減半),使君子3個,檳榔10克,水煎
   服。
5. **腸癰膿潰不排**:牽牛子9克,大黃、穿山甲各6克,乳香、沒藥各3克,研
   末,每日9克,開水沖服。

123

第三章 瀉下藥 峻下逐水藥

超實用 · 中藥材圖鑑

藥材實拍圖

實拍的高解析度照
片,對藥材有全面
的認識。

經典妙方

收錄選自歷代著
名藥論、醫典,
歷經時代考驗的
方劑。

藥用屬性

標示藥用屬性的細
項分類,方便查
找。

圖解牽線

進一步説明藥材的
細微特徵,如顏
色、形狀等差異。

實用藥方

以中醫專家團隊豐富的臨床經驗為
基礎,便於日常應用的驗方。

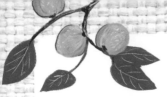

目錄

卷 2
祛風濕・化濕
利水滲濕

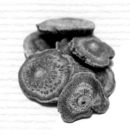

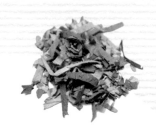

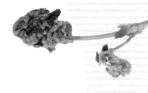

卷 *1*

———·····———

解表・清熱
瀉下

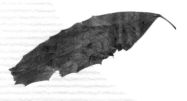

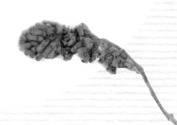

麻黃

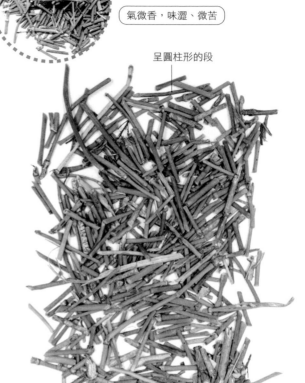

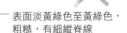

氣微香，味澀、微苦

呈圓柱形的段

禁忌：凡素體虛弱而自汗、盜汗、氣喘者均忌服。

藥材挑選：以色淡綠或黃綠、內心色紅棕、手拉不脫節、味苦澀者為佳。

別名：龍沙、卑相、卑鹽。

性味：辛、微苦，溫。

功效主治：發汗散寒，宣肺平喘，利水消腫。用於風寒感冒、胸悶喘咳、風水浮腫。

用法用量：2～10克。

經典妙方

太陽病頭痛發熱，身疼腰痛，骨節疼痛，惡風無汗而喘：麻黃（去節）三兩，桂枝（去皮）二兩，炙甘草一兩，杏仁（去皮、尖）七十個，上四味以水九升，先煮麻黃，減二升，去上沫，內諸藥，煮取二升半，去滓，溫服八合，覆取微似汗，不須啜粥，餘如桂枝法將息。（《傷寒論》麻黃湯）

切面中心顯紅棕色

表面淡黃綠色至黃綠色，粗糙，有細縱脊線

實用藥方

1. **小兒遺尿**：麻黃2份，益智仁1份，肉桂1份，共研細末，每次3克，醋調成餅貼敷臍心，36小時後取下，間隔6～12小時再敷，共3次後改為每週1次。

2. **小兒腹瀉**：麻黃2～4克，前胡4～8克，水煎，取汁300毫升，稍加白糖，頻頻口服。

3. **蕁麻疹**：炙麻黃、蟬蛻、甘草各5克，生大黃、川黃柏、烏梅、板藍根、槐米各10克，水煎服，7日為1個療程。

4. **支氣管哮喘**：紫蘇子、白果、杏仁、桑白皮、黃芩、半夏、款冬花、麻黃、葶藶子各10克，魚腥草、生石膏各30克，甘草5克，水煎，每日1劑，早晚分服，2週為1個療程。

紫蘇葉

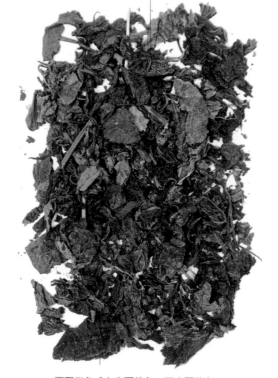

氣清香，味微辛

葉柄紫色或紫綠色

禁忌：陰虛、溫病及氣虛者慎服。
藥材挑選：以葉片完整、色紫、香氣濃者為佳。
別名：蘇、蘇葉、紫菜。
性味：辛，溫。
功效主治：解表散寒，行氣和胃。用於風寒感冒、咳嗽嘔噁、妊娠嘔吐、魚蟹中毒。
用法用量：5～10克。

經典妙方

1. **傷風發熱：**紫蘇葉、防風、川芎各一錢五分，陳皮一錢，甘草六分，加生薑二片煎服。（《不知醫必要》蘇葉湯）

2. **咳逆短氣：**紫蘇莖葉（銼）一兩，人參半兩，上二味粗搗篩，每服三錢匕，水一盞，煎至七分，去滓，溫服，日再。（《聖濟總錄》紫蘇湯）

兩面紫色或上表面綠色，下表面紫色

實用藥方

1. **風熱感冒：**紫蘇葉、荊芥各1.5千克，大青葉、鴨跖草、四季青各3千克，加水25升，濃煎成劑，每次50毫升，每日3～4次，口服。病重熱甚者，可3～4小時服1次。

2. **尋常疣：**以鮮紫蘇葉摩擦疣部，每次10～15分鐘，每日1次，用於疣部及周圍皮膚消毒。

3. **漆過敏：**鮮紫蘇葉適量，細鹽少許，搓爛後外搽患處。

4. **氣管炎：**紫蘇葉、雞肫花各10～5克，水煎服。

5. **風寒感冒、咳嗽：**鮮石胡荽30～50克，紫蘇葉、生薑各15克，紅糖適量，水煎服。

桂枝

有特異香氣，味甜、微辛

禁忌：熱病高熱、陰虛火旺、血熱妄行者禁服，孕婦慎用。

藥材挑選：以枝條嫩細均勻、色棕黃、香氣濃者為佳。

別名：柳桂。

性味：辛、甘，溫。

功效主治：發汗解肌，溫通經脈，助陽化氣，平衝降氣。用於風寒感冒、脘腹冷痛、血寒經閉、關節痹痛、痰飲、水腫、心悸、奔豚★。

★奔豚：病人自覺有氣從少腹上衝胸咽的一種病證。

用法用量：3～10克。

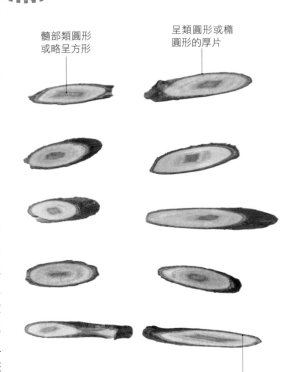

髓部類圓形或略呈方形

呈類圓形或橢圓形的厚片

切面皮部紅棕色，木部黃白色或淺黃棕色

經典妙方

太陽中風，陽浮而陰弱。陽浮者，熱自發；陰弱者，汗自出。嗇嗇惡寒，淅淅惡風，翕翕發熱，鼻鳴乾嘔：桂枝（去皮）三兩，芍藥三兩，炙甘草二兩，生薑（切）三兩，大棗（擘）十二枚，上五味，㕮咀★三味，以水七升，微火煮取三升，去滓，適寒溫，服一升，服已須臾，啜熱稀粥一升餘，以助藥力，溫覆令一時許，遍身漐漐微似有汗者益佳。（《傷寒論》桂枝湯） ★㕮咀：咬嚼。

實用藥方

1. **感冒風寒，表虛有汗**：桂枝、白芍、生薑各6克，大棗2枚，炙甘草3克，水煎服。

2. **更年期症候群**：桂枝、製半夏、黃芪、生大黃各9克，龍骨、牡蠣各30克，炙甘草3克，水煎服，每日1劑，分2次服。

3. **顏面神經麻痹**：桂枝30克，防風20克，赤芍15克，水煎，趁熱擦洗患處，每次20分鐘，每日2次，以局部皮膚潮紅為度。

4. **竇性心動過緩**：桂枝20克，黨參30克，炙甘草10克，水煎服。

5. **肺寒咳嗽、氣喘**：乾薑、桂枝、款冬花、紫菀、煮半夏、五味子各9克，茯苓10克，北細辛2克，水煎服。

生薑

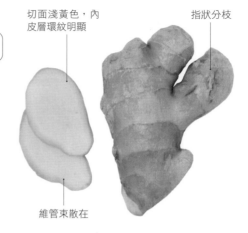

氣香特異，味辛辣

切面淺黃色，內皮層環紋明顯

指狀分枝

維管束散在

禁忌：陰虛內熱及實熱證者禁服。
藥材挑選：以塊大、豐滿、質嫩者為佳。
性味：辛，微溫。
功效主治：解表散寒，溫中止嘔，化痰止咳，解魚蟹毒。用於風寒感冒、胃寒嘔吐、寒痰咳嗽、魚蟹中毒。
用法用量：3～10克。

實用藥方

1. **脾虛腹瀉：**太子參30克，白术10克，桂枝6克，生薑3片，大棗5枚，水煎服。

2. **肩周炎：**細辛80克，研末，同300克生薑一起杵成泥狀，炒熱後加入酒精度60度的高粱酒100克，調勻，再微炒，將藥鋪於紗布上，熱敷患處，每晚1次。

3. **斑禿：**骨碎補、陳皮、生薑各適量，浸入酒精度60度的白酒內2週，取藥酒塗搽患處。

香薷

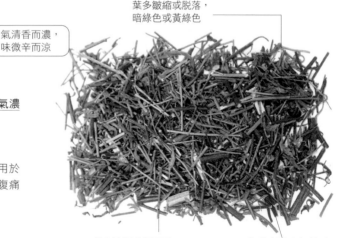

氣清香而濃，味微辛而涼

葉多皺縮或脫落，暗綠色或黃綠色

莖方柱形或類圓形

全體密被白色茸毛

禁忌：表虛者禁服。
藥材挑選：以挑選枝嫩、穗多、香氣濃者為佳。
別名：香菜、香戎、石香薷。
性味：辛，微溫。
功效主治：發汗解表，化溼和中。用於暑溼感冒、惡寒發熱、頭痛無汗、腹痛吐瀉、水腫、小便不利。
用法用量：3～10克。

實用藥方

1. **水腫，通身皆腫：**香薷9克，煎湯，沖白术細粉6克，每日3服。

2. **霍亂吐瀉：**生香薷、小蒜碎、生薑各30克，炙厚朴18克，煎湯，分3次溫服。

3. **夏日感冒夾溼：**香薷10克，厚朴、白扁豆各12克，佩蘭8克，水煎服。

荊芥

莖呈方柱形

氣芳香，
味微澀而辛涼

切面類白色

莖表面淡黃綠
色或淡紫紅色

禁忌：表虛自汗、陰虛頭痛者忌服。
藥材挑選：以色淡黃綠、穗長而密、香
氣濃者為佳。
別名：假蘇、鼠蓂、薑蘇。
性味：辛，微溫。
功效主治：解表散風，透疹，消瘡。用
於感冒、頭痛、麻疹、風疹、瘡瘍初起。
用法用量：5～10克。

1. **咽喉腫痛**：荊芥6克，桔梗4.5克，甘草3克，水煎服。

2. **麻疹不透**：荊芥、防風、浮萍各6克，蘆根、紫草各9克，水煎服。

3. **皮膚搔癢**：荊芥、苦參各15～30克，水煎，洗患處。

荊芥穗

氣芳香，
味微澀而辛涼

禁忌：表虛自汗、陰虛頭痛者忌服。
性味：辛，微溫。
功效主治：解表散風，透疹，消瘡。
用於感冒、頭痛、麻疹、風疹、瘡瘍
初起。
用法用量：5～10克。

穗狀輪傘花序
呈圓柱形

質脆易碎，內有
棕黑色小堅果

實 用 藥 方

1. **蕁麻疹**：淨荊芥穗30克，碾為細末，過篩後均勻地撒布患處，反覆用手掌揉
搓至發熱為度。

2. **產後血暈**：荊芥穗30克，炒至焦黃，研末過篩，每次9克，調酒服。

3. **流行性感冒、普通感冒**：荊芥穗、防風、柴胡、桔梗各6克，羌活4.5克，甘
草3克，水煎服。

防風

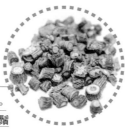

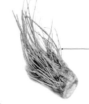

氣特異，味微甘

禁忌：血虛發痙或頭痛不因風邪者忌服。

藥材挑選：以個大、色紅褐、質堅實無鬚者為佳。

別名：銅芸、百枝、屏風。

性味：辛、甘，微溫。

功效主治：祛風解表，勝溼止痛，止痙。用於感冒頭痛、風溼痹痛、風疹搔癢、破傷風。

用法用量：5 ～ 10 克。

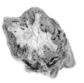

根頭頂部有棕色或棕褐色毛狀殘存葉基，形似掃帚頭，習稱「掃帚頭」

切面皮部棕黃色至棕色，有裂隙

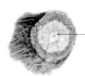

木部黃色，具放射狀紋理

經典妙方

1. **自汗**：防風、黃芪各一兩，白术二兩，每服三錢，水一鐘半，薑三片煎服。（《丹溪心法》玉屏風散）

2. **偏正頭風，痛不可忍**：防風、白芷各四兩，上為細末，煉蜜為丸，如彈子大。如牙風毒，只用茶清為丸，每服一丸，茶湯下。如偏正頭風，空心服。如身上麻風，食後服。未癒連進三服。（《普濟方》）

實用藥方

1. **風溼頭痛**：防風、佩蘭葉各 10 克，生薏苡仁 15 克，石菖蒲、川芎、白芷各 9 克，水煎服。

2. **溼疹搔癢**：防風、蒼耳子、蛇床子、鬼針草各 30 克，水煎洗患處。

3. **風溼所致關節痛**：防風 10 克，千年健 15 克，威靈仙 9 克，穿山龍 24 克，水煎服。

4. **顏面神經麻痹**：桂枝 30 克，防風 20 克，赤芍 15 克，水煎趁熱擦洗患處，每次 20 分鐘，每日 2 次，以局部皮膚潮紅為度。

5. **感冒**：防風、荊芥穗、柴胡、桔梗各 6 克，羌活 4.5 克，甘草 3 克，水煎服。

羌活

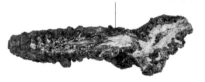

氣香，味微苦而辛

禁忌：氣血虧虛者慎服。
藥材挑選：以條粗、外皮棕褐色、斷面油點
多、香氣濃郁者為佳。
別名：羌青、護羌使者、胡王使者。
性味：辛、苦，溫。
功效主治：解表散寒，祛風除溼，止痛。用於
風寒感冒、頭痛項強、風溼痹痛、肩背痠痛。
用法用量：3～10克。

切面外側棕褐色，木部黃白色

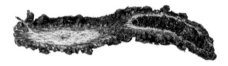

經典妙方

1.頭風眩暈，悶起欲倒：川芎、羌
活、蔓荊子、防風、白芷、細辛、
藁本、石膏各等份，水煎服。（《醫
學啟蒙》川芎羌活湯）

2.產後惡血不盡，及胎衣不下：羌
活、川芎各等份，上為細末，每
服二大錢，酒少許，水七分，煎七
沸，調服。（《產乳備要》二聖散）

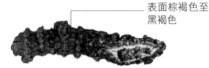

表面棕褐色至
黑褐色

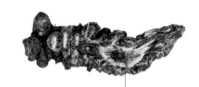

略彎曲，環節緊密，
形似蠶者，習稱「蠶羌」

實用藥方

1.風寒感冒，四肢痠痛：羌活、紫蘇葉各9克，淡豆豉、製香附各10克，陳皮
6克，水煎服。

2.風溼性關節炎：羌活、川牛膝、狗脊各10克，防風、徐長卿各9克，桂枝6
克，水煎服。

3.兩眼昏暗，視物不明：結香花、石決明、羌活、木賊、青葙子、菊花、蔓荊
子、蒺藜、枸杞子各等份，共研成細粉後備用，每次9克，飯後服。

4.流行性感冒、普通感冒：荊芥穗、防風、柴胡、桔梗各6克，羌活4.5克，甘
草3克，水煎服。

白芷

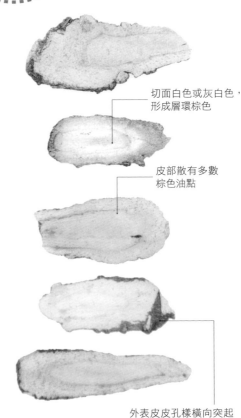

氣芳香，味辛、微苦

禁忌： 血虛有熱及陰虛陽亢頭痛者禁服。
藥材挑選： 以條粗、外皮棕褐色、斷面油點多、香氣濃郁者為佳。
別名： 芷、芳香、苻蘺。
性味： 辛，溫。
功效主治： 解表散寒，祛風止痛，宣通鼻竅，燥溼止帶，消腫排膿。用於感冒頭痛、眉棱骨痛、鼻塞流涕、鼻鼽★、鼻淵★、牙痛、帶下、瘡瘍腫痛。

★鼻鼽：因傷風而鼻塞。★鼻淵：鼻竇炎。

用法用量： 3～10克。

切面白色或灰白色，形成層環棕色

皮部散有多數棕色油點

外表皮皮孔樣橫向突起散生，習稱「疙瘩丁」

經典妙方

1. **偏頭痛：** 白芷、細辛、石膏、乳香、沒藥（去油）各等份，研為細末，吹入鼻中，左痛右吹，右痛左吹。（《種福堂公選良方》白芷細辛吹鼻散）
2. **鼻淵：** 辛夷、防風、白芷各八分，蒼耳子一錢二分，川芎五分，北細辛十分，甘草三分，白水煎，連服四劑。忌牛肉。（《瘍醫大全》）

實用藥方

1. **頭痛：** 白芷4克，生川烏1克，研末，茶調服。
2. **偏頭痛：** 白芷、川芎各9克，藁本6克，水牛角絲15克，水煎服。
3. **腹痛：** 白芷、山雞椒果實、製香附各15克，共研末，調水敷臍部。
4. **閉經：** 莪朮6克，川芎5克，熟地黃、白芍、白芷各10克，共研末，每次10克，每日3次，鹽湯送服。
5. **風溼諸毒：** 五倍子、白芷各等份，研末摻之，膿水即乾。如乾者，則以清油調塗。

細辛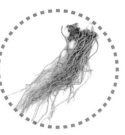

▲有小毒

氣辛香，味辛辣、麻舌

禁忌： 陰虛、血虛、氣虛多汗及火升炎上者禁服。

藥材挑選： 以根多者為佳。

別名： 小辛、細草、少辛。

性味： 辛，溫；有小毒。

功效主治： 解表散寒，袪風止痛，通竅，溫肺化飲。用於風寒感冒、頭痛、牙痛、鼻塞流涕、鼻鼽、鼻淵、風溼痺痛、痰飲喘咳。

用法用量： 1～3克。散劑每次服0.5～1克。外用適量。

外表皮灰棕色

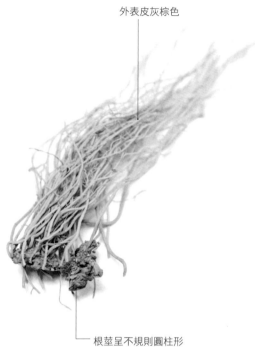

根莖呈不規則圓柱形

經典妙方

1. **鼻塞，不聞香臭：** 細辛（去苗、葉）、瓜蒂各一分，上二味搗羅為散，以少許吹鼻中。（《聖濟總錄》）

2. **口臭：** 細辛一兩，甘草（炙微赤，銼）一兩，桂心一兩，上件藥搗細羅為散。每服不計時候，以熟水調下一錢。（《太平聖惠方》細辛散）

 實用藥方

1. **類風溼關節炎：** 細辛、製附子（先煎）各10～30克，豨薟草30～100克，隨證加味，每劑水煎2次，每次40分鐘，取汁共200毫升，分4次服。

2. **風寒頭痛：** 細辛適量，研末，加麵粉及白酒調成糊狀，敷太陽穴。

3. **肩周炎：** 細辛80克，研末，同生薑300克一起杵成泥狀。炒熱後，加入酒精度60度的高粱酒100克，調勻後，再微炒，將藥鋪於紗布上，熱敷患處，每晚1次。

4. **寒邪外束，內有實熱所致頭痛：** 蓽茇、細辛各5克，川芎、升麻各10克，水煎服。

藁本

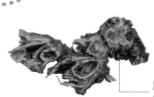

氣濃香，味辛苦

禁忌：陰血虛及熱證頭痛者禁服。
藥材挑選：以個體勻整、香氣濃者為佳。
別名：藁茇、地新、蔚香。
性味：辛，溫。
功效主治：祛風，散寒，除溼，止痛。用
於風寒感冒、巔頂疼痛、風溼痹痛。
用法用量：3～10克。

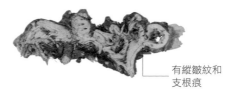

周邊棕褐色或
棕黑色，粗糙

有縱皺紋和
支根痕

經典妙方

1. **胃痙攣、腹痛**：藁本五錢，蒼朮
   三錢，水煎服。（《新疆中草藥
   手冊》）
2. **疥癬**：藁本煎湯浴之，及用浣
   衣。（《小兒衛生總微論方》）

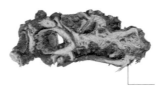

表面黃白色
或黃色，纖
維性

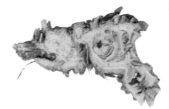

實用藥方

1. **風寒頭痛**：藁本、防風、蔓荊子各9克，白芷6克，水煎服。

2. **風寒脊背痠痛**：藁本、防風、骨碎補、桑枝各10克，桂枝6克，威靈仙9
   克，水煎服。

3. **風寒腹痛**：藁本10克，川楝子、延胡索、製香附各9克，生薑5克，水煎服。

4. **偏頭痛**：藁本6克，白芷、川芎各9克，水牛角絲15克，水煎服。

蒼耳子 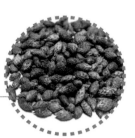 ▲有毒

氣微，味微苦

禁忌：本品有毒，劑量過大可致中毒，因此不宜過量服用。
藥材挑選：以挑選粒大、飽滿、顏色棕黃者為佳。
別名：牛蝨子、胡寢子、胡蒼子。
性味：辛、苦，溫；有毒。
功效主治：散風寒，通鼻竅，祛風溼。用於風寒頭痛、鼻塞流涕、鼻鼽、鼻淵、風疹搔癢、溼痹拘攣。
用法用量：3～10克。

呈紡錘形或卵圓形

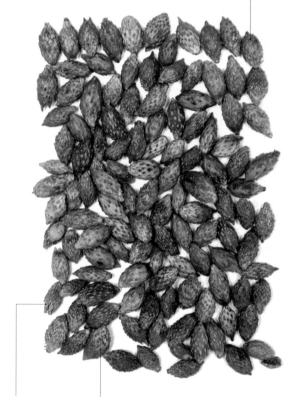

經典妙方

1. **諸風眩暈或頭腦攻痛：**蒼耳仁三兩，天麻、白菊花各三錢，或丸或散，隨病酌用。（《本草匯言》）
2. **風寒溼痹，四肢拘攣：**蒼耳子三兩，搗末，以水一升半，煎取七合，去滓呷。（《食醫心鑑》）

表面黃棕色或黃綠色　全體有鉤刺

 實用藥方

1. **風邪頭痛：**蒼耳子、白芷、防風各9克，水煎服。
2. **鼻塞不聞香臭：**蒼耳子3克，研末，溼棉花蘸末塞入鼻腔。
3. **風溼痹痛：**蒼耳子9克，威靈仙、川芎各8克，水煎服或浸酒服。
4. **溼疹搔癢：**防風、蒼耳子、蛇床子、鬼針草各30克，水煎洗患處。
5. **蕁麻疹：**西河柳、路路通、蒼耳子各30克，水煎薰洗。

薄荷

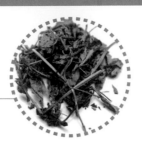

揉搓後有特殊清涼香氣，味辛涼

禁忌：表虛汗多者禁服。
藥材挑選：以葉多（不得少於30%）、色深綠、氣味濃者為佳。
別名：番荷菜、貓兒薄荷、升陽菜。
性味：辛，涼。
功效主治：疏散風熱，清利頭目，利咽，透疹，疏肝行氣。用於風熱感冒、風溫初起、頭痛、目赤、喉痹、口瘡、風疹、麻疹、胸脇脹悶。
用法用量：3～6克，後下。

葉上表面深綠色

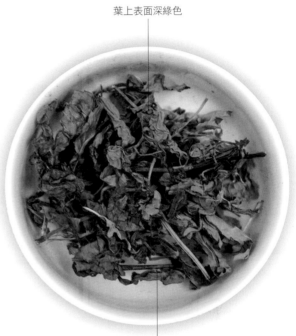

葉下表面灰綠色
莖方柱形，表面紫棕色或淡綠色

經典妙方

1. **血痢**：薄荷葉煎湯單服。（《普濟方》）
2. **衄*血不止**：薄荷汁滴之；或以乾者水煮，綿裹塞鼻。（《本事方》）
   ★衄：鼻子出血

實用藥方

1. **傷風鼻塞**：鮮薄荷葉適量，搓爛塞鼻腔，男性放左鼻，女性放右鼻。
2. **風熱感冒**：薄荷10克，武火急煎取汁，加入粳米60克煮粥，酌加白糖調服。
3. **傷風感冒**：薄荷、紫蘇葉各10克，生薑3片，水煎服。
4. **胃火旺盛所致口臭**：薄荷葉、丁香、佩蘭各適量，開水沖泡含漱。
5. **皮膚搔癢**：薄荷、扛板歸、辣蓼、一枝黃花各適量，水煎洗患處。

一枝黃花

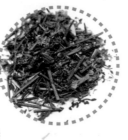

氣微香，味微苦辛

禁忌：《廣東中藥》：「不可久煎，
久煎令人作嘔。」

藥材挑選：以色黃綠、質脆、乾燥、氣香
者為佳。

別名：野黃菊、黃花細辛、黃花一枝香。

性味：辛、苦，涼。

功效主治：清熱解毒，疏散風熱。用於喉
痹、乳蛾★、咽喉腫痛、瘡癤腫毒、風熱
感冒。

★乳蛾：咽喉兩側喉核（扁桃腺）紅腫疼痛。

用法用量：9～15克。

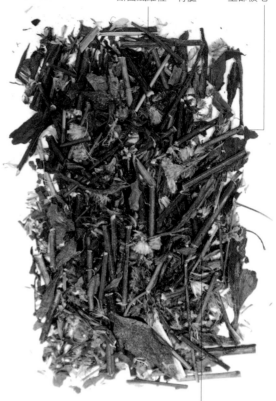

斷面纖維性，有髓

莖有棱線，
上部被毛

莖圓柱形，表面黃綠色、
灰棕色或暗紫紅色

經典妙方

1. **黃疸**：一枝黃花一兩五錢，水
丁香五錢，水煎，一次服盡。
（《閩東本草》）

2. **小兒急驚風**：鮮一枝黃花一兩，
生薑一片，同搗爛取汁，開水沖
服。（《閩東本草》）

實用藥方

1. **肝硬化腹水、小便不通、全身腫**：一枝黃花全草30～60克，豬瘦肉適量，
水燉服。

2. **咳嗽**：一枝黃花全草5～6株，水煎服。

3. **咽喉腫痛、小兒水瀉**：一枝黃花全草2～3株，水煎服。

4. **中暑吐瀉**：一枝黃花15克，樟葉3片，水煎服。

牛蒡子

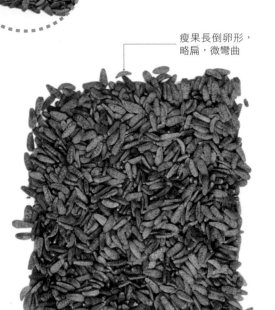

氣微，味苦後
微辛而稍麻舌

瘦果長倒卵形，
略扁，微彎曲

禁忌：脾虛便溏者禁服。

藥材挑選：以粒大、飽滿、有明顯花紋、色灰褐者為佳。

別名：惡實、鼠粘子、大力子。

性味：辛、苦，寒。

功效主治：疏散風熱，宣肺透疹，解毒利咽。用於風熱感冒、咳嗽痰多、麻疹、風疹、咽喉腫痛、痄腮★、丹毒、癰★腫瘡毒。

　　　★痄腮：腮部發炎腫脹（耳下腺炎）。

★癰：緊鄰的數個毛囊由細菌侵入皮膚內，引起急性、局限性的毛囊及其周圍組織的炎狀反應。

用法用量：6～12克。

經典妙方

1. **喉痹：**牛蒡子六分，馬藺子八分，上二味搗為散，每空腹以暖水服方寸匕，漸加至一匕半，日再。（《廣濟方》）

2. **風腫斑毒作癢：**牛蒡子、玄參、殭蠶、薄荷各五錢，為末，每服三錢，白湯調下。（《方脈正宗》）

表面有數條縱棱，
基部略窄

實用藥方

1. **感冒頭痛發熱、咽喉腫痛：**牛蒡子9克，板藍根15克，薄荷、甘草各3克，水煎服。

2. **麻疹不透：**牛蒡子、葛根各6克，蟬蛻、荊芥各3克，水煎服。

3. **流行性腮腺炎、瘡癰腫痛：**牛蒡子10克，黃芩9克，升麻、蒲公英各12克，水煎服。

4. **口腔潰瘍：**黃柏、桔梗、牛蒡子各9克，鹵地菊15克，水煎服。

5. **急性喉炎，症見喉嚨癢、喉乾痛、聲音嘶啞、咳嗽：**蟬蛻、牛蒡子、生甘草各6克，水煎服。

蟬蛻

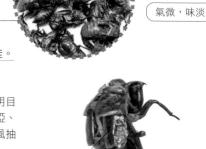

氣微，味淡

禁忌：孕婦慎服。
藥材挑選：以體型完整、黃亮色者為佳。
別名：蜩甲、蟬殼、蜩蟟退皮。
性味：甘，寒。
功效主治：疏散風熱，利咽，透疹，明目退翳，解痙。用於風熱感冒、咽痛音啞、麻疹不透、風疹搔癢、目赤翳障、驚風抽搐、破傷風。
用法用量：3～6克。

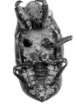

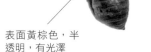

表面黃棕色，半透明，有光澤

脊背兩旁具小翅兩對

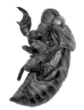

經典妙方

1. **小兒夜啼**：蟬蛻（只用後半截）四十九個，研為細末，分作四服，用鉤藤煎湯，不時調化服。（《幼科證治大全》）
2. **風氣客於皮膚而致搔癢不已**：蟬蛻、薄荷葉各等份，為末，酒調一錢匕，日二三服。（《姚僧坦集驗方》）

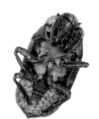

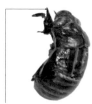

頭部有絲狀觸角1對，多已斷落，複眼突出

實用藥方

1. **急性支氣管炎、咳嗽失音**：蟬蛻、桔梗各5克，牛蒡子10克，甘草3克，水煎服，日服3次。

2. **過敏性鼻炎**：蟬蛻適量，研末，每服2克，日服3次。

3. **麻疹不透**：蟬蛻、葛根、薄荷各5克，連翹、牛蒡子各10克，水煎服；或蟬蛻、桑葉各6克，水煎服。

4. **小兒驚癇抽搐**：蟬蛻5個，全蠍2個，鉤藤6克，天南星、甘草各3克，水煎服。

5. **急性喉炎，症見喉嚨癢、喉乾痛、聲音嘶啞、咳嗽**：蟬蛻、牛蒡子、生甘草各6克，水煎服。

桑葉

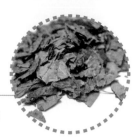

氣微，味淡、微苦澀

禁忌：《得配本草》：「肝燥者禁用。」
藥材挑選：以葉大、色黃綠者為佳。
別名：鐵扇子。
性味：甘、苦，寒。
功效主治：疏散風熱，清肺潤燥，清肝明
目。用於風熱感冒、肺熱燥咳、頭暈頭
痛、目赤昏花。
用法用量：5 ～ 10克。

葉下表面顏色稍淺，葉脈突出

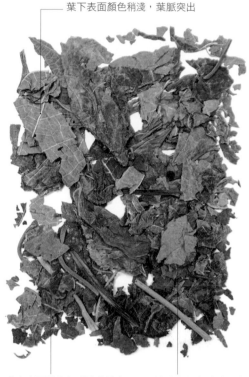

經典妙方

1. **風眼下淚**：臘月不落桑葉，煎湯
   日日溫洗，或入芒硝。(《瀕湖
   集簡方》)
2. **小兒渴**：桑葉不拘多少，用生蜜
   逐葉上敷過，將線繫葉蒂上繃，
   陰乾，細切，用水煎汁服之。
   (《勝金方》)

葉上表面黃綠色或淺黃棕色　　　邊緣有鋸齒或鈍鋸齒

 實用藥方

1. **夜間盜汗**：桑葉9克，研細末，米湯送服，每日1劑，連服3 ～ 5日。
2. **乳糜尿**：霜後桑葉洗淨、晾乾，每千克桑葉加水4升，煮沸30分鐘，取汁過
   濾，滅菌後裝瓶備用，每日600毫升，分3次服，連服30日為1個療程。
3. **黃褐斑**：桑葉500克，隔水蒸煮消毒，乾燥後備用，每日15克，沸水沖泡後
   代茶飲。
4. **風熱感冒**：桑葉、菊花、連翹、杏仁各9克，桔梗、甘草各6克，薄荷5克，
   水煎服。
5. **頭目眩暈**：桑葉、菊花、枸杞子各9克，決明子6克，水煎代茶飲。

菊花

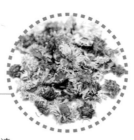

氣清香，味甘、微苦

禁忌：《本草匯言》：「氣虛胃寒、食少泄瀉之病，宜少用之。」

藥材挑選：以花朵完整、顏色新鮮、氣清香、少梗葉者為佳。

別名：日精、甘菊、金蕊。

性味：甘、苦，微寒。

功效主治：散風清熱，平肝明目，清熱解毒。用於風熱感冒、頭痛眩暈、目赤腫痛、眼目昏花、瘡癰腫毒。

用法用量：5～10克。

邊緣膜質

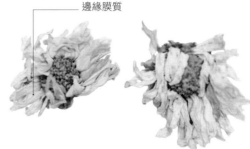

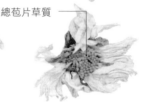

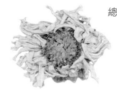

總苞片草質

經典妙方

1. **風熱頭痛：**菊花、石膏、川芎各三錢，為末，每服一錢半，茶調下。（《簡便單方》）

2. **肝腎不足，眼目昏暗：**甘菊花四兩，巴戟（去心）一兩，蓯蓉（酒浸、去皮、炒、切、焙）二兩，枸杞子三兩，上為細末，煉蜜丸，如梧桐子大，每服三十丸至五十丸，溫酒或鹽湯下，空心食前服。（《太平惠民和劑局方》菊睛丸）

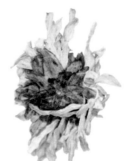

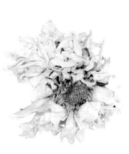

實用藥方

1. **風熱感冒：**薄荷、菊花、大青根、金銀花、桑葉各15～20克，水煎服。

2. **熱咳：**菊花10克，豆腐1塊，水煎服。

3. **小兒急驚風：**鉤藤6～9克，菊花、地龍各6克，薄荷1.5克，水煎服。

4. **角膜炎、急性結膜炎：**決明子15克，菊花10克，水煎服。

5. **慢性咽炎：**沙參、金銀花、菊花、麥冬各9克，木蝴蝶3克，水煎代茶飲。

蔓荊子

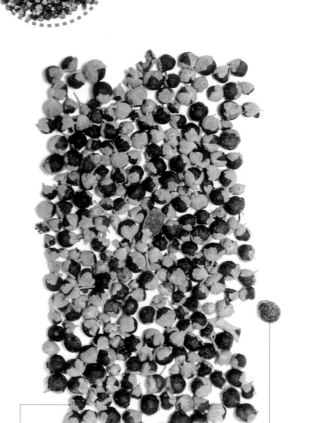

氣特異而芳香，味淡、微辛

禁忌：胃虛者慎服。
藥材挑選：以挑選粒大、飽滿、氣味濃者為佳。
別名：蔓荊實、萬荊子、蔓青子。
性味：辛、苦，微寒。
功效主治：疏散風熱，清利頭目。用於風熱感冒頭痛、齒齦腫痛、目赤多淚、目暗不明、頭暈目眩。
用法用量：5～10克。

經典妙方

1. **頭風**：蔓荊子（末）二升，酒一斗，絹袋盛，浸七宿，溫服三合，日三服。（《千金方》）
2. **風寒侵目，腫痛出淚，澀脹羞明**：蔓荊子三錢，荊芥、白蒺藜各二錢，柴胡、防風各一錢，甘草五分，水煎服。（《本草匯言》）

基部有灰白色宿萼及短果梗

表面微有光澤，具不規則的乾縮皺紋

表面灰黑色或黑褐色

實用藥方

1. **風熱感冒伴頭痛頭暈，身熱惡風**：蔓荊子9克，桑葉、菊花各8克，水煎服。
2. **肝熱目赤、畏光多淚**：蔓荊子、青葙子、梔子各9克，水煎服。
3. **風溼頭痛**：秦艽10克，川芎、炒蒼朮、蔓荊子各9克，水煎服。
4. **肝熱頭痛**：決明子10～15克，蔓荊子15克，水煎服。
5. **高血壓伴頭暈、頭痛**：蔓荊子9克，野菊花、鉤藤、草決明各12克，水煎服。

柴胡

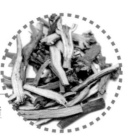

禁忌：真陰虧損、肝陽上亢及肝風內動者禁服。

藥材挑選：以條粗、無殘留鬚根者為佳。

別名：地熏、茈胡、柴草。

性味：辛、苦，微寒。

功效主治：疏散退熱，疏肝解鬱，升舉陽氣。用於感冒發熱、寒熱往來、胸脇脹痛、月經不調、子宮脫垂、脫肛。

用法用量：3～10克。

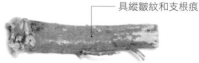

具縱皺紋和支根痕

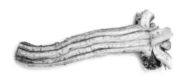

切面淡黃白色，纖維性

經典妙方

1. **積熱下痢**：柴胡、黃芩各等份，半酒半水，煎七分，浸冷，空心服之。（《濟急仙方》）

2. **外感風寒，發熱惡寒，頭疼身痛，痎瘧初起**：柴胡一至三錢，防風、甘草各一錢，陳皮一錢半，芍藥二錢，生薑三五片，水一鐘半，煎七八分，熱服。（《景嶽全書》正柴胡飲）

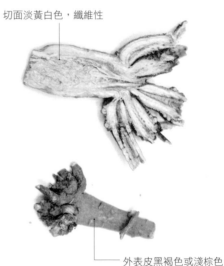

外表皮黑褐色或淺棕色

實用藥方

1. **肋間神經痛**：柴胡、殭蠶各9克，桑寄生10克，雞矢藤、鬼針草各15克，水煎服。

2. **復發性口腔潰瘍**：柴胡9克，魚腥草、一點紅、積雪草各15克，水煎服。

3. **乳腺小葉增生**：柴胡、絲瓜絡、鬱金、丹參、枳殼各9克，水煎服。

4. **風寒感冒**：鮮全緣琴葉榕莖葉30克，柴胡9克，一枝黃花9～15克，水煎服。

5. **肺結核、咳嗽發熱**：絨葉斑葉蘭、青蒿、黨參各15克，銀柴胡、鱉甲各9克，水煎服。

升麻

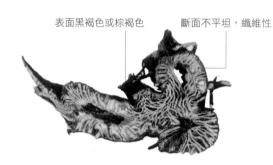

氣微，味微苦而澀

禁忌：陰虛陽浮、喘滿氣逆及麻疹已透者忌服。

藥材挑選：以個大、體輕、質堅、表面黑褐色者為佳。

別名：周升麻、周麻、雞骨升麻。

性味：辛、微甘，微寒。

功效主治：發表透疹，清熱解毒，升舉陽氣。用於風熱頭痛、牙痛、口瘡、咽喉腫痛、麻疹不透、陽毒發斑、脫肛、子宮脫垂。

用法用量：3～10克。

表面黑褐色或棕褐色

斷面不平坦，纖維性

經典妙方

1. **口熱生瘡**：升麻三十銖，黃連十八銖，上二味末之，綿裹含，咽汁。（《千金方》）
2. **胃熱牙痛**：升麻煎湯，熱漱咽之。（《仁齋直指方》）

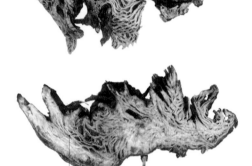

呈不規則的長形塊狀，多分枝，呈結節狀

實用藥方

1. **扁桃腺炎**：升麻、葛根、桔梗、薄荷各5克，前胡、梔子各8克，黃芩、炒牛蒡子、川芎各10克，甘草3克，水煎服。
2. **腮腺炎**：馬勃、積雪草、爵床、大青葉各15克，升麻3克，水煎服。
3. **口腔潰瘍**：升麻9克，金銀花、爵床、積雪草各15克，水煎服。
4. **脫肛**：升麻、枳殼各9克，仙鶴草根30克，豬大腸60克，水燉服。
5. **胃下垂**：人參6克，炙黃芪20克，白朮、茯苓、山藥各15克，升麻、當歸、百合、烏藥各9克，陳皮、木香、砂仁各5克，炙甘草3克，每日1劑，水煎2次，混勻，分次飯前服。

葛根

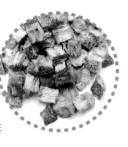

禁忌：表虛多汗與虛陽上亢者慎用。

藥材挑選：以塊大、色白、質堅實、粉性足、纖維少者為佳。

別名：甘葛、葛麻茹、葛子根。

性味：甘、辛，涼。

功效主治：解肌退熱，生津止渴，透疹，升陽止瀉，通經活絡，解酒毒。用於外感發熱頭痛、項背強痛、口渴、消渴、麻疹不透、熱痢、泄瀉、眩暈頭痛、中風偏癱、胸痹心痛、酒毒傷中。

用法用量：3～10克。

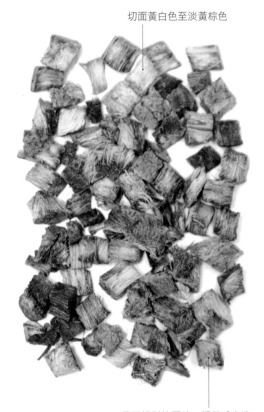

切面黃白色至淡黃棕色

呈不規則的厚片、粗絲或方塊

經典妙方

1. **鼻衄，終日不止，心神煩悶**：生葛根，搗取汁，每服一小盞。（《太平聖惠方》）
2. **酒醉不醒**：葛根汁一斗二升，飲之，取醒，止。（《千金方》）

實用藥方

1. **冠心病**：葛根15克，丹參、赤芍各10克，鹽膚木30克，水煎服。
2. **頸椎病**：葛根、雞血藤各18克，丹參、赤芍各10克，桑寄生15克，水煎服。
3. **口渴**：葛根、天花粉、女貞子各15克，水煎服。
4. **脾虛泄瀉**：白、茯苓各9克，黨參、木香、葛根、炙甘草各3克，水煎服。
5. **感冒**：六棱菊、葛根各30克，青蒿15克，水煎服。

石膏

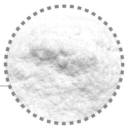

氣微，味淡

禁忌：凡陽虛寒證，脾胃虛弱及血虛、陰虛發熱者慎服。

藥材挑選：以塊大、色白、半透明、縱面纖維狀、有光澤、無雜質者為佳。

別名：細石、寒水石、白虎。

性味：甘、辛，大寒。

功效主治：清熱瀉火，除煩止渴。用於外感熱病、高熱煩渴、肺熱喘咳、胃火亢盛、頭痛、牙痛。

用法用量：15～60克，先煎。

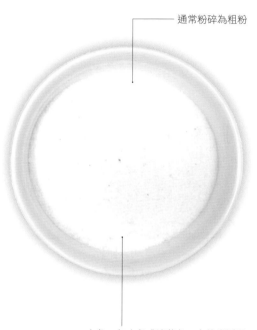

通常粉碎為粗粉

白色、灰白色或淡黃色，有的半透明

經典妙方

1. **熱嗽喘甚，久不癒**：石膏二兩，炙甘草半兩，上為末，每服三錢，新汲水調下，或生薑汁、蜜調下。（《普濟方》石膏散）

2. **喉風**：石膏一兩，知母三錢，甘草一錢，元參五錢，天花粉三錢，水煎服。（《喉科秘訣》石膏湯）

實用藥方

1. **流行性感冒、流行性B型腦炎等出現的高熱、大汗、煩渴、脈洪大**：生石膏15～30克，知母、粳米各9克，水煎服，用量可隨證加減。

2. **牙痛**：淡竹葉、地骨皮各10克，生石膏30克，水煎服。

3. **齲齒疼痛**：鮮土細辛葉適量，搓爛塞齲齒洞內，另取土細辛6克，石膏60克，水煎服。

4. **頭風痛**：大青根30～50克，梔子、川芎、石膏各10克，豬頭骨1個，水燉服。

荷葉

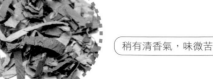

稍有清香氣，味微苦

禁忌：《隨息居飲食譜》：「凡上焦邪盛，治宜清降者，切不可用。」
藥材挑選：以色綠、完整者為佳。
別名：藕。
性味：苦，平。
功效主治：清暑化溼，升發清陽，涼血止血。用於暑熱煩渴、暑溼泄瀉、脾虛泄瀉、血熱吐衄、便血崩漏。
用法用量：3～10克。

經典妙方

1. **吐血不止**：經霜敗荷葉，燒存性，研末，新水服二錢。（《肘後備急方》）
2. **崩中下血**：荷葉（燒研）半兩，蒲黃、黃芩各一兩，為末，每空心酒服三錢。（《本草綱目》）

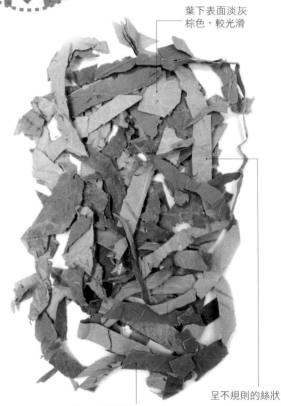

葉下表面淡灰棕色，較光滑

呈不規則的絲狀

葉上表面深綠色或黃綠色，較粗糙

實用藥方

1. **傷暑**：荷葉、青蒿各9克，滑石16克，甘草3克，水煎服；或荷葉、鮮蘆根各30克，扁豆花6克，水煎服。

2. **吐血**：荷葉適量，燒炭，研細粉，每服6克，每日3次。

3. **高脂血症**：荷葉50千克，文火水煎2次，每次2～3小時，將2次煎液混合濃縮至12升，過濾，每日服2次，每次20毫升，20日為1個療程。

4. **黃水瘡**：荷葉適量，燒炭，研細末，香油調勻，敷患處，每日2次。

5. **中暑**：石香薷10克，玉葉金花15～30克，荷葉、牡荊各15克，水煎代茶飲。

知母

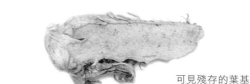

氣微，味微甜、略苦，嚼之帶黏性

禁忌：脾胃虛寒、大便溏瀉者忌服。

藥材挑選：以條肥大、質硬、斷面黃白色者為佳。

別名：蚳母、連母、水參。

性味：苦、甘，寒。

功效主治：清熱瀉火，滋陰潤燥。用於外感熱病、高熱煩渴、肺熱燥咳、骨蒸★潮熱、內熱消渴、腸燥便祕。

★骨蒸：指午後出現盜汗，面頰和手、足、心輕微發熱等症狀，常見於結核病患者。

用法用量：6～12克。

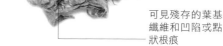

可見殘存的葉基纖維和凹陷或點狀根痕

經典妙方

1. **妊娠不足月，腹痛欲產**：知母二兩，研細，和蜜做成丸子，如梧桐子大，每服二十丸，米粥送下。（《本草綱目》）

2. **傷寒邪熱內盛，齒牙乾燥，煩渴引飲，目昧唇焦**：知母五錢，石膏三錢，麥門冬二錢，甘草一錢，人參八錢，水煎服。（《傷寒蘊要》）

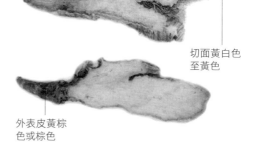

切面黃白色至黃色

外表皮黃棕色或棕色

實用藥方

1. **盜汗**：知母、女貞子各10克，生地黃15克，蕎麥24克，水煎服。

2. **慢性咽喉炎**：知母、玄參、麥冬各10克，胖大海5克，水煎服。

3. **慢性支氣管炎**：知母、藕節、桔梗、南沙參各10克，款冬花9克，水煎服。

4. **萎縮性胃炎**：沙參、麥冬、黨參、玉竹、天花粉各9克，知母、烏梅、甘草各6克，水煎服。

5. **肺結核**：鱉甲25克，知母、青蒿各10克，水煎服，日服2次。

蘆根

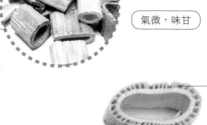

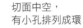
氣微，味甘

禁忌：**脾胃虛寒者忌服。**
藥材挑選：**以條粗壯、黃白色、有光澤、無鬚根、質嫩者為佳。**
別名：蘆茅根、葦根、蘆柴根。
性味：甘，寒。
功效主治：清熱瀉火，生津止渴，除煩，止嘔，利尿。用於熱病煩渴、肺熱咳嗽、肺癰吐膿、胃熱嘔噦、熱淋[★]澀痛。

　　　　　★淋：排尿異常、尿道障礙。

用法用量：15～30克；鮮品用量加倍，或搗汁用。

切面中空，
有小孔排列成環

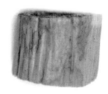
呈扁圓柱形段

經典妙方

1. **傷寒後嘔噦反胃，及乾嘔不下食：**生蘆根（切）、青竹茹各一升，粳米三合，生薑三兩，上四味以水五升，煮取二升半，隨飲。（《千金方》）
2. **霍亂煩悶：**蘆根三錢，麥門冬一錢，水煎服。（《千金方》）

實用藥方

1. **咽喉炎：**蘆根24克，馬蘭、鹵地菊各15克，水煎服。
2. **尿路感染：**蘆根30克，蒲公英、車前草、半枝蓮各15克，水煎服。
3. **腎炎水腫：**蘆根、貓鬚草、赤小豆各30克，香薷15克，水煎服。
4. **感冒：**牡荊、千里光、連翹各9克，蘆根、金銀花6克，青蒿15克，水煎服。
5. **高熱口渴心煩：**陰石蕨、淡竹葉各10克，白茅根、玉葉金花、鮮麥斛、梔子根、鮮蘆根、大青根各15克，水煎服。

天花粉

氣微，味微苦

禁忌：脾胃虛寒、大便滑泄者忌服。

藥材挑選：以根肥大、色白、質堅實、粉性足、橫斷面筋脈點少者為佳。

別名：栝蔞根、蔞根、瑞雪。

性味：甘、微苦，微寒。

功效主治：清熱瀉火，生津止渴，消腫排膿。用於熱病煩渴、肺熱燥咳、內熱消渴、瘡瘍腫毒。

用法用量：10 ～ 15 克。

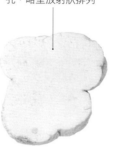

切面可見黃色木質部小孔，略呈放射狀排列

呈類圓形、半圓形或不規則形的厚片

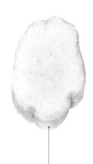

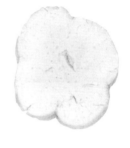

外表皮黃白色或淡棕黃色

經典妙方

1. **消渴**：栝蔞根、生薑各五兩，生麥門冬（用汁）、蘆根（切）各二升，茅根（切）三升，上五味㕮咀，以水一斗，煮取三升，分三服。（《千金方》）
2. **小兒忽發黃，面目皮肉並黃**：生栝蔞根搗取汁二合，蜜一大匙，二味暖相和，分再服。（《廣利方》）

實用藥方

1. **吐血**：鮮翻白草 30 克，八角蓮根 15 克，天花粉 9 克，水煎服。
2. **糖尿病**：玉米鬚 20 克，天花粉、連錢草各 15 克，水煎服。
3. **咳嗽**：沙參、麥冬各 9 克，玉竹 6 克，桑葉、天花粉各 4.5 克，甘草 3 克，水煎服。
4. **萎縮性胃炎**：沙參、麥冬、黨參、玉竹、天花粉各 9 克，知母、烏梅、甘草各 6 克，水煎服。
5. **高熱**：鮮石斛 15 ～ 30 克，連翹、天花粉、生地黃、麥冬各 15 克，水煎服。

淡竹葉

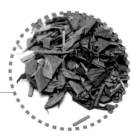

氣微，味淡

禁忌：《品匯精要》：「孕婦勿服。」
藥材挑選：以葉多、色青綠者為佳。
別名：竹葉門冬青、竹葉麥冬、金竹葉。
性味：甘、淡，寒。
功效主治：清熱瀉火，除煩止渴，利尿通淋。用於熱病煩渴、小便短赤澀痛、口舌生瘡。
用法用量：6～10克。

葉片披針形，有的皺縮捲曲

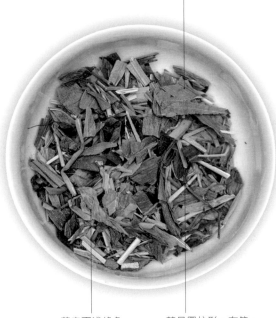

經典妙方

1. **尿血**：淡竹葉、白茅根各三錢，水煎服，每日一劑。（《江西草藥》）
2. **熱淋**：淡竹葉四錢，燈心草三錢，海金沙二錢，水煎服，每日一劑。（《江西草藥》）

葉表面淺綠色或黃綠色

莖呈圓柱形，有節，表面淡黃綠色

實用藥方

1. **牙痛**：淡竹葉、地骨皮各10克，生石膏30克，水煎服。
2. **小兒夜啼**：淡竹葉9克，木通5克，車前子6克，蟬蛻5只，甘草3克，水煎服。
3. **急性扁桃腺炎**：淡竹葉10克，朱砂根6克，板藍根30克，水煎服。
4. **鵝口瘡**：淡竹葉、生地黃各9克，木通5克，甘草2克，水煎服。

鴨跖草

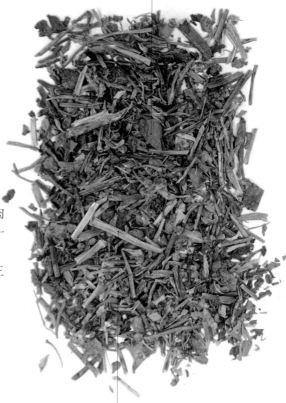

氣微，味淡

禁忌：《泉州本草》：「脾胃虛弱者，用量宜少。」

別名：雞舌草、藍姑草、竹葉菜。

性味：甘、淡，寒。

功效主治：清熱瀉火，解毒，利水消腫。用於感冒發熱、熱病煩渴、咽喉腫痛、水腫尿少、熱淋澀痛、癰腫疔毒。

用法用量：15～30克。外用適量。

葉互生，多皺縮、破碎，全緣

經典妙方

1. **黃疸型肝炎**：鴨跖草四兩，豬瘦肉二兩，水燉，服湯食肉，每日一劑。（《江西草藥》）
2. **高血壓**：鴨跖草一兩，蠶豆花三錢，水煎代茶飲。（《江西草藥》）

莖有縱棱，節稍膨大

實用藥方

1. **急性扁桃腺炎**：鮮鴨跖草60克，濃煎去渣，加冰糖30克，涼後服用，每日3次。吞嚥困難者，用鮮全草絞汁，調米醋少許，頻頻嚥下。

2. **急性病毒性肝炎**：鴨跖草30～60克，水煎，每日服2次，15～20日為1個療程。

3. **普通感冒、流行性感冒**：鮮鴨跖草60～90克，水煎，分2～3次服。

4. **中暑伴頭痛或吐瀉**：金毛耳草、鴨跖草、萹蓄各30克，水煎服。

栀子

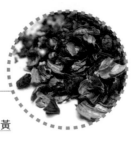

氣微，味微酸而苦

禁忌：**脾虛便溏者忌服。**
藥材挑選：以挑選皮薄、飽滿、顏色紅黃者為佳。
別名：木丹、卮子、山梔子。
性味：苦，寒。
功效主治：瀉火除煩，清熱利溼，涼血解毒；外用消腫止痛。用於熱病心煩，溼熱黃疸，淋證澀痛，血熱吐衄，目赤腫痛，火毒瘡瘍；外治扭挫傷痛。
用法用量：6～10克。外用生品適量，研末調敷。

呈不規則的碎塊

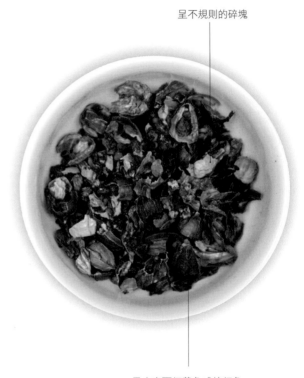

果皮表面紅黃色或棕紅色

經典妙方

1. **傷寒身黃發熱**：肥梔子（剖）十五個，炙甘草一兩，黃柏二兩，上三味以水四升，煮取一升半，去滓，分溫再服。（《傷寒論》梔子柏皮湯）

2. **口瘡，咽喉中塞痛，食不得**：大青四兩，山梔子、黃柏各一兩，白蜜半斤，上切，以水三升，煎取一升，去滓，下蜜更煎一兩沸，含之。（《普濟方》梔子湯）

實用藥方

1. **黃疸**：丁癸草、車前草各15克，梔子、茵陳各10克，水煎服。

2. **咽喉腫痛**：梔子數粒，開水浸泡，取浸出液，沖蕨粉少許，白糖調服。

3. **風火牙痛**：梔子、烏梅各7粒，水煎，取煎出液煮糯米稀飯，冰糖調服。

4. **皮膚化膿性感染**：梔子數粒，研粉，調茶油敷患處。

5. **心火旺失眠**：梔子數粒，搗碎，冷開水浸泡代茶飲。

夏枯草

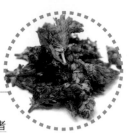

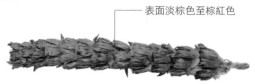

氣微，味淡

禁忌：脾胃虛弱者慎服。

藥材挑選：以穗長、色棕紅、搖之作響者為佳。

別名：夕句、乃東、燕面。

性味：辛、苦，寒。

功效主治：清肝瀉火，明目，散結消腫。用於目赤腫痛、目珠夜痛、頭痛眩暈、瘰癧*、癭瘤、乳癰*、乳癖、乳房脹痛。

★瘰癧：病名，古代用來稱頸項間的淋巴結核。

★乳癰：乳房的急性化膿性疾患，西醫稱急性乳腺炎。

用法用量：9～15克。

表面淡棕色至棕紅色

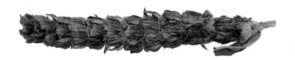

經典妙方

1. **乳癰初起**：夏枯草、蒲公英各等份，酒煎服，或作丸亦可。（《本草匯言》）

2. **赤白帶下**：夏枯草花，開時採，陰乾為末，每服二錢，食前米飲下。（《本草綱目》）

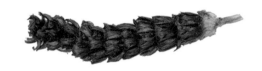

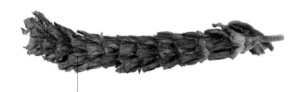

全穗由數輪至十數輪宿萼與苞片組成

實用藥方

1. **高血壓**：夏枯草全草、野菊花、大薊根、鉤藤各15克，水煎服。

2. **感冒**：夏枯草10克，積雪草、嫩楓葉、蛇莓、馬蘭各9克，牡荊葉6克，水煎服；或夏枯草9克，荊芥、紫蘇葉各6克，蔥白2根，紅糖適量，水煎服。

3. **頭痛**：夏枯草、香附各30克，甘草20克，水煎服。

4. **失眠**：鮮夏枯草15克，豬心1個，食鹽少許，水燉服。

5. **乳腺炎**：鮮夏枯草全草、匍匐堇各適量，搗爛敷患處。

決明子

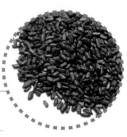

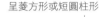
氣微，味微苦

禁忌：脾胃虛寒及便溏者慎服。
藥材挑選：以籽粒飽滿、色綠棕者為佳。
別名：草決明、還瞳子、假綠豆。
性味：甘、苦、鹹，微寒。
功效主治：清熱明目，潤腸通便。用於目赤澀痛、羞明多淚、頭痛眩暈、目暗不明、大便祕結。
用法用量：9～15克。

呈菱方形或短圓柱形

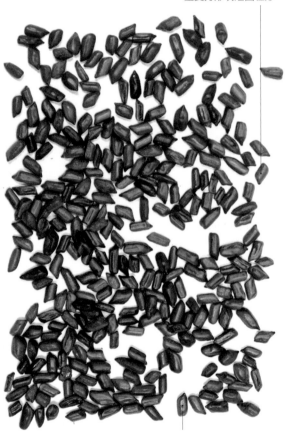

表面綠棕色或暗棕色，平滑有光澤

經典妙方

1. **目赤腫痛**：決明子炒研，茶調，敷兩太陽穴，乾則易之，亦治頭風熱痛。（《摘元方》）
2. **雀目**：決明子二兩，地膚子一兩，上藥搗細羅為散，每於食後，以清粥飲調下一錢。（《太平聖惠方》）

實用藥方

1. **目赤腫痛**：決明子6克，木賊10克，野菊花15克，水煎服。
2. **肝熱頭痛**：決明子10～15克，蔓荊子15克，水煎服。
3. **高血壓**：決明子、鉤藤、夏枯草各12克，水煎服。
4. **習慣性便祕**：決明子15克，炒研末，開水沖泡，代茶飲。

穀精草

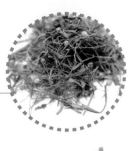

氣微，味淡

禁忌：《得配本草》：「血虛病目者禁用。」

藥材挑選：以珠（花序）大而緊、色灰白，花莖短、色黃綠者為佳。

別名：戴星草、文星草、流星草。

性味：辛、甘，平。

功效主治：疏散風熱，明目退翳。用於風熱目赤、腫痛羞明、目生翳膜、風熱頭痛。

用法用量：5 ～ 10 克。

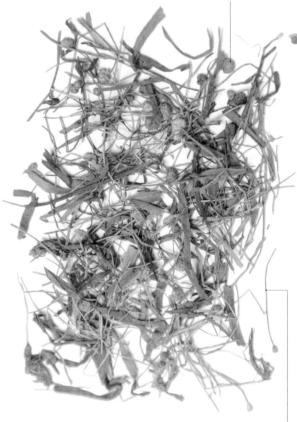

頭狀花序呈半球形，頂部灰白色

花莖纖細，有數條扭曲的棱線

經典妙方

1. **目中翳膜**：穀精草、防風各等份，為末，米飲服之。（《本草綱目》）

2. **偏正頭痛**：穀精草一兩，為末，用白麵調攤紙花子上，貼痛處，乾又換。（《姚僧坦集驗方》）

實用藥方

1. **視力減退**：穀精草、菊花各15克，截葉鐵掃帚根30克，豬腰（對半剖開，剔淨，水浸30分鐘）1對，水燉服，或取煎出液燉豬肝服。

2. **消化不良、腸炎**：南山楂根、繡花針、牡蒿、穀精草各30克，山豆根6克，水煎服。

3. **視物模糊**：穀精草、石斛、枸杞子、菟絲子各10克，菊花9克，水煎服。

密蒙花

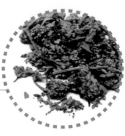

氣微香，味微苦、辛

別名：小錦花、蒙花、雞骨頭花。
性味：甘，微寒。
功效主治：清熱瀉火，養肝明目，退翳。
用於目赤腫痛、多淚羞明、目生翳膜、肝
虛目暗、視物昏花。
用法用量：3～9克。

經典妙方

1. **眼翳障**：密蒙花、黃柏根（洗，
   銼）各一兩，上二味搗羅為末，
   煉蜜和丸，如梧桐子大，每服十
   丸至十五丸，食後臨臥熟水下，
   或煎湯下。（《聖濟總錄》密蒙
   花丸）
2. **眼羞明，肝膽虛損，瞳仁不清**：
   密蒙花、羌活、菊花、蔓荊子、
   青葙子、木賊、石決明、蒺藜、
   枸杞子，上各等份，為末，每服
   三錢，食後清茶送下。（《銀海
   精微》密蒙花散）

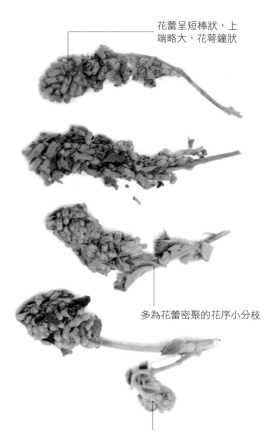

花蕾呈短棒狀，上端略大，花萼鐘狀

多為花蕾密聚的花序小分枝

表面灰黃色或棕黃色，密被茸毛

實用藥方

1. **角膜炎**：密蒙花3克，木賊6克，石決明、菊花各15克，水煎服。
2. **角膜雲翳**：密蒙花、石決明（先煎）各12克，木賊、菊花、蒺藜各9克，水
   煎服。
3. **肝虛有熱而視物澀痛**：密蒙花、女貞子、沙苑子各15克，枸杞子20克，水煎
   服。
4. **青光眼**：密蒙花、菊花各12克，水煎服。

無花果

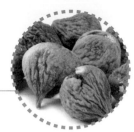

氣微，味甜、略酸

別名：阿驛、底珍、蜜果。

性味：甘，涼。

功效主治：清熱生津，健脾開胃，解毒消腫。用於咽喉腫痛、燥咳聲嘶、乳汁稀少、腸熱便祕、食慾不振、消化不良、泄瀉、痢疾、癰腫、癬疾。

用法用量：9～15克，大劑量可用30～60克，或生食鮮1～2枚。外用適量，煎水洗，或研末調敷、吹喉。

表面淡黃棕色至暗棕色、青黑色

有波狀彎曲的縱棱線

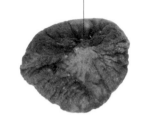

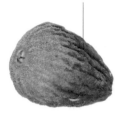

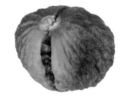

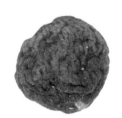

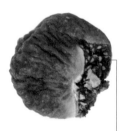

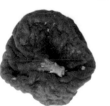

內壁著生眾多細小瘦果

實用藥方

1. **咽痛**：無花果7個，金銀花15克，水煎服。

2. **乾咳、久咳**：無花果9克，葡萄乾15克，甘草6克，水煎服。

3. **外痔**：鮮無花果10個，水煎洗患處。

4. **大便祕結**：鮮無花果適量，嚼食；或乾果搗碎煎湯，加生蜂蜜適量，空腹時溫服。

5. **陽痿**：無花果鮮果10個，與豬瘦肉250克共煮，吃肉喝湯。

黃芩

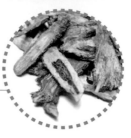

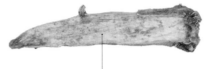

氣微，味苦

禁忌：脾胃虛寒、少食便溏者禁服。

藥材挑選：以根長質堅實色黃者為佳。

別名： 黃文、經芩、元芩。

性味： 苦，寒。

功效主治： 清熱燥溼，瀉火解毒，止血，安胎。用於溼溫、暑溼、胸悶嘔噁、溼熱痞滿、瀉痢、黃疸、肺熱咳嗽、高熱煩渴、血熱吐衄、癰腫瘡毒、胎動不安。

用法用量： 3～10克。

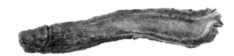

切面黃棕色或黃綠色

經典妙方

1. **胎熱不安：** 用黃芩、白术各等份，俱微炒，為末，煉蜜丸梧桐子大，每早晚三錢，白湯下。（《丹溪纂要》）

2. **少陽頭痛及太陽頭痛，不拘偏正：** 片黃芩，酒浸透，晒乾為末，每服一錢，茶、酒任下。（《蘭室秘藏》）

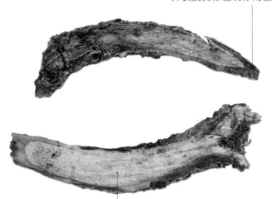

外表皮黃棕色或棕褐色

具放射狀紋理

實用藥方

1. **急性結膜炎：** 黃芩、菊花各10克，葉下珠24克，水煎服。

2. **急性咽喉炎：** 黃芩10克，馬蘭15克，胖大海6克，水煎服。

3. **急性扁桃腺炎：** 黃芩10克，一點紅、一枝黃花各15克，水煎服。

4. **癰癤瘡瘍：** 土黃連、黃芩、黃柏各等份，共研末，撒敷傷口，或加凡士林適量，調成膏狀敷患處。

5. **高血壓：** 杜仲、黃芩、夏枯草各15克，水煎服。

黃連

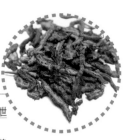

氣微，味極苦

禁忌：凡陰虛煩熱、胃虛嘔噁、脾虛泄
瀉、五更泄瀉者慎服。

藥材挑選：以條粗壯、質堅實、斷面紅黃
色、無殘莖毛鬚、無過橋者為佳。

別名：王連、災連。

性味：苦，寒。

功效主治：清熱燥溼，瀉火解毒。用於溼
熱痞滿，嘔吐吞酸，瀉痢，黃疸，高熱神
昏，心火亢盛，心煩不寐，心悸不寧，血
熱吐衄，目赤，牙痛，消渴，癰腫疔瘡；
外治溼疹，溼瘡，耳道流膿。

用法用量：2 ～ 5克。外用適量。

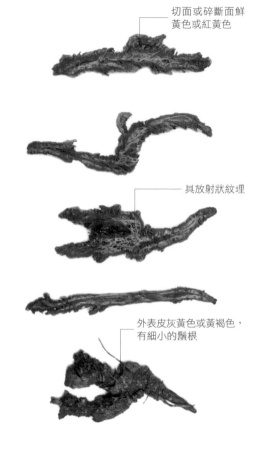

切面或碎斷面鮮
黃色或紅黃色

其放射狀紋埋

外表皮灰黃色或黃褐色，
有細小的鬚根

經典妙方

1. **心腎不交，怔忡無寐**：生川連五
   錢，肉桂心五分，研細，白蜜
   丸，空心淡鹽湯下。（《四科簡
   效方》交泰丸）
2. **口舌生瘡**：黃連煎酒，時含呷
   之。（《肘後備急方》）

實用藥方

1. **黃疸**：木通根6克，綿茵陳、蒼耳子各9克，薄荷、黃連各3克，水煎服。

2. **痢疾腹痛，裡急後重**：莪术、檳榔各10克，大黃、黃連8克，水煎服。

3. **糖尿病**：冬瓜仁60克，麥冬30克，黃連6克，水煎服，每日1劑，7日為1個
   療程。

4. **失眠**：合歡花9克，肉桂6克，黃連3克，夜交藤15克，水煎服。

黃柏

禁忌：脾虛泄瀉、胃弱食少者忌服。
藥材挑選：以皮厚、斷面色黃者為佳。
別名：檗木、檗皮、黃檗。
性味：苦，寒。
功效主治：清熱燥濕，瀉火除蒸，解毒療瘡。用於濕熱瀉痢、黃疸尿赤、帶下陰癢、熱淋澀痛、腳氣痿躄[★]、骨蒸勞熱、盜汗、遺精、瘡瘍腫毒、濕疹濕瘡。

★痿躄：四肢痿弱、無法行走。

用法用量：3～12克。外用適量。

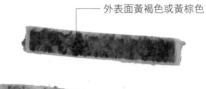

氣微，味極苦，嚼之有黏性

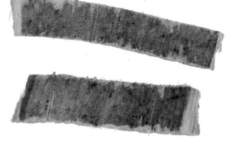

外表面黃褐色或黃棕色

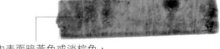

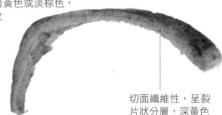

內表面暗黃色或淡棕色，具縱稜紋

切面纖維性，呈裂片狀分層，深黃色

經典妙方

1. **妊娠及產後寒熱下痢**：黃檗一斤，黃連一升，梔子二十枚，上三味㕮咀，以水五升，漬一宿，煮三沸，服一升，一日一夜令盡。嘔者加橘皮一把，生薑二兩。（《千金翼方》）
2. **肺壅，鼻中生瘡，腫痛**：黃檗、檳榔各等份，搗羅為末，以豬脂調敷之。（《太平聖惠方》）

實用藥方

1. **急性尿路感染**：黃柏、澤瀉、車前草各10克，赤小豆15克，薏苡根24克，水煎服。
2. **急性咽喉炎**：黃柏、穿心蓮各10克，蘆根24克，金銀花15克，水煎服。
3. **口腔潰瘍**：黃柏、桔梗、牛蒡子各9克，鹵地菊15克，水煎服。
4. **癰癤瘡瘍**：土黃連、黃芩、黃柏各等份，共研末，撒敷傷口，或加凡士林適量，調成膏狀敷患處。

關黃柏

氣微，味極苦

藥材挑選：以皮厚、斷面色黃者為佳。
性味：苦，寒。
功效主治：清熱燥濕，瀉火除蒸，解毒
療瘡。用於濕熱瀉痢、黃疸尿赤、帶下
陰癢、熱淋澀痛、腳氣痿躄、骨蒸勞
熱、盜汗、遺精、瘡瘍腫毒、濕疹濕瘡。
用法用量：3～12克。外用適量。

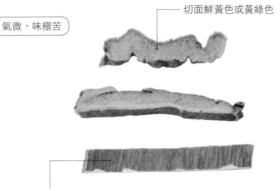

切面鮮黃色或黃綠色

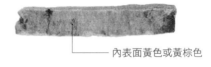

外表面黃綠色或淡
棕黃色，較平坦

內表面黃色或黃棕色

龍膽

氣微，味甚苦

禁忌：脾胃虛弱作泄以及無濕熱實火者
忌服。
藥材挑選：以條粗長、顏色黃或黃棕者
為佳。
別名：陵遊、苦龍膽草、地膽草。
性味：苦，寒。
功效主治：清熱燥濕，瀉肝膽火。用於
濕熱黃疸、陰腫陰癢、帶下、濕疹搔
癢、肝火目赤、耳鳴耳聾、脅痛口苦、
強中、驚風抽搐。
用法用量：3～6克。

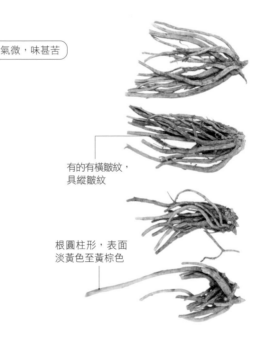

有的有橫皺紋，
具縱皺紋

根圓柱形，表面
淡黃色至黃棕色

實用藥方

1. **急性結膜炎**：龍膽、千里光各10克，菊花9克，水煎服。

2. **風火牙痛**：龍膽10克，石膏、蘆根各30克，知母9克，水煎服。

3. **膽囊炎**：龍膽10克，蒲公英15克，青皮9克，半枝蓮24克，水煎服。

秦皮

氣微，味苦

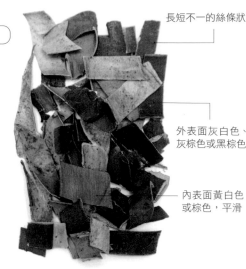

長短不一的絲條狀

外表面灰白色、灰棕色或黑棕色

內表面黃白色或棕色，平滑

禁忌：脾胃虛寒者忌服。

藥材挑選：以挑選條長、外皮薄而光滑者為佳。

別名：岑皮、梣皮、秦白皮。

性味：苦、澀，寒。

功效主治：清熱燥溼，收澀止痢，止帶，明目。用於溼熱瀉痢、赤白帶下、目赤腫痛、目生翳膜。

用法用量：6～12克。外用適量，煎洗患處。

實用藥方

1. **痢疾**：秦皮、神麴各10克，鳳尾草、馬齒莧各15克，川黃連6克，水煎服。

2. **急性結膜炎**：秦皮、野菊花各10克，木賊、桑葉各9克，生地黃、葉下珠各15克，水煎服。

苦參

氣微，味極苦

切面黃白色，纖維性具放射狀紋理和裂隙

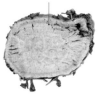

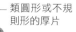

類圓形或不規則形的厚片

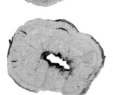

有的可見同心性環紋

禁忌：脾胃虛寒者忌服。

藥材挑選：以條勻、斷面色白、味苦者為佳。

別名：苦骨、川參、牛參。

性味：苦，寒。

功效主治：清熱燥溼，殺蟲，利尿。用於熱痢、便血、黃疸尿閉、赤白帶下、陰腫陰癢、溼疹、溼瘡、皮膚搔癢、疥癬麻風；外治滴蟲性陰道炎。

用法用量：4.5～9克。外用適量，煎湯洗患處。

實用藥方

1. **渾身搔癢**：苦參、白鮮皮、蒺藜、蒼耳子各30克，水煎洗。

2. **癬及痔瘡出血**：苦參適量，水煎薰洗患處。

白鮮皮

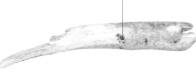

有羊羶氣，味微苦

禁忌：虛寒者忌服。

藥材挑選：以條大、肉厚、無木心、色灰白、羊羶氣濃者為佳。

別名：北鮮皮。

性味：苦，寒。

功效主治：清熱燥溼，祛風解毒。用於溼熱瘡毒、黃水淋漓、溼疹、風疹、疥癬瘡癩、風溼熱痺、黃疸尿赤。

用法用量：5～10克。外用適量，煎湯洗或研粉敷。

外表皮灰白色或淡灰黃色

具細縱皺紋及細根痕，常有突起的顆粒狀小點

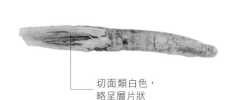

切面類白色，略呈層片狀

經典妙方

1. **癇黃**：白鮮皮、茵陳蒿各等份，水二鐘煎服，日二服。（《沈氏尊生書》白鮮皮湯）

2. **產後中風，虛人不可服他藥**：白鮮皮三兩，以水三升，煮取一升，分服，耐酒者可酒、水各等份煮之。（《小品方》一物白鮮湯）

實用藥方

1. **風溼性關節炎**：白鮮皮、香加皮、穿山龍各15克，水煎服。

2. **溼疹**：白鮮皮10克，徐長卿、白蒺藜各9克，蒼耳15克，水煎服。

3. **老年性皮膚搔癢**：艾葉30克，花椒9克，地膚子、白鮮皮各15克，水煎薰洗患處，每日1劑，每劑薰洗2次，一般用藥3～6劑。

4. **帶下陰癢**：地膚子、蛇床子、白鮮皮、苦參各30克，白礬15克，水煎，薰洗患處，每日2次。

5. **黃疸**：白鮮皮10克，茵陳15克，黃柏8克，水煎服。

功勞木

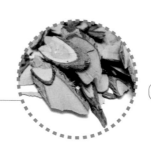

禁忌：《廣西中藥志》：「體質虛寒者忌用。」

別名：土黃柏、黃天竹、十大功勞。

性味：苦，寒。

功效主治：清熱燥溼，瀉火解毒。用於溼熱瀉痢、黃疸尿赤、目赤腫痛、胃火牙痛、瘡癤癰腫。

用法用量：9～15克。外用適量。

可見數個同心性環紋及排列緊密的放射狀紋理

切面皮部薄，棕褐色，木部黃色

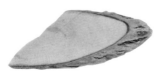 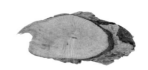

經典妙方

皮膚爛瘍：闊葉十大功勞樹皮，晒乾研粉，擦傷處。（《湖南藥物志》）

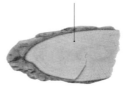 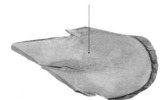

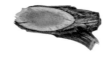 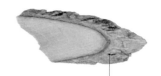

外表面有明顯的縱溝紋和橫向細裂紋殘基

實用藥方

1. **目赤腫痛**：功勞木、野菊花各15克，水煎服。

2. **黃疸**：寒莓根、虎刺、功勞木、白馬骨各10～15克，水煎服。

3. **陰虛盜汗**：陰地蕨、煅牡蠣各30克，功勞木、陰石蕨、玉葉金花、鹽膚子、大青根各15克，浮小麥10克，水煎服。

4. **急性胃腸炎**：木葛根、功勞木、魚腥草、牛膽草、楓香根各15克，忍冬藤、車前子、六棱菊、雞眼草各10克，水煎服。

5. **風溼關節痛**：牛膝、功勞木、大通筋各15克，水煎服。

大風子 ▲有毒

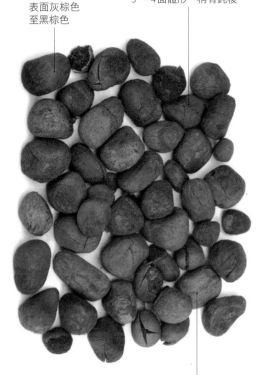

氣微，味淡，有油性

禁忌：**本品性毒烈，一般只作外用，內服宜慎。**

別名：大楓子、麻風子、驅蟲大風子。

性味：辛，熱；有毒。

功效主治：祛風燥溼，攻毒殺蟲。用於麻風、楊梅瘡、疥癬、酒糟鼻、痤瘡。

用法用量：0.3～1克，入丸散。外用適量，搗敷或燒存性研末調敷。

略呈不規則卵圓形，或帶3～4面體形，稍有鈍棱

表面灰棕色至黑棕色

全體有細的縱紋

經典妙方

1. **風瘡燥癢、疥癬：**大風子肉半兩，輕粉、枯礬各少許，上搗為膏，擦瘡上。(《證治準繩》楓實膏)
2. **癬遍身及面：**大風子、檳榔各五錢，硫黃三錢，醋煎滾調搽。(《仙拈集》三仙散)

實用藥方

1. **手足癬：**荊芥、防風、紅花、五加皮、地骨皮、大風子、白礬各12克，皂角15克，加米醋1升，浸泡24小時，取藥液浸泡患處，每次30毫升，每日1次。

2. **癬癢各瘡：**大風子9克，土硫黃、明硫黃各6克，枯礬3克，共研末，燈油調搽患處。

3. **風刺鼻赤：**大風子、木鱉子仁各9克，輕粉3克，硫黃6克，共研末，夜夜睡調塗患處。

4. **手背皸★裂：**大風子適量，搗泥塗患處。　　★皸：皮膚因受凍或過分乾燥而裂開。

5. **蕁麻疹：**大風子30克，大蒜15克，搗爛，加水100毫升，煮沸約50分鐘，塗搽患處。

金銀花

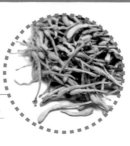

氣清香，味淡、微苦

禁忌：脾胃虛寒及氣虛瘡瘍膿清者忌服。
藥材挑選：以花蕾多、色淡、質柔軟、
氣清香者為佳。
別名：忍冬花、鷺鷥花、雙花。
性味：甘，寒。
功效主治：清熱解毒，疏散風熱。用於癰
腫疔瘡、喉痹、丹毒、熱毒血痢、風熱感
冒，以及溫病發熱。
用法用量：6～15克。

第二章 清熱藥 清熱解毒藥

經典妙方

1. **一切內外癰腫**：金銀花四兩，甘
   草三兩，水煎頓服，能飲者用酒
   煎服。（《醫學心悟》忍冬湯）
2. **痢疾**：金銀花（入銅鍋內，焙枯
   存性）五錢，紅痢以白蜜水調
   服，白痢以砂糖水調服。（《惠
   直堂經驗方》忍冬散）

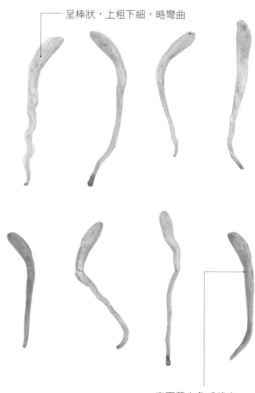

呈棒狀，上粗下細，略彎曲

表面黃白色或綠白
色（貯久色漸深）

實用藥方

1. **產後口渴，咽喉疼痛**：金銀花適量，水煎代茶飲。
2. **皮膚搔癢**：金銀花或金銀花嫩莖葉適量，水煎洗患處。
3. **瘡毒**：金銀花、地　各適量，水煎洗患處。

忍冬藤

禁忌：脾胃虛寒、泄瀉不止者禁用。

藥材挑選：以枝條均勻、嫩枝梢有毛、外皮大棗紅色、質嫩帶葉者為佳。

別名：老翁鬚、金釵股、大薜荔。

性味：甘、寒。

功效主治：清熱解毒，疏風通絡。用於溫病發熱、熱毒血痢、癰腫瘡瘍、風溼熱痹、關節紅腫熱痛。

用法用量：9 ～ 30 克。

氣微，老枝味微苦，嫩枝味淡

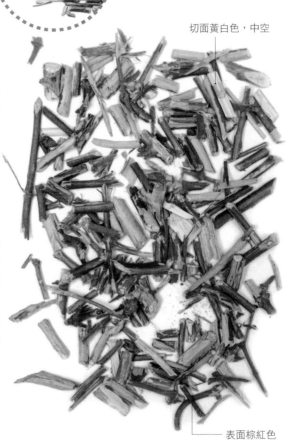

切面黃白色，中空

表面棕紅色

經典妙方

1. **四時外感，發熱口渴，或兼肢體疼痛：**忍冬藤（帶葉或花）乾者一兩（鮮者三兩），煎湯代茶頻飲。（《泉州本草》）
2. **風溼性關節炎：**忍冬藤一兩，豨薟草四錢，雞血藤五錢，老鸛草五錢，白薇四錢，水煎服。（《山東中藥》）

實用藥方

1. **風溼性關節炎：**楨桐根 15 克，忍冬藤 30 克，水煎服。
2. **絲蟲病淋巴結炎：**鮮三白草全草 180 克，忍冬藤 60 克，水煎，每晚睡前兌酒服，連服 4 ～ 6 日為 1 個療程。
3. **肩周炎：**千年健、白茄根 15 克，穿山龍、忍冬藤各 24 克，水煎，分 2 次服。
4. **蕁麻疹：**虎耳草、野菊花各 15 克，土茯苓 24 克，忍冬藤 30 克，首次煎液內服，二次煎液薰洗患處。
5. **皮膚溼疹：**忍冬藤、豨薟草各 30 克，獨活 24 克，徐長卿 15 克，水煎，薰洗患處。

連翹

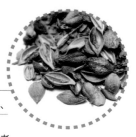

氣微香，味苦

禁忌：**脾胃虛弱，氣虛發熱，癰疽已潰、膿稀色淡者忌服。**

藥材挑選：**「青翹」以顏色綠、不開裂者為佳；「老翹」以顏色較黃、瓣大、殼厚者為佳。**

別名：**旱連子、大翹子、空殼。**

性味：**苦，微寒。**

功效主治：**清熱解毒，消腫散結，疏散風熱。用於癰疽、瘰癧、乳癰、丹毒、風熱感冒、溫病初起、溫熱入營、高熱煩渴、神昏發斑、熱淋澀痛。**

用法用量：**6～15克。**

經典妙方

1. **乳癰、乳核**：連翹、雄鼠屎、蒲公英、川貝母各二錢，水煎服。（《玉樵醫令》）

2. **瘰癧結核不消**：連翹、鬼箭羽、瞿麥、炙甘草各等份，上為細末，每服二錢，臨臥米泔水調下。（《楊氏家藏方》連翹散）

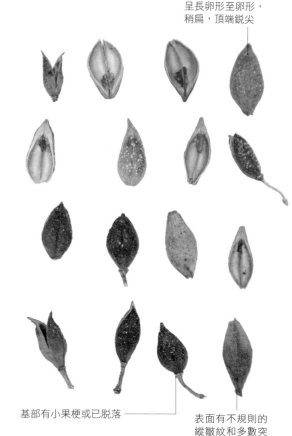

呈長卵形至卵形，稍扁，頂端銳尖

基部有小果梗或已脫落

表面有不規則的縱皺紋和多數突起的小斑點

實用藥方

1. **熱毒瘡癰、紅腫熱痛**：連翹、金銀花各10克，紫花地丁15克，水煎服。

2. **咽喉腫痛**：連翹、黃芩各10克，玄參、板藍根各15克，水煎服。

3. **瘰癧**：連翹15克，夏枯草、玄參各30克，水煎服。

4. **高熱**：鮮石斛15～30克，連翹、天花粉、生地黃、麥冬各15克，水煎服。

5. **感冒**：牡荊、千里光、連翹各9克，蘆根、金銀花各6克，青蒿15克，水煎服。

穿心蓮

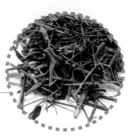

氣微，味極苦

禁忌：陽虛證及脾胃弱者慎服。
藥材挑選：以色綠、葉多者為佳。
別名：春蓮秋柳、一見喜、欖核蓮。
性味：苦，寒。
功效主治：清熱解毒，涼血，消腫。用於感冒發熱、咽喉腫痛、口舌生瘡、頓咳勞嗽、泄瀉痢疾、熱淋澀痛、癰腫瘡瘍、蛇蟲咬傷。
用法用量：6～9克。外用適量。

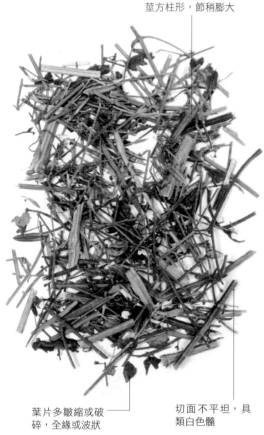

莖方柱形，節稍膨大

切面不平坦，具類白色髓

葉片多皺縮或破碎，全緣或波狀

經典妙方

1. **感冒發熱頭痛及熱瀉：**一見喜研末，每次三分，日服三次，白湯送下。（《泉州本草》）
2. **流行性感冒、肺炎：**一見喜乾葉研末，每次一錢，日三至四次。（《福建中草藥》）

 實用藥方

1. **慢性結腸炎：**穿心蓮60克，生地榆30克，加水濃煎得100～150毫升藥液，晚上臨睡前保留灌腸1次，14日為1個療程。

2. **細菌性痢疾：**穿心蓮、魚腥草各12克，黃柏6克，水煎服。

3. **肺炎：**穿心蓮、十大功勞各15克，陳皮6克，水煎服。

4. **癰疽疔癤：**穿心蓮9～15克，水煎服，外用穿心蓮（一見喜）軟膏，按30%的比例調凡士林，每日上藥1次。

5. **支氣管炎：**十大功勞、穿心蓮各15克，橘皮6克，水煎取汁100毫升，分2次服。

大青葉

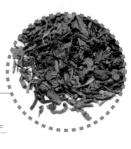

氣微，味微酸、苦、澀

禁忌：**脾胃虛寒者忌服。**

藥材挑選：以葉完整、色暗灰綠者為佳。

別名：大青、藍葉、藍菜。

性味：苦，寒。

功效主治：清熱解毒，涼血消斑。用於溫病高熱、神昏、發斑發疹、痄腮、喉痺、丹毒、癰腫。

用法用量：9～15克。

葉上表面有的可見色較深稍突起的小點

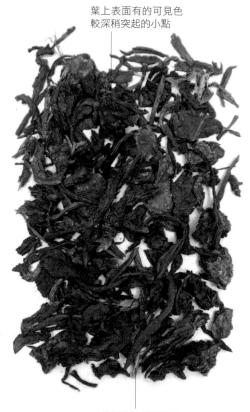

葉柄碎片淡棕黃色

經典妙方

1. **小兒赤痢**：搗青藍汁二升，分四服。（《子母秘錄》）
2. **熱甚黃疸**：大青二兩，茵陳、秦艽各一兩，天花粉八錢，水煎服。（《方脈正宗》）

實用藥方

1. **預防流行性腦脊髓膜炎、流行性B型腦炎**：大青葉15克，黃豆30克，水煎服，每日1劑，連服7日。

2. **感冒發熱**：大青葉15～30克，海金沙根30克，水煎服，每日2劑。

3. **腮腺炎**：鮮大青葉適量，搗爛絞汁，調青黛粉、醋，外塗患處。

4. **口腔炎、鵝口瘡**：大青葉15克，水煎服。

5. **肺炎高熱喘咳**：鮮大青葉30～60克，搗爛絞汁，調蜜少許，燉熱，溫服，每日2次。

板藍根

氣微，味微甜後苦澀

切面皮部黃白色，木部黃色

禁忌：體虛而無實火熱毒者忌服。
藥材挑選：以條長、粗大、體實者為佳。
別名：靛青根、藍靛根、靛根。
性味：苦，寒。
功效主治：清熱解毒，涼血利咽。用於溫疫時毒、發熱咽痛、溫毒發斑、痄腮、爛喉丹痧、大頭瘟疫、丹毒、癰腫。
用法用量：9～15克。

外表皮淡灰黃色至淡棕黃色

實用藥方

1. **急性扁桃腺炎**：綿茵陳、白毛藤各30克，卷柏15克，車前草、板藍根各9克，水煎含服。

2. **肝炎**：板藍根30克，水煎服。

3. **肝硬化**：板藍根30克，茵陳12克，鬱金6克，薏苡仁9克，水煎服。

青黛

微有草腥氣，味淡

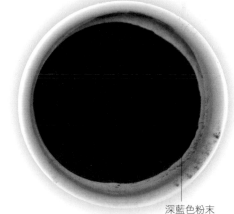

禁忌：《本草從新》：「中寒者勿使。」
藥材挑選：以藍色均勻、體輕能浮於水面。火燒時，產生紫紅色煙霧的時間較長者為佳。
別名：靛花、藍露、澱花。
性味：鹹，寒。
功效主治：清熱解毒，涼血消斑，瀉火定驚。用於溫毒發斑、血熱吐衄、胸痛咳血、口瘡、痄腮、喉痺、小兒驚癇。
用法用量：1～3克，宜入丸散用。外用適量。

深藍色粉末

實用藥方

1. **肺熱咯血**：蒲黃、青黛各3克，新汲水送服。

2. **腮腺炎**：青黛適量，六神丸10粒，同研粉，開水調勻，塗患處。

綿馬貫眾 ▲有小毒

氣特異，味初淡而微澀，後漸苦、辛

外表皮黃棕色至黑褐色

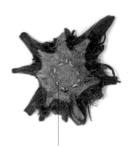
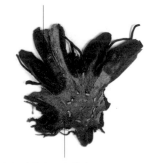

有黃白色維管束小點

切面淡棕色至紅棕色

藥材挑選：以個大、質堅實、葉柄殘基斷面棕綠色者為佳。

別名：綿馬、野雞膀子、牛毛黃。

性味：苦，微寒；有小毒。

功效主治：清熱解毒，驅蟲。用於蟲積腹痛、瘡瘍。

用法用量：4.5 ～ 9克。

實用藥方

1. **風熱感冒**：綿馬貫眾、大青葉各15克，連翹、桑葉各10克，水煎服。

2. **腮腺炎**：綿馬貫眾10克，板藍根、金銀花各15克，水煎服。

3. **鼻衄**：綿馬貫眾、側柏葉、紫珠草、墨旱蓮各15克，水煎服。

土貝母

斷面角質樣

氣微，味微苦

表面淡紅棕色或暗棕色，凹凸不平

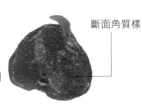

藥材挑選：以個大、紅棕色、質堅實、有亮光、半透明者為佳。

別名：土貝、大貝母、草貝。

性味：苦，微寒。

功效主治：解毒，散結，消腫。用於乳癰、瘰癧、痰核。

用法用量：5 ～ 10克。

實用藥方

1. **頸淋巴結核未破**：土貝母9克，水煎服，同時用土貝母研粉，醋調外敷。

2. **骨結核潰爛流膿**：土貝母、蜈蚣各等份，共研細末，每次3克，每日2次，甜米酒燉熱沖服。

蒲公英

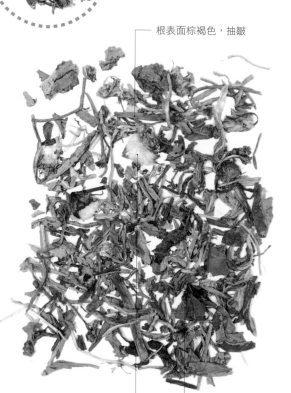

氣微，味微苦

禁忌：陽虛外寒、脾胃虛弱者忌用。
藥材挑選：以葉綠褐色、帶花序、乾燥者為佳。
別名：凫公英、蒲公草、構耨草。
性味：苦、甘，寒。
功效主治：清熱解毒，消腫散結，利尿通淋。用於疔瘡腫毒、乳癰、瘰癧、目赤、咽痛、肺癰、腸癰、溼熱黃疸、熱淋澀痛。
用法用量：10～15克。

根表面棕褐色，抽皺

經典妙方

1. **瘰癧結核，痰核繞項而生：**蒲公英三錢，香附一錢，羊蹄根一錢五分，山茨菇一錢，大薊獨根二錢，虎掌草二錢，小一枝箭二錢，小九古牛一錢，水煎，點水酒服。（《滇南本草》）
2. **疳瘡疔毒：**蒲公英搗爛覆之，別更搗汁，和酒煎服，取汗。（《本草綱目》）

根頭部有棕褐色或黃白色的茸毛

葉多皺縮破碎，綠褐色或暗灰綠色

實用藥方

1. **B型肝炎：**蒲公英、白茅根各30克，烏梅18克，大黃3克，蟬蛻、五味子各12克，殭蠶10克，虎杖15克，水煎服，30日為1個療程。

2. **淺表性胃炎：**蒲公英40克，加水300毫升，煎取150毫升，加白及粉30克，調成糊狀，分2次於早晚空腹服，連續6週。

3. **乳癰：**蒲公英30克，黃酒200毫升，煎服，藥渣外敷患處。

4. **甲溝炎：**鮮蒲公英適量，洗淨晾乾，搗爛呈糊狀，患處先常規消毒後，將藥糊敷患處，每日換藥1次。

5. **婦科囊腫：**蒲公英90克，三棱、莪术、赤芍、丹參各20克，陳皮、肉桂各15克，薏苡仁50克，水煎取汁400毫升，分2次，1日服完。

紫花地丁

氣微，味微苦而稍黏

禁忌：陰疽漫腫無頭及脾胃虛寒者慎服。

別名：菫菫菜、箭頭草、地丁。

性味：苦、辛，寒。

功效主治：清熱解毒，涼血消腫。用於疔瘡腫毒、癰疽發背、丹毒、毒蛇咬傷。

用法用量：15 ～ 30 克。

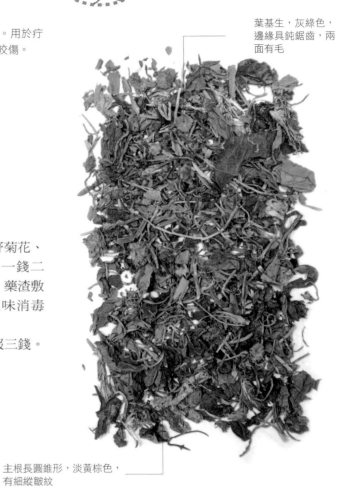

葉基生，灰綠色，邊緣具鈍鋸齒，兩面有毛

主根長圓錐形，淡黃棕色，有細縱皺紋

經典妙方

1. **癰瘡癤腫**：紫花地丁、野菊花、蒲公英、紫背天葵子各一錢二分，銀花三錢，水煎服，藥渣敷患處。（《醫宗金鑒》五味消毒飲）
2. **黃疸內熱**：地丁末，酒服三錢。（《乾坤秘韞》）

實用藥方

1. **感冒發熱**：紫花地丁30克，冰糖少許，水煎服。
2. **急性結膜炎**：鮮紫花地丁適量，搗爛敷患處。
3. **無名腫毒**：鮮紫花地丁適量，酌加紅糖或食鹽，搗爛敷患處。
4. **疔瘡**：鮮鴨舌草、紫花地丁、一點紅各適量，搗爛敷患處。

苦地丁

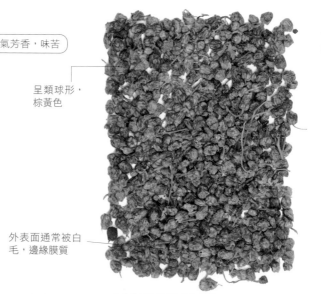

氣微，味苦

禁忌：體虛而無實火熱毒者忌服。
別名：地丁、地丁草。
性味：苦，寒。
功效主治：清熱解毒，散結消腫。用於
時疫感冒、咽喉腫痛、疔瘡腫痛、癰疽
發背、疿腮丹毒。
用法用量：9～15克。外用適量，煎湯
洗患處。

莖細，表面灰綠色，
具5縱棱，斷面中空

葉多破碎，暗綠色或灰綠色

實用藥方

1. **麻疹熱毒**：苦地丁、菊花各9克，連翹12克，水煎服。
2. **水痘**：苦地丁6克，甘草3克，水煎服。

野菊花

氣芳香，味苦

呈類球形，
棕黃色

禁忌：脾胃虛寒者、孕婦慎用。
藥材挑選：以完整、色黃、氣香者為佳。
別名：野菊、野黃菊、苦薏。
性味：苦、辛，微寒。
功效主治：清熱解毒，瀉火平肝。用於
疔瘡癰腫、目赤腫痛、頭痛眩暈。
用法用量：9～15克。外用適量，煎湯
外洗或製膏外塗。

外表面通常被白
毛，邊緣膜質

實用藥方

1. **預防感冒**：野菊花6克，用沸水浸泡1小時，煎30分鐘，取藥汁服。
2. **無痰乾咳**：野菊花、白茅根各30克，水煎2次，取汁混勻，加白糖30克，早
   晚分服。

車前草

葉片皺縮，多破碎，表面灰綠色或汙綠色

氣微，味微苦

禁忌：《本經逢原》：「若虛滑精氣不固者禁用。」
藥材挑選：以葉片完整、色灰綠者為佳。
別名：車前、當道、牛舌草。
性味：甘，寒。
功效主治：清熱利尿通淋，袪痰，涼血，解毒。用於熱淋澀痛、水腫尿少、暑溼泄瀉、痰熱咳嗽、吐血衄血、癰腫瘡毒。
用法用量：9～30克。

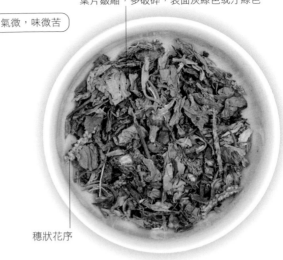

穗狀花序

實用藥方

1.**感冒發熱**：鮮車前草30～60克，水煎服或代茶飲。

2.**中暑**：車前草15克，石菖蒲、華澤蘭全草各10克，馬兜鈴根3克，水煎服。

重樓

氣微，味微苦、麻

禁忌：虛寒證、陰證外瘍者，以及孕婦均禁用。
藥材挑選：以粗壯、質堅實、斷面色白、粉性足者為佳。
別名：七葉一枝花、金線重樓、蚤休。
性味：苦，微寒。
功效主治：清熱解毒，消腫止痛，涼肝定驚。用於疔瘡癰腫、咽喉腫痛、蛇蟲咬傷、跌撲傷痛、驚風抽搐。
用法用量：3～9克。外用適量，研末調敷。

切面平坦，白色至淺棕色，粉性或角質

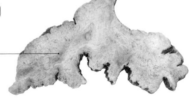

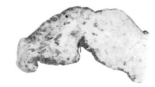

表面黃棕色或灰棕色

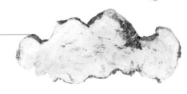

實用藥方

1.**癰腫**：鮮重樓、鮮木芙蓉花各適量，同搗爛敷患處。

2.**急性咽炎**：重樓9克，一點紅、馬勃、金銀花、爵床各15克，水煎服。

拳參

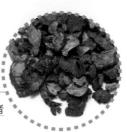

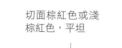
氣微，味苦、澀

禁忌：**無實火熱毒者不宜用，陰證外瘍者禁服。**

藥材挑選：以個大、質硬、斷面淺棕紅色者為佳。

別名：牡蒙、紫參、眾戎。

性味：苦、澀，微寒。

功效主治：清熱解毒，消腫，止血。用於赤痢熱瀉、肺熱咳嗽、癰腫瘰癧、口舌生瘡、血熱吐衄、痔瘡出血、蛇蟲咬傷。

用法用量：5～10克。外用適量。

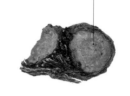
切面棕紅色或淺棕紅色，平坦

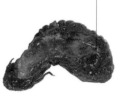
近邊緣有一圈黃白色小點（維管束）

經典妙方

1. **吐血不止**：紫參、人參、阿膠（炒）各等份，為末，烏梅湯服一錢。一方去人參，加甘草，以糯米湯服。（《太平聖惠方》）
2. **燒燙傷**：拳參研末，調麻油勻塗患處，每日一二次。（《貴州省中草藥資料》）

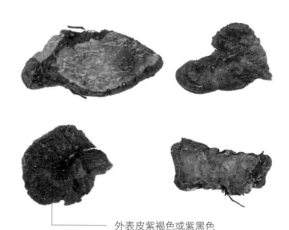
外表皮紫褐色或紫黑色

實用藥方

1. **多發性口腔潰瘍**：拳參9克，積雪草15克，大青葉10克，甘草5克，水煎服。
2. **急性細菌性痢疾**：拳參10克，地錦草、鳳尾草、馬齒莧各15克，水煎服。
3. **疔瘡癰腫**：拳參10克，敗醬草、一枝黃花各15克，一點紅9～15克，水煎服。

漏蘆

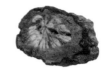

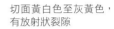
氣特異，味微苦

禁忌：氣虛、瘡瘍平塌不起者，以及孕婦忌服。

藥材挑選：以條粗、棕黑色、質堅實、不碎裂者為佳。

別名：野蘭、鬼油麻、和尚頭花。

性味：苦，寒。

功效主治：清熱解毒，消癰，下乳，舒筋通脈。用於乳癰腫痛、癰疽發背、瘰癧瘡毒、乳汁不通、濕痹拘攣。

用法用量：5～9克。

切面黃白色至灰黃色，
有放射狀裂隙

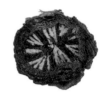

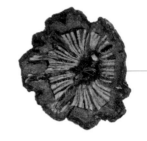

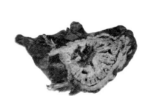

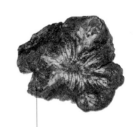

外表皮暗棕色至黑褐色，
有網狀裂紋

經典妙方

1. **乳婦氣脈壅塞，乳汁不行及經絡凝滯，乳內脹痛，留蓄邪毒，或作癰腫**：漏蘆二兩半，瓜蔞（急火燒存性）十個，蛇蛻（炙）十條，上為細散，每服二錢，溫酒調服，不拘時，良久，吃熱羹湯助之。（《太平惠民和劑局方》漏蘆散）

2. **歷節風，筋脈拘攣，骨節疼痛**：漏蘆（去蘆頭，麩炒）半兩，地龍（去土，炒）半兩，上二味搗羅為末，先用生薑二兩取汁，蜜二兩，同煎三五沸，入好酒五合，以瓷器盛。每用七分盞，調藥末一錢半匕，溫服不拘時。（《聖濟總錄》古聖散）

實用藥方

1. **風濕性關節炎**：漏蘆、忍冬藤各30克，水煎服。

2. **乳腺炎**：漏蘆、蒲公英、金銀花各15克，炮穿山甲9克，連翹10克，爵床30克，水煎服。

3. **疔瘡癰腫**：鮮漏蘆適量，搗爛敷患處。

4. **乳汁不通**：通草6克，漏蘆15克，王不留行9克，路路通12克，水煎服。

土茯苓

禁忌：肝腎陰虧者慎服。

藥材挑選：以外皮淡棕色、質堅實、斷面色白或淡紅棕、筋脈少、粉性足者為佳。

別名：冷飯糰、白餘糧、草禹餘糧。

性味：甘、淡，平。

功效主治：解毒，除溼，通利關節。用於梅毒及汞中毒所致的肢體拘攣、筋骨疼痛、溼熱淋濁、帶下、癰腫、瘰癧、疥癬。

用法用量：15 ～ 60克。

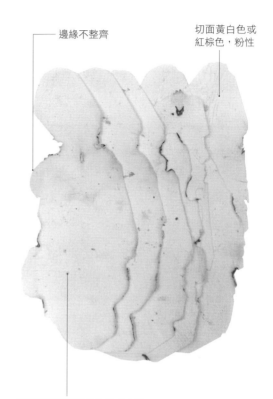

邊緣不整齊

切面黃白色或紅棕色，粉性

可見點狀維管束及多數小亮點

經典妙方

1. **楊梅瘡毒**：冷飯糰四兩，皂角子七個，水煎代茶飲，淺者二七，深者四七，見效。（《本草綱目》）
2. **臁瘡**：土茯苓、櫻皮、忍冬、甘草、槲木皮各等份，水煎服。（《續名家方選》土茯苓湯）

實用藥方

1. **心胃氣痛**：土茯苓50克，豬心1個，水燉服。
2. **瘡癬**：土茯苓、生地黃各15 ～ 30克，水煎，兌豬瘦肉湯服。
3. **皮炎**：土茯苓適量，水煎洗患處。
4. **痛風**：草薢3克，土茯苓、白茅根、車前草、薏苡仁各30克，威靈仙、爵床各18克，水煎服。
5. **肺癌**：土茯苓15克，韓信草、龍葵各10克，菝　20克，豬瘦肉適量，水煎服。

魚腥草

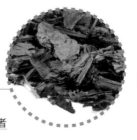

搓碎具魚腥氣，味澀

禁忌：**虛寒證及陰性外瘍者忌服。**
藥材挑選：**以身乾、莖葉完整、無雜質者為佳。**

別名：岑草、菹菜、蕺菜。
性味：辛，微寒。
功效主治：清熱解毒，消癰排膿，利尿通淋。用於肺癰吐膿、痰熱喘咳、熱痢、熱淋、癰腫瘡毒。
用法用量：15 ～ 25 克，不宜久煎；鮮品用量加倍，水煎或搗汁服。外用適量，搗敷或煎湯薰洗患處。

經典妙方

1. **痢疾**：魚腥草六錢，山楂炭二錢，水煎加蜜糖服。（《嶺南草藥志》）
2. **痔瘡**：魚腥草，煎湯點水酒服，連進三服，其渣薰洗，有膿者潰，無膿者自消。（《滇南本草》）

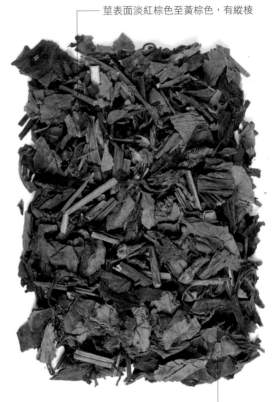

莖表面淡紅棕色至黃棕色，有縱棱

葉片多破碎，黃棕色至暗棕色

實用藥方

1. **上呼吸道感染**：魚腥草、薏苡仁、冬瓜仁各30克，桔梗15克，金銀花20克，黃連5克，黃芩、浙貝母、桃仁各10克，水煎服。

2. **肺炎**：魚腥草、大青葉、馬蘭草、淡竹葉各30克，每日1劑，重症者2劑，水煎服。

3. **鼻竇炎**：魚腥草50克，炒蒼耳子、辛夷各25克，桔梗20克，白芷、甘草各15克，每2日1劑，水煎分3次服。

4. **急性黃疸型肝炎**：魚腥草180克，白糖30克，水煎服，連服5 ～ 10日。

三白草

氣微，味淡

禁忌：**脾胃虛寒者忌服。**

別名：水木通、五路白、白面姑。

性味：甘、辛，寒。

功效主治：利尿消腫，清熱解毒。用於水腫、小便不利、淋瀝澀痛、帶下異常；外治瘡瘍腫毒、溼疹。

用法用量：15 ～ 30 克。

莖圓柱形，有縱溝4條，1條較寬廣

葉多破碎，完整葉片先端漸尖，基部心形，全緣

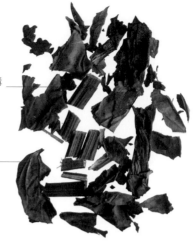

實用藥方

1. **熱淋、血淋**：三白草15克，車前草、鴨跖草、白茅根各30克，水煎服。

2. **高血壓**：三白草15 ～ 30克，水煎服。

金蕎麥

氣微，味微澀

外表皮棕褐色，或有時脫落

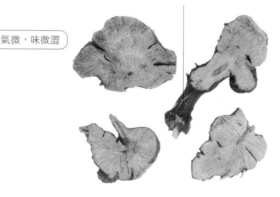

藥材挑選：**以個大、質堅硬者為佳。**

別名：野蕎麥、蕎麥三七、金鎖銀開。

性味：微辛、澀，涼。

功效主治：清熱解毒，排膿祛瘀。用於肺癰吐膿、肺熱喘咳、乳蛾腫痛。

用法用量：15 ～ 45克，用水或黃酒隔水密閉燉服。

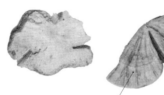

切面淡黃白色或淡棕紅色，有放射狀紋理

實用藥方

1. **咳嗽**：金蕎麥30克，前胡、桔梗各10克，酸棗仁9克，魚腥草15克，連錢草5克，水煎服。

2. **消化不良**：金蕎麥24克，神麴、穀芽、麥芽各15克，遠志6克，水煎服。

大血藤

外表皮灰棕色，粗糙

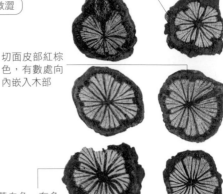

切面皮部紅棕色，有數處向內嵌入木部

木部黃白色，有多數導管孔，射線呈放射狀排列

禁忌：孕婦慎服。

藥材挑選：以條勻、莖粗、顏色棕紅者為佳。

別名：血藤、紅皮、紅血藤。

性味：苦，平。

功效主治：清熱解毒，活血，祛風止痛。用於腸癰腹痛、熱毒瘡瘍、閉經痛經、跌撲腫痛、風溼痹痛。

用法用量：9～15克。

 實用藥方

1. **痛經**：大血藤、益母草、龍芽草各9～15克，水煎服。

2. **小兒疳積**：大血藤15克，或配紅石耳15克，共研細末，拌紅白糖食。

射干

切面具散在筋脈小點或筋脈紋

外表皮皺縮，可見殘留的鬚根和鬚根痕

禁忌：無實火及脾虛便溏者不宜用，孕婦忌服。

藥材挑選：以粗壯、質硬、斷面色黃者為佳。

別名：烏扇、烏蒲、黃遠。

性味：苦，寒。

功效主治：清熱解毒，消痰，利咽。用於熱毒痰火鬱結、咽喉腫痛、痰涎壅盛、咳嗽氣喘。

用法用量：3～10克。

 實用藥方

1. **頭痛**：鮮射干30～50克，豬腦1個，水燉服。

2. **風火牙痛**：射干15～30克，鴨蛋2個，白糖少許，水煎服。

山豆根 ▲有毒

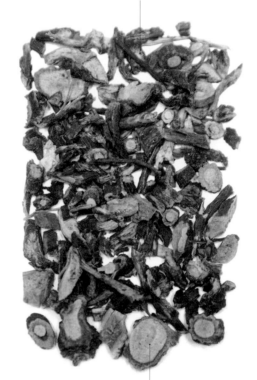

有豆腥氣，味極苦

禁忌：脾胃虛寒泄瀉者忌服。
藥材挑選：以根條粗壯、外色棕褐、質堅、味苦者為佳。
別名：山大豆根、黃結、苦豆根。
性味：苦，寒；有毒。
功效主治：清熱解毒，消腫利咽。用於火毒蘊結、乳蛾喉痹、咽喉腫痛、齒齦腫痛、口舌生瘡。
用法用量：3～6克。

外表皮棕色至棕褐色

經典妙方

1. **赤白痢下：**山豆根，搗末蜜丸，空心煎水下二十丸，三服自止。（《肘後備急方》）
2. **喉風急證，牙關緊閉，水穀不下：**山豆根、白藥各等份，水煎噙之，咽下。（《外科集驗方》）

切面皮部淺棕色，木部淡黃色

實用藥方

1. **急性咽炎：**山豆根6克，金銀花10克，甘草3克，水煎服。

2. **急性扁桃腺炎：**山豆根6克，牛蒡子、射干各9克，爵床、大青葉、金銀花各15克，水煎服。

3. **咳嗽痰黃：**山豆根6克，浙貝母10克，桔梗9克，魚腥草、枇杷葉各15克，水煎服。

4. **消化不良、腸炎：**南山楂根、繡花針、牡蒿、穀精草各30克，山豆根6克，水煎服。

5. **喉痹咽腫：**製馬錢子0.5克，山豆根10克，研末吹喉。

馬勃

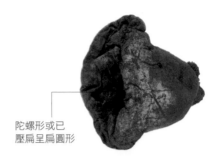

氣似塵土，無味

禁忌：《飲片新參》：「風寒勞咳失音者忌用。」

藥材挑選：以個大、皮薄、飽滿、鬆泡有彈性者為佳。

別名：馬屁勃、灰菇、馬屁包。

性味：辛，平。

功效主治：清肺利咽，止血。用於風熱鬱肺咽痛，音啞，咳嗽；外治鼻衄，創傷出血。

用法用量：2～6克。外用適量，敷患處。

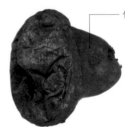

陀螺形或已壓扁呈扁圓形

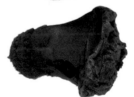

包被紙質

經典妙方

1. **咽喉腫痛，咽物不得**：蛇蛻皮（燒令煙盡）一條，馬勃一分，上藥細研為散，以綿裹一錢，含咽津。（《太平聖惠方》）

2. **久嗽**：馬屁勃，不以多少，細末，煉蜜為丸，如梧桐子大，每服二十丸，湯送下。（《普濟方》馬屁勃丸）

實用藥方

1. **急性咽炎**：馬勃10克，大青葉、金銀花、穿心蓮各15克，水煎服；或重樓9克，一點紅、馬勃、金銀花、爵床各15克，水煎服。

2. **急性扁桃腺炎**：馬勃、鹵地菊、板藍根、一點紅各15克，水煎服。

3. **腮腺炎**：馬勃、積雪草、爵床、大青葉各15克，升麻3克，水煎服。

4. **久咳音啞**：馬兜鈴、紫菀各9克，五味子5克，馬勃、天竹黃各6克，冰糖15克，水煎服。

青果

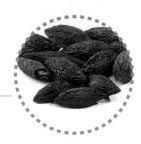

氣微，果肉味
澀，久嚼微甜

禁忌：脾胃虛寒及大便祕結者慎服。
藥材挑選：以個大、堅實、肉厚、味先澀後甜者為佳。
別名：橄欖、白欖、甘欖。
性味：甘、酸，平。
功效主治：清熱解毒，利咽，生津。用於咽喉腫痛、咳嗽痰黏、煩熱口渴、魚蟹中毒。
用法用量：5～10克。

呈紡錘形，兩端鈍尖

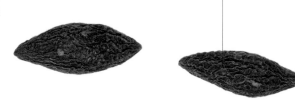

經典妙方

1. **孕婦胎動心煩，口渴咽乾**：青果適量，置豬肚內，燉熟，食肉喝湯。（《四川中藥志》1982年版）
2. **酒傷昏悶**：用橄欖肉十個，煎湯飲。（《本草匯言》）

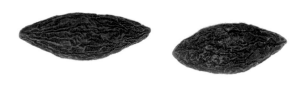

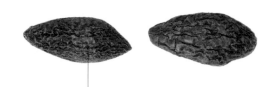

表面棕黃色或黑褐色，有不規則皺紋

實用藥方

1. **肝胃不和型胃癌**：青果、佛手各20克，水煎服，分次飲用。
2. **暑熱引起的咽痛、胸痞、多痰**：鮮青果30克，白蘿蔔250克，水煎代茶飲。
3. **魚蟹中毒**：鮮青果30克，搗汁或煎濃湯飲。

餘甘子

氣微，味酸澀，回甜

禁忌：脾胃虛寒者慎服。

藥材挑選：以挑選乾燥、飽滿、無果柄者為佳。

別名：滇橄欖、庵摩勒、油柑子。

性味：甘、酸、澀，涼。

功效主治：清熱涼血，消食健胃，生津止咳。用於血熱血瘀、消化不良、腹脹、咳嗽、喉痛、口乾。

用法用量：3～9克，多入丸散服。

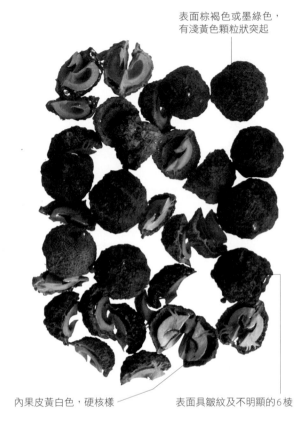

表面棕褐色或墨綠色，有淺黃色顆粒狀突起

內果皮黃白色，硬核樣

表面具皺紋及不明顯的6棱

經典妙方

1. **哮喘**：（滇）橄欖二十一個，先煮豬心肺，去浮沫再加橄欖煮熟連湯吃。（《昆明民間常用草藥》）
2. **食積嘔吐、腹痛、泄瀉**：（餘甘子）果五至十枚或鹽漬果五至八枚嚼食；或鹽浸果液一湯匙，開水沖服。（《福建中草藥》）

實用藥方

1. **感冒發熱、咽喉疼痛**：餘甘子20枚，生食；或餘甘子20枚，崗梅根、金銀花、連翹各30克，水煎服，每日2次。
2. **維生素C缺乏症**：餘甘子10～30枚，水煎服。
3. **高血壓**：餘甘子5～8枚，生食，每日2次。

金果欖

氣微，味苦

禁忌：脾胃虛弱者慎服。

別名：金桔欖、地膽、天鵝蛋。

性味：苦，寒。

功效主治：清熱解毒，利咽，止痛。用於咽喉腫痛、癰疽疔毒、泄瀉、痢疾、脘腹疼痛。

用法用量：3～9克。外用適量，研末吹喉或醋磨塗敷患處。

切面淡黃白色，有的具裂隙

經典妙方

1. **咽喉一切證**：金果欖一二錢，煎服。（《百草鏡》）
2. **癰疽疔毒惡瘡**：地膽、蒼耳草搗爛，加好酒稀釋，濾汁溫服。（《四川中藥志》）

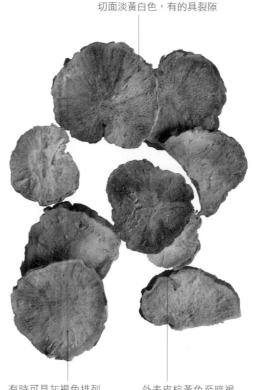

有時可見灰褐色排列稀疏的放射狀紋理

外表皮棕黃色至暗褐色，皺縮，凹凸不平

實用藥方

1. **急性咽喉炎**：金果欖、玄參各10克，桔梗9克，金銀花15克，水煎服。

2. **乳腺炎、扁桃腺炎、口腔炎、腮腺炎**：金果欖6～9克，開水泡服，或研末外敷。

3. **疔瘡癤腫**：鮮金果欖磨汁，塗患處。

木蝴蝶

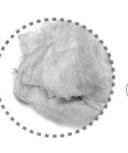

藥材挑選：以乾燥、色白、翼片大而完整、種子飽滿者為佳。

別名：千張紙、三百兩銀藥、玉蝴蝶。

性味：苦、甘，涼。

功效主治：清肺利咽，疏肝和胃。用於肺熱咳嗽、喉痹、音啞、肝胃氣痛。

用法用量：1～3克。

經典妙方

1. **急性支氣管炎、百日咳：**木蝴蝶一錢，安南子三錢，桔梗一錢五分，甘草一錢，桑白皮三錢，款冬花三錢，水煎，加冰糖三兩，溶化於藥液，製成糖漿，一日數回，頻頻服之。（《現代實用中藥》止咳糖漿）

2. **肝氣痛：**木蝴蝶二三十張，銅銚上焙燥研細，好酒調服。（《本草綱目拾遺》）

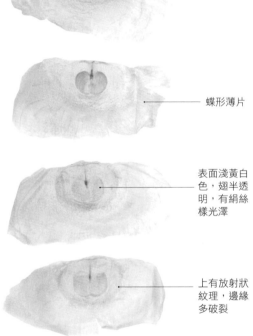

蝶形薄片

表面淺黃白色、翅半透明，有絹絲樣光澤

上有放射狀紋理，邊緣多破裂

實用藥方

1. **乾咳、聲音嘶啞、咽痛喉痛：**木蝴蝶2.4克，胖大海9克，蟬蛻3克，甘草6克，冰糖適量，水煎服。

2. **慢性咽喉炎：**木蝴蝶3克，金銀花、菊花、沙參、麥冬各9克，水煎代茶飲。

3. **中心性漿液性脈絡膜視網膜病變：**木蝴蝶6克，截葉鐵掃帚30克，鴨肝1個，水燉服。

白頭翁

氣微，味微苦澀

禁忌：**虛寒瀉痢忌服。**
藥材挑選：以根粗長、**質堅實、外表灰黃色、頭部有白毛者為佳。**
別名：野丈人、胡王使者、白頭公。
性味：苦，寒。
功效主治：清熱解毒，涼血止痢。用於熱毒血痢、陰癢帶下。
用法用量：9 ～ 15 克。

外表皮黃棕色或棕褐色，
具不規則縱皺紋或縱溝

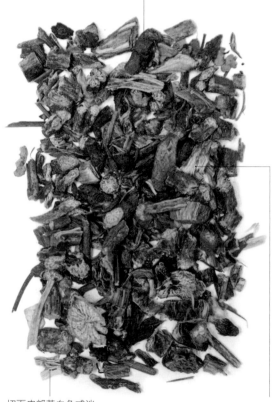

經典妙方

1. **熱痢下重**：白頭翁二兩，黃連、黃柏、秦皮各三兩，上四味以水七升，煮取二升，去滓，溫服一升，不癒更服。（《金匱要略》白頭翁湯）
2. **外痔腫痛**：白頭翁草以根搗塗之。（《衛生易簡方》）

切面皮部黃白色或淡
黃棕色，木部淡黃色

近根頭部有白色絨毛

實用藥方

1. **痢疾**：白頭翁、神麴、穀芽、麥芽各15克，水煎服。
2. **急性腸炎**：白頭翁、馬齒莧、神麴、鳳尾草各15克，水煎服。
3. **肺結核咯血**：白頭翁、白石榴花、木槿花各15克，水煎服。
4. **陰道炎**：十大功勞、白頭翁各等份，炒焦研粉，陰道沖洗後，撒上藥粉。

馬齒莧

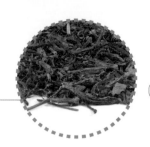

氣微，味微酸

禁忌：《本草經疏》：「凡脾胃虛寒，
腸滑作泄者勿用。」
別名：馬齒草、五行草、馬齒菜。
性味：酸，寒。
功效主治：清熱解毒，涼血止血，止痢。
用於熱毒血痢、癰腫疔瘡、溼疹、丹毒、
蛇蟲咬傷、便血、痔血、崩漏下血。
用法用量：9～15克。外用適量搗敷患處。

莖圓柱形，表面黃褐色，
有明顯縱溝紋

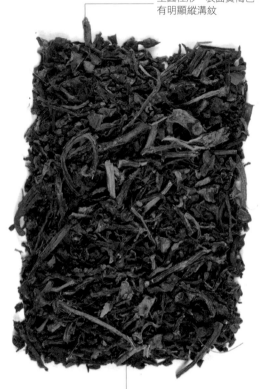

經典妙方

1. **癰久不瘥★**：馬齒莧搗汁，煎以
   敷之。（《千金方》） ★瘥：病痊癒。
2. **小便熱淋**：馬齒莧汁服之。
   （《太平聖惠方》）

葉多破碎，完整者
展平後呈倒卵形

實用藥方

1. **痢疾、腸炎**：鮮馬齒莧、墨旱蓮、鐵莧菜各60克，水煎服。

2. **急性闌尾炎**：取鮮馬齒莧洗淨搗碎，榨汁過濾，取原汁30毫升，加適量白糖
   及冷開水至100毫升，為1次量，日服3次。

3. **多年惡瘡、蜈蚣咬傷**：鮮馬齒莧洗淨，搗爛敷或絞汁塗患處，外加敷料固
   定，每日換藥3～4次。

4. **肛門紅腫**：馬齒莧、酢漿草各100克，煎湯薰洗，每日2次。

5. **扁平疣**：馬齒莧60克，紫草、敗醬草、大青葉（或板藍根）各15克，水煎液
   2次分服，2週為1個療程。

鴉膽子 ▲有小毒

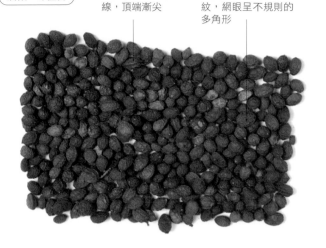

氣微，味極苦

兩側有明顯的棱線，頂端漸尖

表面有隆起的網狀皺紋，網眼呈不規則的多角形

禁忌： 脾胃虛弱、嘔吐者忌服。
藥材挑選： 以粒大、飽滿、種仁白色、油性足者為佳。
別名： 老鴉膽、鴉膽、苦棒子。
性味： 苦，寒；有小毒。
功效主治： 清熱解毒，截瘧，止痢；外用腐蝕贅疣。用於痢疾、瘧疾；外治贅疣、雞眼。
用法用量： 0.5～2克，用龍眼肉包裹或裝入膠囊吞服。外用適量。

實用藥方

1. **下痢膿血：** 鴉膽子去殼取仁，每次10粒，每日3次，裝膠囊內，飯後服，連服7～10日。

2. **雞眼、贅疣：** 鴉膽子適量，去殼取仁，搗敷。

扛板歸

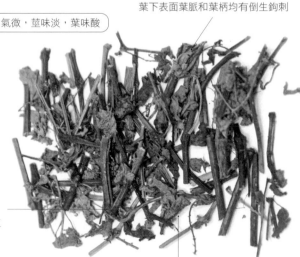

氣微，莖味淡，葉味酸

葉下表面葉脈和葉柄均有倒生鉤刺

別名： 河白草、蛇倒退、梨頭刺。
性味： 酸，微寒。
功效主治： 清熱解毒，利水消腫，止咳。用於咽喉腫痛、肺熱咳嗽、小兒頓咳、水腫尿少、溼熱瀉痢、溼疹、癤腫、蛇蟲咬傷。
用法用量： 15～30克。外用適量，煎湯薰洗。

莖略呈方柱形，有棱角，多分枝

棱角上有倒生鉤刺

實用藥方

1. **扁桃腺炎：** 扛板歸30克，石吊蘭20克，一枝黃花15克，水煎服。

2. **急性腸炎、痢疾：** 扛板歸15克，水煎服。

黃藤

氣微，味苦

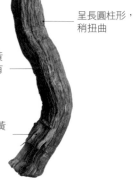

呈長圓柱形，稍扭曲

表面灰褐色至黃棕色，粗糙，有縱溝和橫裂紋

斷面不整齊，黃色，具纖維性

禁忌：脾胃虛寒者慎服。
別名：土黃連、藤黃連、黃連藤。
性味：苦，寒。
功效主治：清熱解毒，瀉火通便。用於熱毒內盛、便祕、瀉痢、咽喉腫痛、目赤紅腫、癰腫瘡毒。
用法用量：30 ～ 60 克。外用適量。

實用藥方

1. **細菌性痢疾**：黃藤、華千金藤各 16 克，甘草 3 克，水煎服，每日 1 劑。
2. **結膜炎、結膜水腫**：黃藤、馬藍、葉下珠、青葙子各 16 克，木賊、決明子各 9 克，水煎服，每日 1 劑。

茼麻子

氣微，味淡

表面灰黑色或暗褐色，有白色稀疏絨毛

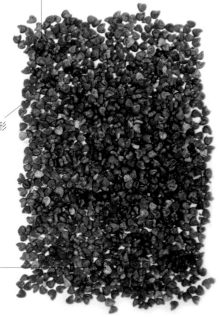

呈三角狀腎形

凹陷處有類橢圓狀種臍，四周有放射狀細紋

別名：茼實、蒜麻子、蕡麻子。
性味：苦，平。
功效主治：清熱解毒，利溼，退翳。用於赤白痢疾、淋證澀痛、癰腫瘡毒、目生翳膜。
用法用量：3 ～ 9 克。

實用藥方

1. **乳汁不通**：茼麻子 12 克，王不留行 15 克，穿山甲 6 克，水煎服。
2. **瘰癧**：茼麻果實連殼研末，每週 6 ～ 9 克（小兒減量），以豆腐干 1 塊切開，將藥末夾置豆腐干內，水煎，以湯內服，以豆腐干貼患處。

地錦草

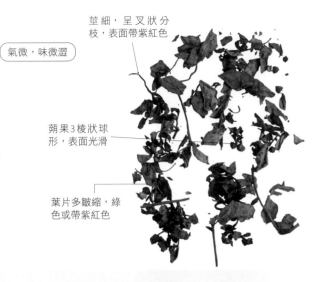

氣微,味微澀

莖細,呈叉狀分枝,表面帶紫紅色

蒴果3棱狀球形,表面光滑

葉片多皺縮,綠色或帶紫紅色

禁忌:血虛無瘀及脾胃虛弱者慎服。
別名:醬瓣草、草血竭、血見愁。
性味:辛,平。
功效主治:清熱解毒,涼血止血,利溼退黃。用於痢疾、泄瀉、咯血、尿血、便血、崩漏、瘡癤癰腫、溼熱黃疸。
用法用量:9 ～ 20克。外用適量。

實用藥方

1. **溼熱痢疾:**狗脊蕨9克,鐵莧菜15克,地錦草18克,燒枳殼6克,水煎服。

2. **咽喉發炎腫痛:**鮮地錦草、鹹酸甜草各15克,搗爛絞汁,調蜂蜜泡服,每日3次。

委陵菜

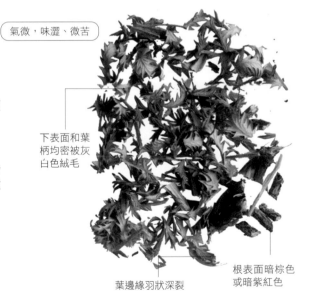

氣微,味澀、微苦

下表面和葉柄均密被灰白色絨毛

根表面暗棕色或暗紫紅色

葉邊緣羽狀深裂

禁忌:慢性腹瀉伴體虛者慎用。
藥材挑選:以無花莖、色灰白、無雜質者為佳。
別名:野鴣旁花、龍牙草、天青地白。
性味:苦,寒。
功效主治:清熱解毒,涼血止痢。用於赤痢腹痛、久痢不止、痔瘡出血、癰腫瘡毒。
用法用量:9 ～ 15克。外用適量。

實用藥方

1. **頸部淋巴結核、甲狀腺腫大:**鮮委陵菜30克,雞蛋1個,冰糖15克,水煎服,藥渣加酒糟適量,搗爛敷患處。

2. **功能失調性子宮出血:**鮮委陵菜60 ～ 120克,水煎,分3次服。

翻白草

禁忌：體虛而無實火熱毒者忌服。

別名：湖雞腿、雞腳草、雞距草。

性味：甘、微苦，平。

功效主治：清熱解毒，止痢，止血。用於溼熱瀉痢、癰腫瘡毒、血熱吐衄、便血、崩漏。

用法用量：9～15克。

氣微，味甘、微澀

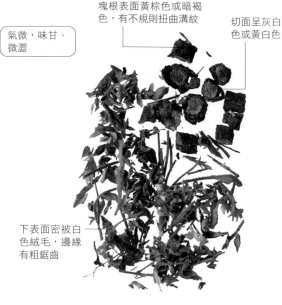

塊根表面黃棕色或暗褐色，有不規則扭曲溝紋

切面呈灰白色或黃白色

下表面密被白色絨毛，邊緣有粗鋸齒

實用藥方

1. **痢疾**：翻白草30～60克，濃煎，分2～3次服。
2. **百日咳**：翻白草根30克，冰糖15克，水煎服。

半邊蓮

禁忌：《廣西中藥志》：「脾胃虛寒者慎用。」

藥材挑選：以莖葉色綠、根色黃者為佳。

別名：急解索、細米草、半邊旗。

性味：辛，平。

功效主治：清熱解毒，利尿消腫。用於癰腫疔瘡、蛇蟲咬傷、臌脹水腫、溼熱黃疸、溼疹溼瘡。

用法用量：9～15克。

氣味特異，味微甘而辛

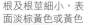
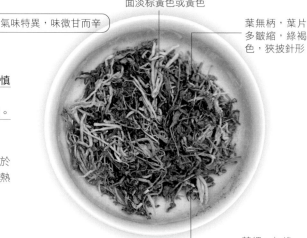

根及根莖細小，表面淡棕黃色或黃色

葉無柄，葉片多皺縮，綠褐色，狹披針形

莖細，灰綠色，節明顯

實用藥方

1. **感冒發熱**：鮮半邊蓮適量，搗爛，絞汁，每次服30毫升，每日2次。
2. **慢性肝炎**：半邊蓮、地耳草各30～50克，水煎服。

半枝蓮

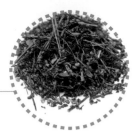

氣微，味微苦

禁忌：體虛者及孕婦慎服。

藥材挑選：以葉綠、味苦者為佳。

別名：並頭草、小韓信草、小耳挖草。

性味：辛、苦，寒。

功效主治：清熱解毒，化瘀利尿。用於疔瘡腫毒、咽喉腫痛、跌撲傷痛、水腫、黃疸、蛇蟲咬傷。

用法用量：15 ～ 30克。

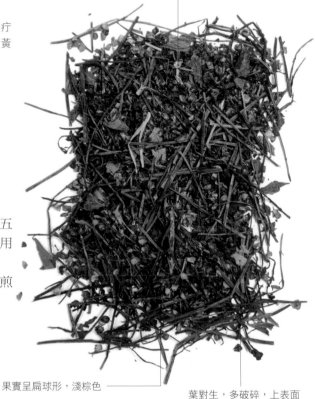

莖表面暗紫色或棕綠色

果實呈扁球形，淺棕色

葉對生，多破碎，上表面暗綠色，下表面灰綠色

經典妙方

1. **肝炎**：鮮半枝蓮五錢，大棗五個，水煎服。（《浙江民間常用草藥》）

2. **熱性血痢**：小韓信草二兩，煎服。（《廣西藥植圖志》）

實用藥方

1. **咽喉腫痛**：半枝蓮、馬鞭草各24克，射干6克，食鹽少許，水煎服；或半枝蓮、鹿茸草、一枝黃花各9克，水煎服。

2. **吐血、咯血**：鮮半枝蓮30 ～ 60克，洗淨，搗爛絞汁，調入蜂蜜少許，燉熱溫服，每日2次。

3. **背癰**：鮮半枝蓮根洗淨，搗爛敷患處，要留出瘡面白頭，每日敷2次，另取全草30克，水煎服，連續服4 ～ 5日即可排膿；排膿後，用鮮根搗爛取汁，滴入瘡口內，紗布包紮，每日換藥2次。

4. **蛇咬傷**：鮮半枝蓮60克，洗淨，搗爛絞汁，調黃酒少許溫服，傷口常規沖洗後，用藥渣敷患處。

山慈菇

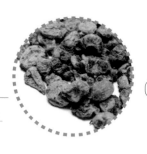

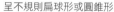
氣微，味淡，帶黏性

藥材挑選：以個大均勻、飽滿者為佳。

別名：茅慈菇、泥賓子。

性味：甘、微辛，涼。

功效主治：清熱解毒，化痰散結。用於癰腫疔毒、瘰癧痰核、蛇蟲咬傷、癥瘕痞塊。

用法用量：3～9克。外用適量。

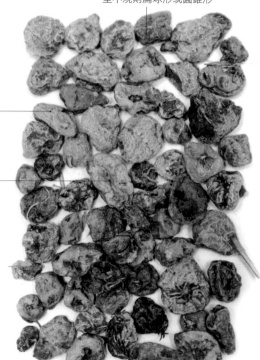

呈不規則扁球形或圓錐形

表面黃棕色或棕褐色，有縱皺紋或縱溝

切面灰白色或黃白色，略呈角質

實用藥方

淋巴結核：夏枯草12克，玄參、山慈菇、連翹各10克，浙貝母、苦桔梗、海藻、製半夏各6克，川芎2克，赤芍、白芍各19克，牡蠣18克，當歸5克，香附3克，水煎服，每日1劑，分2次服，2個月為1個療程。

千里光

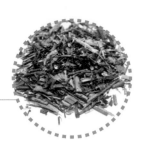

氣微，味苦

禁忌：《飲片新參》：「中寒泄瀉者勿服。」

別名： 千里及、千里急、九里光。

性味： 苦，寒。

功效主治： 清熱解毒，明目，利溼。用於癰腫瘡毒、感冒發熱、目赤腫痛、泄瀉痢疾、皮膚溼疹。

用法用量： 15 ～ 30 克。外用適量，煎水薰洗。

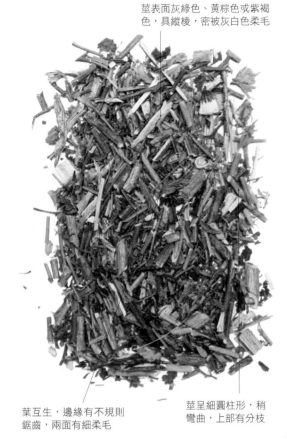

莖表面灰綠色、黃棕色或紫褐色，具縱棱，密被灰白色柔毛

葉互生，邊緣有不規則鋸齒，兩面有細柔毛

莖呈細圓柱形，稍彎曲，上部有分枝

經典妙方

1. **鵝掌風、頭癬、乾溼疥瘡：** 千里光、蒼耳草全草各等份，煎汁濃縮成膏，搽或擦患處。（《江西民間草藥》）
2. **燙傷：** 千里光八份，白及二份，水煎濃汁外搽。（《江西草藥》）

實用藥方

1. **預防產褥感染：** 產後 2 ～ 3 日，取千里光 50 克，水煎，兌雞湯服。
2. **便祕：** 千里光 15 克，豬大腸頭 1 段，蠶乾 2 ～ 3 只，水燉服。
3. **風火牙痛、咽喉腫痛：** 千里光 15 克，鴨蛋 1 個，水燉服。
4. **陰癢、皮膚搔癢：** 鮮千里光適量，水煎，取濃煎液趁熱薰洗患處。
5. **疔瘡：** 鮮千里光葉適量，用開水燙軟，嚼爛敷患處。

白蘞

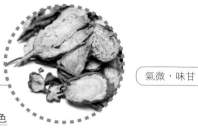

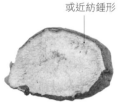

氣微，味甘

禁忌：陰疽、癰瘡已潰者及孕婦慎服。

藥材挑選：以片子均勻、肥大、斷面色白、粉性足者為佳。

別名：白根、崑崙、貓兒卵。

性味：苦，微寒。

功效主治：清熱解毒，消癰散結，斂瘡生肌。用於癰疽發背、疔瘡、瘰癧、燒燙傷。

用法用量：5～10克。外用適量，煎湯洗或研成極細粉敷患處。

縱瓣呈長圓形或近紡錘形

切面類白色或淺紅棕色，可見放射狀紋理

經典妙方

1. **癰腫：**白蘞、大黃、黃芩各等份，上三味搗篩，和雞子白，塗布癰上，燥輒易之。（《劉涓子鬼遺方》）
2. **瘡口不斂：**白蘞、白及、絡石藤各半兩，取乾者，為細末，乾撒瘡上。（《雞峰普濟方》白蘞散）

切面周邊常向內捲曲，中部有一條突起的棱線

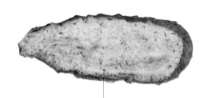
實用藥方

1. **溼熱帶下：**白蘞、蒼朮各6克，研細末，每服3克，每日2次，白糖水送下。
2. **腹股溝疝：**白蘞30克，水煎加白糖送服。
3. **肺膿腫久不斂口：**合歡皮、白蘞各等份，水煎服。

四季青

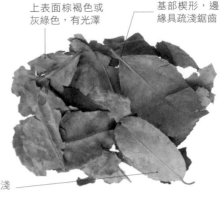

氣微清香，味苦、澀

上表面棕褐色或灰綠色，有光澤

基部楔形，邊緣具疏淺鋸齒

下表面色較淺

別名：冬青葉、一口血、四季青葉。

性味：苦、澀，涼。

功效主治：清熱解毒，消腫祛瘀。用於肺熱咳嗽、咽喉腫痛、痢疾、脅痛、熱淋；外治燒燙傷、皮膚潰瘍。

用法用量：15～60克。外用適量，水煎外塗。

實用藥方

1. **感冒、扁桃腺炎**：四季青、馬蘭各30克，水煎，分3次服。

2. **慢性支氣管炎**：四季青60克，大青葉90克，百部、麻黃、葶藶子、桔梗各9克，白前15克，水煎液濃縮至90毫升，分3次，1日服完，16日為1個療程。

3. **乳腺炎**：鮮四季青葉60克，鮮夏枯草、鮮木芙蓉葉各45克，洗淨後、搗爛如泥敷患處，藥泥乾後可加水調溼再敷。

天葵子

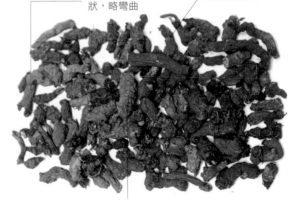

氣微，味甘、微苦辛

呈不規則短柱狀、紡錘狀或塊狀，略彎曲

頂端常有莖葉殘基，外被數層黃褐色鞘狀鱗片

表面具不規則的皺紋及鬚根或鬚根痕

禁忌：脾胃虛寒者禁服。

藥材挑選：以挑選個大、斷面皮部色白者為佳。

別名：天玄子、天葵根、紫背天葵子。

性味：甘、苦，寒。

功效主治：清熱解毒，消腫散結。用於癰腫疔瘡、乳癰、瘰癧、蛇蟲咬傷。

用法用量：9～15克。

實用藥方

1. **咽喉腫痛**：天葵子3克，玄參、炒梔子各9克，金銀花15克，馬蘭10克，水煎服。

2. **淋巴結炎**：天葵子6克，射干9克，大青葉、爵床、蒲公英各15克，水煎服。

3. **蛇咬傷**：鮮天葵子、鮮重樓、鮮一枝黃花、鮮一點紅各適量，同搗爛，敷患處。

爵床

禁忌：脾胃虛寒者禁服。

別名：爵卿、香蘇、小青草。

性味：苦、鹹、辛，寒。

功效主治：清熱解毒，利溼消積，活血止痛。用於感冒發熱、咳嗽、咽喉腫痛、目赤腫痛、疳積、溼熱瀉痢、瘧疾、黃疸、浮腫、小便淋濁、筋骨疼痛、跌打損傷、癰疽疔瘡、溼疹。

用法用量：10～15克，鮮品30～60克；或搗汁服，或研末調服。外用適量，鮮品搗敷，或煎水洗。

氣微，味淡

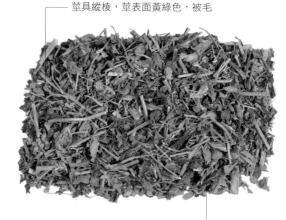

莖具縱棱，莖表面黃綠色，被毛

葉對生，具柄；葉片多皺縮，兩面及葉緣有毛

實用藥方

1. **腸炎**：瘦風輪30克，葉下珠、爵床15克，水煎服。

2. **痢疾**：長圓葉艾納香、鳳尾草、爵床、苦參各15～30克，水煎服。

鬼針草

氣微，味淡

別名：鬼釵草、鬼黃花、針包草。

性味：苦，微寒。

功效主治：清熱解毒，祛風活血。用於咽喉腫痛、泄瀉、痢疾、黃疸、腸癰、疔瘡腫毒、蛇蟲咬傷、風溼痹痛、跌打損傷、燙傷、金瘡出血。

用法用量：15～30克，鮮品倍量，或搗汁。外用適量，搗敷或取汁塗，或煎水薰洗。

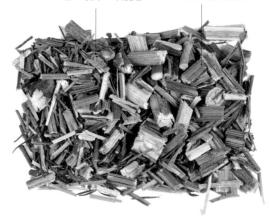

葉紙質而脆，多皺縮、破碎，常脫落

莖略呈方形，幼莖有短柔毛

實用藥方

1. **痢疾**：丁癸草60克，鐵莧菜20克，鬼針草30克，水煎服。

2. **急性胃腸炎**：鬼針草15～30克，車前草9克，水煎服。腹脹者加神麴15克，薄荷（後入）6克。

蛇莓

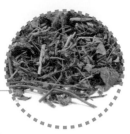

氣微，味微澀

別名：蠶莓、雞冠果、蛇含草。

性味：甘、苦，寒。

功效主治：清熱解毒，涼血消腫。用於感冒發熱、咽喉腫痛、口瘡、痢疾、黃疸、吐血、疟腮、癰腫疔瘡、瘰癧、跌打腫痛、燙傷。

用法用量：9～15克，鮮品30～60克，或搗汁服。外用適量，搗敷或研末撒。

葉表面黃綠色，上面近無毛，下面被疏毛

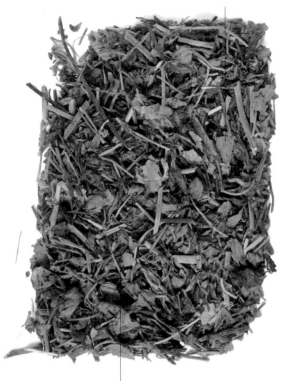

經典妙方

天行熱盛，口中生瘡：蛇莓自然汁，搗絞一斗，煎取五升，稍稍飲之。（《傷寒類要》）

有多數長而纖細的匍匐莖

實用藥方

1. **口腔潰瘍**：鮮蛇莓適量，食鹽少許，水煎含漱。

2. **乳腺炎**：山芝麻根30克，蛇莓60克，水煎服，另取鮮山芝麻葉適量，搗爛敷患處。

3. **小兒疳積**：蛇莓10～15克，燉豬骨頭或黃豆服。

4. **感冒**：夏枯草10克，積雪草、嫩楓葉、蛇莓、馬蘭各9克，牡荊葉6克，水煎服。

5. **糖尿病**：蛇莓30克，豬瘦肉適量，水燉服。

黃藥子 ▲有小毒

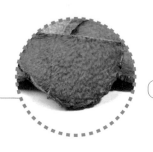

氣微，味苦

禁忌：內服劑量不宜過大。

別名：黃藥、黃藥根、苦藥子。

性味：苦，寒；有小毒。

功效主治：清熱解毒，散結消癭，涼血止血。主治癭瘤、喉痺、癰腫瘡毒、蛇蟲咬傷、腫瘤、吐血、衄血、咯血、百日咳、肺熱咳喘。

用法用量：3～9克，或浸酒，或研末1～2克。外用鮮品搗敷，或研末調敷，或磨汁塗。

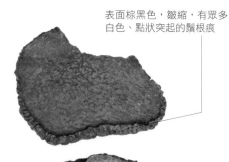

表面棕黑色，皺縮，有眾多白色、點狀突起的鬚根痕

經典妙方

1. **小兒咽喉腫痛**：苦藥子、白殭蠶各等份，上二味搗為細散，每服半錢匕，白礬水調下，量兒大小加減。（《聖濟總錄》苦藥子散）
2. **舌腫及重舌**：黃藥、甘草（炙，銼）各一兩，上二味粗搗篩，每服三錢匕，以水一盞，煎至七分，去滓，食後溫服。（《聖濟總錄》黃藥湯）

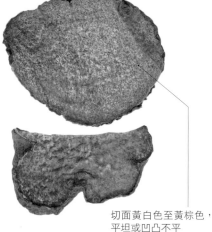

切面黃白色至黃棕色，平坦或凹凸不平

實用藥方

1. **瘰癧**：黃藥子60～90克，鴨蛋1個，水煎，調酒服。
2. **睪丸炎**：黃藥子9～15克，豬瘦肉120克，水燉，服湯食肉，每日1劑。
3. **扭傷**：黃藥子、七葉一枝花（均鮮用）各等份，搗爛外敷。
4. **腹瀉**：黃藥子研末，每次3克，開水吞服。
5. **咳嗽氣喘**：黃藥子、胡頹子葉各9克，甘蔗節2個，水煎服。

陰地蕨

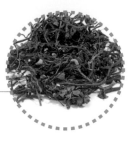

氣微，味微甘而微苦

禁忌：虛寒、體弱及腹瀉者禁服。

別名：一朵雲、背蛇生、散血葉。

性味：甘、苦，微寒。

功效主治：清熱，解毒，止咳，平肝，明目。用於小兒高熱驚搐、肺熱咳嗽、咯血、百日咳、癲狂、癇疾、瘡瘍腫毒、瘰癧、目赤火眼、目生翳障。

用法用量：6～12克，鮮品15～30克。外用適量，搗敷。

根常彎曲，表面黃褐色，具橫向皺紋

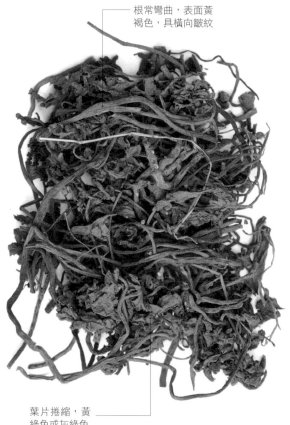

葉片捲縮，黃綠色或灰綠色

經典妙方

1. **男子、婦人吐血後膈上虛熱**：陰地蕨、紫河車（銼）、貫眾（去毛土）、甘草（炙、銼）各半兩，粗搗篩，每服三錢匕，水一盞，煎至七分，去滓，食後溫服。（《聖濟總錄》抵聖湯）

2. **目中雲霧**：一朵雲蒸雞肝服。（《四川中藥志》1960年版）

實用藥方

1. **小兒驚風**：瓜子金3克，陰地蕨10克，水煎服。

2. **熱咳**：陰地蕨全草6～15克，加白蘿蔔、冰糖煎水服。

3. **小兒肺炎**：陰地蕨3～10克，紫花地丁3～10克，綠珊瑚3～6克，水煎服，每日3次分服。

4. **百日咳**：陰地蕨、生扯攏、兔耳風各15克，煎水兌蜂糖服。

5. **陰虛陽亢伴發熱盜汗**：陰地蕨、煆牡蠣各30克，十大功勞、陰石蕨、玉葉金花、鹽膚木、大青根、浮小麥各10克，水煎服。

絞股藍

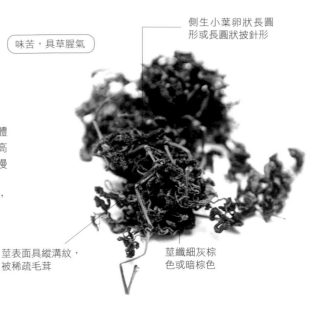

味苦，具草腥氣

側生小葉卵狀長圓
形或長圓狀披針形

別名：七葉膽、小苦藥、公羅鍋底。

性味：苦、微甘，涼。

功效主治：清熱，解毒，補虛。用於體
虛乏力、虛勞失精、白細胞減少症、高
脂血症、病毒性肝炎、慢性胃腸炎、慢
性氣管炎。

用法用量：15～30克；研末3～6克，
或泡茶飲。外用適量，搗爛塗擦。

莖表面具縱溝紋，
被稀疏毛茸

莖纖細灰棕
色或暗棕色

實用藥方

1. **慢性氣管炎**：絞股藍10～15克，水煎服。

2. **勞傷虛損、遺精**：絞股藍15～30克，水煎服，每日1劑。

3. **咽喉疼痛、舌燥唇乾**：鮮絞股藍適量，水煎代茶。

冬凌草

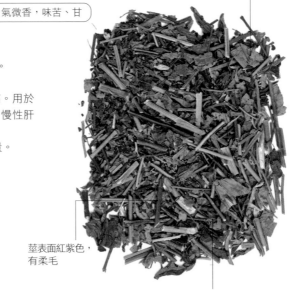

氣微香，味苦、甘

葉下表面淡綠色，
沿葉脈被疏柔毛

別名：山香草、破血丹、雪花草。

性味：苦、甘，微寒。

功效主治：清熱解毒，活血止痛。用於
咽喉腫痛、感冒頭痛、氣管炎、慢性肝
炎、風溼痹痛、蛇蟲咬傷。

用法用量：30～60克。外用適量。

莖表面紅紫色，
有柔毛

葉片皺縮或破碎，
葉上表面棕綠色

李根皮

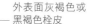
氣微，味苦而澀

別名：甘李根白皮、李根白皮。

性味：苦、鹹，寒。

功效主治：清熱，解毒，下氣。主治氣逆奔豚、溼熱痢疾、赤白帶下、消渴、腳氣、丹毒、瘡癰。

用法用量：3～9克。外用適量，煎汁含漱或磨汁塗。

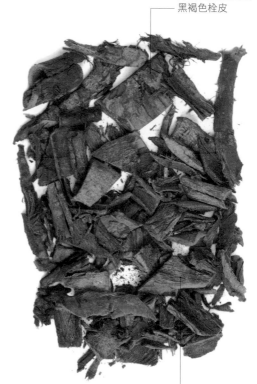

外表面灰褐色或黑褐色栓皮

內表面黃白色或淡黃棕色，有縱皺紋

經典妙方

1. **奔豚氣上衝胸、腹痛、往來寒熱**：甘草、芎藭、當歸各二兩，半夏四兩，黃芩二兩，生葛五兩，芍藥二兩，生薑四兩，甘李根白皮一升，上九味以水二斗，煮取五升，溫服一升，日三，夜一服。（《金匱要略》奔豚湯）

2. **牙痛**：鮮李根取白皮細切，水煎濃汁半碗，漱口，含之良久吐出，又含。（《古今醫統》）

實用藥方

1. **小兒疳積**：李根皮9克，水煎服。

2. **血吸蟲病早期**：李根皮120克，水煎服，日服3次，服滿500克，以後日服2次，每次只用60克，連服4～5日。

白花蛇舌草

禁忌：《廣西中藥志》：「孕婦慎用。」
藥材挑選：以莖葉完整、色灰綠、果實飽滿者為佳。
別名：蛇舌草、蛇總管、白花十字草。
性味：苦、甘，寒。
功效主治：清熱解毒，活血消腫，利溼退黃。用於肺熱喘嗽、肺癰、咽喉腫痛、腸癰、癤腫瘡瘍、毒蛇咬傷、熱淋澀痛、水腫、痢疾腸炎、溼熱黃疸、癌腫。
用法用量：15～30克，大劑量可用至60克，或搗汁服。外用適量，搗敷。

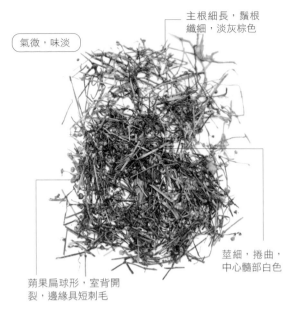

氣微，味淡

主根細長，鬚根纖細，淡灰棕色

莖細，捲曲，中心髓部白色

蒴果扁球形，室背開裂，邊緣具短刺毛

實用藥方

1. **急性胃腸炎**：鮮丁癸草18克，鮮積雪草15克，鮮白花蛇舌草60克，搗爛絞汁，加食鹽少許沖開水，每2小時服1杯。

2. **尿路感染**：三白草、車前草、海金沙藤、白花蛇舌草各15克，水煎服。

龍鬚藤

別名：輪環藤、牽藤暗消。
性味：苦，寒。
功效主治：清熱解毒，利尿止痛。用於咽喉炎、白喉、扁桃腺炎、尿路感染及結石、牙痛、胃痛、風溼骨痛。外治癰瘡、無名腫毒、毒蛇咬傷。
用法用量：9～15克。外用適量，搗敷。

氣微，味苦

表面淺棕色

質稍硬，斷面灰黃色

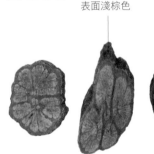
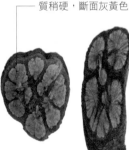
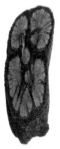

實用藥方

1. **腎虛腿痛**：千斤拔、龍鬚藤、杜仲各15克，水煎服。

2. **腰痛**：龍鬚藤、大血藤、飛龍掌血、淫羊藿、巴戟天各20克，水燉，老酒兌服。

人中白

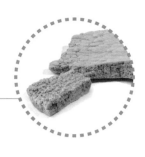

禁忌：《本草從新》：「陽虛無火，
食不消，腸不實者忌之。」

別名：秋白霜、尿壺垢、尿乾子。

性味：鹹、涼。

功效主治：降火解毒，止血化瘀。用於肺
痿勞熱、吐血、衄血、喉痹、牙疳、口舌
生瘡、惡瘡潰爛、燙傷、跌打損傷。

用法用量：3～6克，研末。外用適量，
研末吹、摻或調敷。

味微鹹，有尿臊氣

呈不規則的板塊狀，大小不一

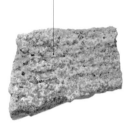

經典妙方

1. **偏正頭痛**：人中白、地龍（炒）
   各等份，為末，羊膽汁和丸芥子
   大，以新汲水化一丸，注鼻中搐
   之。（《普濟方》一滴金）

2. **鼻中息肉**：人中白，瓦焙為末，
   每服一錢，溫湯下。（《朱氏集
   驗方》）

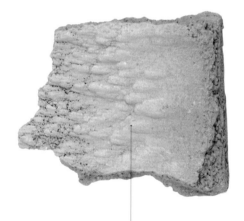

表面灰白色或青灰色，
光滑或有瘤狀突起

實用藥方

1. **口瘡**：人中白（刷淨，新瓦煅透，研粉）、白芷粉各100克，冰片15克，上
   共研細末，過120目篩，調和均勻，製成口炎散，取少許放於口腔潰瘍面
   上，每日2～3次。

2. **嬰幼兒胎毒**：煅人中白100克，製爐甘石60克，枯礬、青黛20克，研細末備
   用，使用時用麻油調成糊狀（藥油比例為1：2，避免過乾不易附著或過溼流
   失），外塗患處，每日2次。

地黃

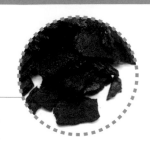

氣微，味微甜

藥材挑選：鮮地黃以粗壯、色紅黃者為佳；生地黃以塊大、體重、斷面烏黑油潤、味甘者為佳。

別名：野地黃、酒壺花、山煙根。

性味：鮮地黃甘、苦，寒。生地黃甘，寒。

功效主治：鮮地黃清熱生津，涼血，止血。用於熱病傷陰、舌絳煩渴、溫毒發斑、吐血、衄血、咽喉腫痛。生地黃清熱涼血，養陰生津。用於熱入營血、溫毒發斑、吐血衄血、熱病傷陰、舌絳煩渴、津傷便祕、陰虛發熱、骨蒸勞熱、內熱消渴。

用法用量：鮮地黃12～30克；生地黃10～15克。

切面棕黑色或烏黑色，有光澤，具黏性

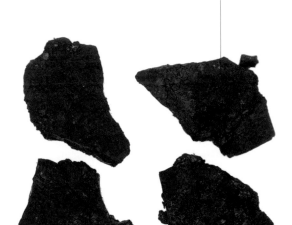

外表皮棕黑色或棕灰色，極皺縮

第二章 清熱藥 清熱涼血藥

超實用！中藥材圖鑑

實用藥方

1.**鵝口瘡**：木通根5克，淡竹葉、生地黃各9克，甘草2克，水煎服。

2.**癬、溼疹**：鮮牛白藤根30克，金銀花、生地黃各15克，水煎服。

3.**痔瘡出血**：側柏葉炭10克，生地黃20克，槐花炭12克，水煎服。

4.**齒衄**：側柏葉炭、生地黃各15克，黃芩10克，水煎服。

5.**熱病口乾便祕**：玄參、地黃、麥冬各15克，水煎服。

玄參

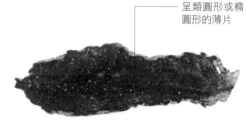

氣特異似焦糖，味甘、微苦

禁忌：脾虛便溏或有溼者忌服。
藥材挑選：以條粗壯、質堅實、斷面烏黑者為佳。
別名：重台、鹿腸、黑參。
性味：甘、苦、鹹，微寒。
功效主治：清熱涼血，滋陰降火，解毒散結。用於熱入營血、溫毒發斑、熱病傷陰、舌絳[*]煩渴、津傷便祕、骨蒸勞嗽、目赤、咽痛，白喉，瘰癧，癰腫瘡毒。　　★絳：深紅色。
用法用量：9～15克。

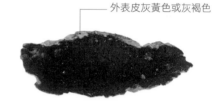

呈類圓形或橢圓形的薄片

外表皮灰黃色或灰褐色

經典妙方

1. **陽明溫病，無上焦證，數日不大便，當下之，若其人陰素虛，不可行承氣**：玄參一兩，麥冬（連心）八錢，生地黃八錢，水八杯，煮取三杯，口乾則與飲令盡。不便，再作服。（《溫病條辨》增液湯）

2. **急喉痺風，不拘大人小兒**：玄參、鼠粘子（半生半炒）各一兩，為末，新汲水服一盞。（《太平聖惠方》）

切面黑色，微有光澤，有的具裂隙

實用藥方

1. **熱病口乾便祕**：玄參、地黃、麥冬各15克，水煎服。

2. **淋巴結核**：玄參、生牡蠣各15克，浙貝母9克，水煎服。

3. **扁桃腺炎、咽炎**：玄參9克，桔梗6克，生甘草3克，水煎服。

4. **乾咳、潮熱盜汗**：玄參、百合各15克，百部10克，川貝母（沖服）3克，水煎服。

5. **鼻衄**：茅根、玄參、黃精各15克，水煎服。

牡丹皮

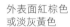

氣芳香，味微苦而澀

禁忌：血虛、虛寒諸證，孕婦及月經過多者禁服。

藥材挑選：以挑選條粗長、皮厚、無木心、斷面粉白色、粉性足、亮銀星多、香氣濃者為佳。

別名：牡丹根皮、丹皮、丹根。

性味：苦、辛，微寒。

功效主治：清熱涼血，活血化瘀。用於熱入營血、溫毒發斑、吐血衄血、夜熱早涼、無汗骨蒸、閉經痛經、跌撲傷痛、癰腫瘡毒。

用法用量：6～12克。

外表面紅棕色或淡灰黃色

內表面有時可見發亮的結晶

經典妙方

1. 傷寒及溫病應發汗而不發汗之內蓄血者，及鼻衄、吐血不盡，內餘瘀血，面黃，大便黑：犀角一兩，生地黃八兩，芍藥三兩，牡丹皮二兩，上四味㕮咀，以水九升，煮取三升，分三服。（《千金方》犀角地黃湯）

2. 金瘡內漏，血不出：牡丹皮為散，水服三指撮，立尿出血。（《千金方》）

切面淡粉紅色，粉性

實用藥方

1. **鼻衄**：牡丹皮、側柏葉各10克，墨旱蓮15克，仙鶴草5克，水煎服。

2. **閉經**：牡丹皮、丹參、桃仁各15克，赤芍、王不留行各10克，雞血藤24克，莪术9克，水煎服。

3. **痛經**：牡丹皮、延胡索各10克，川芎、川楝子、烏藥各9克，水煎服。

4. **痛風**：柳樹根30克，豨薟草15克，牡丹皮10克，水煎服。

5. **月經過多**：生地黃30克，牡丹皮、白芍各9克，側柏葉15克，水煎服。

赤芍

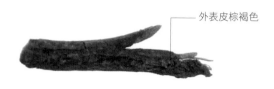

氣微香，味
微苦、酸澀

禁忌：血虛無瘀之證及癰疽已潰者慎服。
藥材挑選：以根條粗壯、斷面粉白色、粉性大者為佳。
別名：木芍藥、赤芍藥、紅芍藥。
性味：苦，微寒。
功效主治：清熱涼血，散瘀止痛。用於熱入營血、溫毒發斑、吐血衄血、目赤腫痛、肝鬱脅痛、閉經、痛經、癥瘕腹痛、跌撲損傷、癰腫瘡瘍。
用法用量：6～12克。

外表皮棕褐色

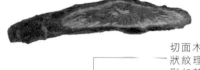

切面木部放射
狀紋理明顯，
形如菊花狀，
習稱「菊花心」

經典妙方

1.**婦人五心煩熱：**赤芍藥、水仙、荷葉各等份為末，每服二錢，白滾湯調下。（《衛生易簡方》）
2.**五淋：**赤芍藥一兩，檳榔（麵裹煨）一個，上為末，每服一錢，水煎，空心服。（《博濟方》）

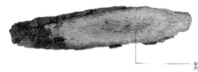

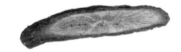

類圓形切片

實用藥方

1.**痛經：**赤芍、烏藥、香附各9克，當歸12克，延胡索6克，水煎服。
2.**心絞痛：**赤芍、槐花各12克，丹參9克，桃仁6克，沒藥3克，製成水丸，每日服12～18克。
3.**急性乳腺炎：**赤芍30克，生甘草6克，如發熱加黃芩，水煎服，另用鮮白蘞根、食鹽少許搗爛敷患處。
4.**衄血不止：**赤芍研末，溫水送服1.5克。

紫草

氣特異，味微苦、澀

禁忌：胃腸虛弱、大便溏瀉者慎服。
藥材挑選：以挑選條粗大、色紫、皮厚者為佳。
別名：紫丹、紫芴、地血。
性味：甘、鹹，寒。
功效主治：清熱涼血，活血解毒，透疹消斑。用於血熱毒盛、斑疹紫黑、麻疹不透、瘡瘍、溼疹、水火燙傷。
用法用量：5～10克。外用適量，熬膏或用植物油浸泡塗擦。

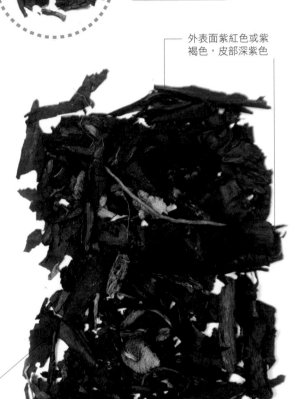

外表面紫紅色或紫褐色，皮部深紫色

圓柱形切片，木部較小，黃白色或黃色

經典妙方

1. **癰疽便閉：**紫草、栝蔞各等份，新水煎服。(《仁齋直指方》)
2. **惡蟲咬人：**油浸紫草塗之。(《太平聖惠方》)

實用藥方

1. **口腔潰瘍：**紫草9克，一點紅15克，玄參、淡竹葉各10克，水煎服。

2. **風火牙痛：**紫草、白蒺藜各9克，骨碎補、防風各10克，水煎服。

3. **燙傷：**紫草適量，放入茶油內浸15日後，取油塗患處。

4. **麻疹不透：**荊芥、防風、浮萍各6克，蘆根、紫草各9克，水煎服。

5. **扁平疣：**馬齒莧60克，紫草、敗醬草、大青葉（或板藍根）各15克，水煎服。

腫節風

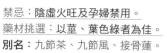
氣微香，味微辛

葉多破碎，表面綠色、綠褐色至棕褐色或棕紅色

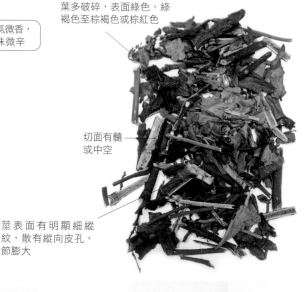

切面有髓或中空

莖表面有明顯細縱紋，散有縱向皮孔，節膨大

禁忌：陰虛火旺及孕婦禁用。

藥材挑選：以莖、葉色綠者為佳。

別名：九節茶、九節風、接骨蓮。

性味：苦、辛，平。

功效主治：清熱涼血，活血消斑，祛風通絡。用於血熱發斑發疹、風溼痹痛、跌打損傷。

用法用量：9～30克。

實用藥方

1. **跌打損傷**：腫節風根30克，加酒適量，燉服，另用鮮葉適量搗爛敷患處。

2. **風溼關節痛**：腫節風根、鉤藤根、野鴉椿根各30克，煎湯取汁，加黃酒適量，同豬蹄燉服；或腫節風根、鉤藤根、臭茉莉根、五加皮根各30克，加酒、豬蹄燉服。

水牛角

氣微腥，味淡

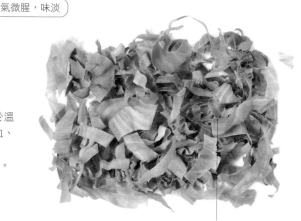

表面棕黑色或灰黑色

禁忌：中虛胃寒者慎服。

別名：沙牛角。

性味：苦，寒。

功效主治：清熱涼血，解毒，定驚。用於溫病高熱、神昏譫語、發斑發疹、吐血衄血、驚風、癲狂。

用法用量：15～30克，宜先煎3小時以上。

實用藥方

1. **吐血、衄血**：水牛角、柏葉炭各15克，生地黃20克，牡丹皮10克，藕節25克，水煎服，日服2次。

2. **高熱驚厥**：水牛角鎊*片100克，水煎2小時，每日3次分服，連服1週，或服到熱退清醒停藥。

★鎊：經軟化的藥材用鎊刀鎊成極薄片。

焦梔子

性味：苦，寒。
功效主治：涼血止血。用於血熱吐血、
衄血、尿血、崩漏。
用法用量：6～9克。

氣微，味微
酸而苦

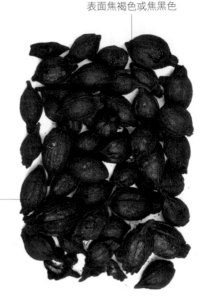

表面焦褐色或焦黑色

形狀同梔子或為
不規則的碎塊

鹵地菊

氣微，味微澀

別名：黃花龍舌草、龍舌三尖刀、三尖
刀。
性味：甘、淡，涼。
功效主治：清熱涼血，祛痰止咳。用於
感冒、喉蛾、喉痺、百日咳、肺熱喘
咳、肺結核咯血、鼻衄、高血壓、癰癤
疔瘡。
用法用量：9～18克，鮮品30～60克，
或搗汁服。外用適量，搗敷或搗汁含漱。

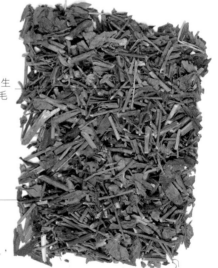

莖細長，節上生
細根，被硬剛毛

葉表面綠褐色，
被硬剛毛

實用藥方

1. **流行性感冒：**崗梅根、鹵地菊各30克，麥門冬15克，每日1劑，水煎，分2
   次服。

2. **扁桃腺炎：**瓜子金、鹵地菊、一點紅各10克，水煎服。

3. **肺炎高熱喘咳：**鮮鹵地菊全草30克（兒童減半），洗淨，搗爛絞汁，調蜜燉
   熱溫服，每日2次。

木槿花

別名：里梅花、白槿花、木荊花。

性味：甘、苦，涼。

功效主治：清熱涼血，解毒消腫。用於腸風瀉血、赤白痢疾、肺熱咳嗽、咯血、白帶異常、瘡癤癰腫、燙傷。

用法用量：3～9克，鮮品30～60克。外用適量，研末調敷或鮮品搗敷。

質輕脆，氣微香，味淡

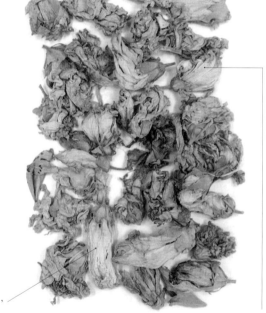

花萼鐘形，黃綠色或黃色，先端5裂，裂片三角形

經典妙方

1. **下痢噤口**：紅木槿花去蒂，陰乾為末，先煎麵餅二個，蘸末食之。（《濟急仙方》）

2. **盜汗**：取木槿花開而再合者，焙乾為末，每用一錢，豬皮煎湯調下，食後臨臥。（《小兒衛生總微論方》）

花瓣5片或重瓣，黃白色至黃棕色

花萼、苞片、花梗表面均密被細毛及星狀毛

實用藥方

1. **吐血、下血、赤白痢疾**：木槿花9～13朵，酌加開水和冰糖燉30分鐘，飯前服，每日服2次。

2. **痔瘡出血**：木槿花、槐花炭各15克，地榆炭9克，煎服。

3. **白帶異常**：木槿花、敗醬草、白雞冠花各15克，每日1劑，水煎，分2次服。

青蒿

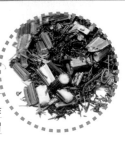

氣香特異，
味微苦

禁忌：《本草經疏》：「產後血虛，內寒作瀉，及飲食停滯泄瀉者勿用。凡產後脾胃薄弱，忌與當歸、地黃同用。」

藥材挑選：以身乾、梗粗、色綠、子飽滿者為佳。

別名：蒿、草蒿、三庚草。

性味：苦、辛，寒。

功效主治：清虛熱，除骨蒸，解暑熱，截瘧，退黃。用於溫邪傷陰、夜熱早涼、陰虛發熱、骨蒸勞熱、暑邪發熱、瘧疾寒熱、溼熱黃疸。

用法用量：6～12克，後下。

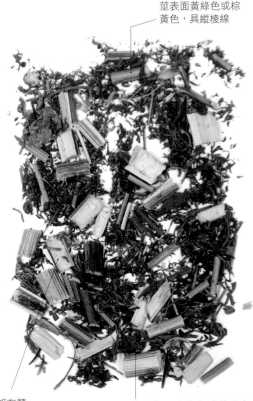

莖表面黃綠色或棕黃色，具縱棱線

莖切面中部有髓

葉互生，暗綠色或棕綠色，捲縮易碎，兩面被短毛

經典妙方

1. **聤耳膿血出不止**：青蒿搗末，綿裹納耳中。（《太平聖惠方》）
2. **暑毒熱痢**：青蒿葉一兩，甘草一錢，水煎服。（《聖濟總錄》）

實用藥方

1. **中暑**：鮮青蒿嫩葉適量，手撚成丸，如黃豆大，泉水送服7～8粒。
2. **感冒發熱**：山芝麻根15克，青蒿、肖梵天花各10克，水煎服。
3. **瘧疾**：青蒿、柴胡各10克，算盤子根20克，水煎服。
4. **牙齦腫痛**：青蒿適量，水煎漱口。
5. **疥瘡**：青蒿、夜交藤各50克，水煎洗患處。

白薇

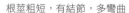
藥材挑選：**以根粗長、色棕黃者為佳。**
別名：春草、薇草、白幕。
性味：苦、鹹，寒。
功效主治：清熱涼血，利尿通淋，解毒療瘡。用於溫邪傷營發熱、陰虛發熱、骨蒸勞熱、產後血虛發熱、熱淋、血淋、癰疽腫毒。
用法用量：5～10克。

根莖粗短，有結節，多彎曲

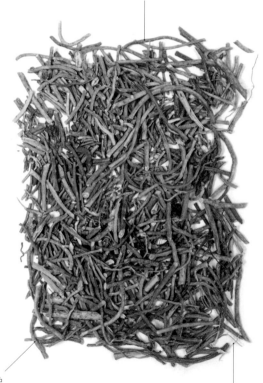

表面棕黃色

下面及兩側簇生多數細長的根

經典妙方

1.**熱淋、血淋：**白薇、芍藥各等份，上為末，每服二錢，酒調下立效。（《世醫得效方》白薇散）
2.**瘰癧：**鮮白薇、鮮天冬各等份，搗絨，敷患處。（《貴州草藥》）

實用藥方

1.**肺氣腫、咯血：**白薇、白茶花、白石榴花各15克，水煎服。
2.**尿血：**白薇12克，車前草、墨旱蓮、薺菜各15克，水煎服。
3.**肺熱咳嗽：**白薇、麥冬、天冬、炒梔子各9克，藕片15克，水煎服。
4.**尿路感染：**木通根10克，白薇9克，石韋12克，滑石15克，生甘草5克，水煎服。

地骨皮

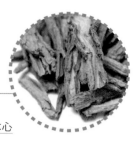

氣微，味微甘而後苦

禁忌：脾胃虛寒者忌服。

藥材挑選：以筒粗、肉厚、整齊、無木心及碎片者為佳。

別名：杞根、地節、枸杞根。

性味：甘，寒。

功效主治：涼血除蒸，清肺降火。用於陰虛潮熱、骨蒸盜汗、肺熱咳嗽、咯血、衄血、內熱消渴。

用法用量：9～15克。

呈筒狀或槽狀，長短不一

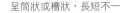
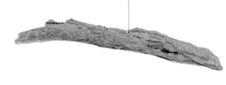
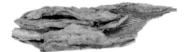
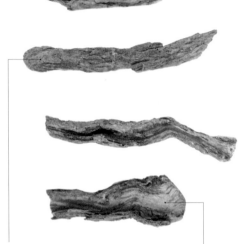

經典妙方

1. **風蟲牙痛**：枸杞根白皮，煎醋漱之，蟲即出，亦可煎水飲。（《肘後備急方》）

2. **小兒肺盛，氣急喘嗽**：地骨皮、桑白皮（炒）各一兩，甘草（炙）一錢，上銼散，入粳米一撮，水二小盞，煎七分，食前服。（《小兒藥證直訣》瀉白散）

外表面有不規則縱裂紋，易成鱗片狀剝落

內表面較平坦，有細縱紋

實用藥方

1. **更年期多汗**：地骨皮、生地黃、桑寄生各15克，淫羊藿10克，水煎服。

2. **盜汗**：地骨皮15克，蕎麥30克，白芍10克，五味子9克，水煎服。

3. **鼻衄**：地骨皮5克，側柏葉、紫珠草各10克，白茅根15克，水煎服。

4. **陰虛發熱**：女貞子、墨旱蓮各15克，地骨皮、銀柴胡各10克，水煎服。

5. **煩熱多汗**：秦艽10克，陰地蕨、地骨皮各15克，石仙桃30克，水煎服。

胡黃連

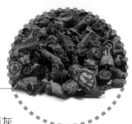

氣微，味極苦

禁忌：脾胃虛弱者慎服。
藥材挑選：以條粗、體輕、質脆、斷面灰黑色、味極苦者為佳。
別名：割孤露澤、胡連、假黃連。
性味：苦，寒。
功效主治：退虛熱，除疳熱，清溼熱。用於骨蒸潮熱、小兒疳熱、溼熱瀉痢、黃疸尿赤、痔瘡腫痛。
用法用量：3 ～ 10克。

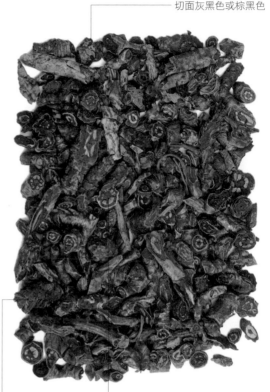

切面灰黑色或棕黑色

木部有4 ～ 10個類白色
點狀維管束排列成環

外表皮灰棕色至暗棕色

經典妙方

1. **血痢**：胡黃連、烏梅肉、灶下土，上各等份為末，臘茶清調下，空心溫服。（《普濟方》黃連丸）

2. **痔瘡疼腫不可忍**：胡黃連末，鵝膽汁調塗之。（《孫天仁集效方》）

實用藥方

1. **目赤腫痛**：胡黃連10克，研末以人乳浸汁點眼。

2. **吐血、鼻衄（血色鮮紅）**：胡黃連、生地黃各12克，貫眾炭10克，水煎服。

3. **溼熱泄瀉日久**：胡黃連10克，葛根12克，仙鶴草15克，水煎服。

4. **小兒疳積發熱、腹脹便溏**：胡黃連、雞內金各6克，山楂8克，砂仁3克，水煎服。

5. **陰虛骨蒸潮熱、盜汗消瘦**：胡黃連10克，秦皮12克，知母、鱉甲各15克，水煎服。

十大功勞葉

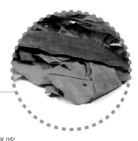

氣弱，味苦

別名：功勞葉。

性味：苦，寒。

功效主治：清虛熱，燥溼，解毒。用於肺癆咯血、骨蒸潮熱、腰膝痠痛、溼熱黃疸、帶下、痢疾、風熱感冒、目赤腫痛。

用法用量：6～9克。外用適量，研末調敷。

第二章 清熱藥 清虛熱藥

先端漸尖，邊緣略反捲

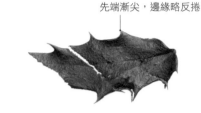

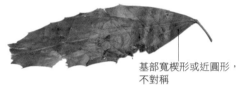

基部寬楔形或近圓形，不對稱

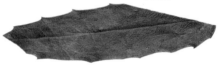

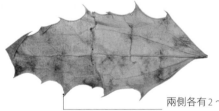

兩側各有2～8個刺狀鋸齒

實用藥方

1. **肺結核咳嗽咯血**：十大功勞葉、女貞子、墨旱蓮、枸杞子各9克，水煎服。

2. **赤白帶下**：十大功勞葉、白英、仙鶴草各30克，水煎服。

3. **感冒發熱口渴**：鮮十大功勞葉30克，黃荊葉15克，水煎服。

4. **結膜炎**：十大功勞葉200克，加蒸餾水1升，煮沸，過濾，高壓消毒，滴眼，每日數次。

5. **風火牙痛**：十大功勞葉9克，水煎頓服，每日1劑，痛甚者服2劑。

大黃

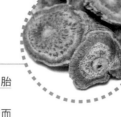

氣清香，味苦而
微澀，嚼之黏
牙，有沙粒感

禁忌：脾胃虛寒，血虛氣弱，婦女胎前、產後、月經期及哺乳期均慎服。

藥材挑選：以質堅實、氣清香、味苦而微澀者為佳。

別名：黃良、膚如、將軍。

性味：苦，寒。

功效主治：瀉下攻積，清熱瀉火，涼血解毒，逐瘀通經，利溼退黃。用於實熱積滯便祕、血熱吐衄、目赤咽腫、癰腫疔瘡、腸癰腹痛、血瘀經閉、產後瘀阻、跌打損傷、溼熱痢疾、黃疸尿赤、淋證、水腫；外治燒燙傷。

用法用量：3～15克；用於瀉下不宜久煎。外用適量，研末敷於患處。

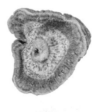
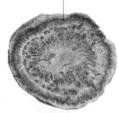

切面可見暗紅色放射狀小
點環列或散在髓部，如星
星點綴，習稱「星點」

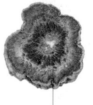
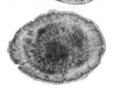

表面有類白色薄壁組織與紅棕色射線所
形成的類白色網狀紋理，習稱「錦紋」

經典妙方

1. **心氣不足，吐血衄血：**大黃二兩，黃連、黃芩各一兩，上三味以水三升，煮取一升，頓服之。（《金匱要略》瀉心湯）

2. **虛勞吐血：**生地黃汁半升，川大黃末一方寸匕，上二味溫地黃汁一沸，納大黃（末）之，空腹頓服，日三，瘥。（《千金方》）

實用藥方

1. **便祕：**生大黃10克，草決明15克，生地黃30克，大棗5枚，水煎服。

2. **疔瘡癤腫：**生大黃（研粉）適量，鮮一點紅適量搗爛，調大黃粉敷患處。

3. **跌打損傷：**生大黃粉、白芷粉、梔子粉各適量，酒、水各半，調敷患處。

芒硝

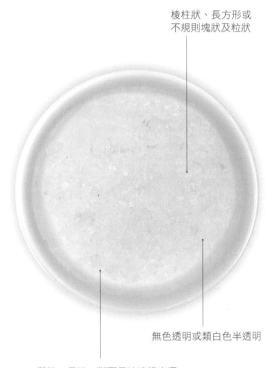

氣微，味鹹

棱柱狀、長方形或
不規則塊狀及粒狀

無色透明或類白色半透明

質脆，易碎，斷面呈玻璃樣光澤

禁忌：脾胃虛寒者及孕婦忌服。

藥材挑選：以條塊狀結晶、無色、透明者為佳。

別名：盆消、芒消、馬牙消。

性味：鹹、苦，寒。

功效主治：瀉下通便，潤燥軟堅，清火消腫。用於實熱積滯、腹滿脹痛、大便燥結、腸癰腫痛；外治乳癰、痔瘡腫痛。

用法用量：6～12克，一般不入煎劑，待湯劑煎得後，溶入湯液中服用。外用適量。

經典妙方

1. **關隔大小便不通，脹滿欲死**：芒硝三兩，紙裹三四重，炭火燒之，令內一升湯中盡服，當先飲湯一升，已吐出，乃服之。（《肘後備急方》）

2. **小兒鵝口瘡**：細研馬牙消於舌上摻之，日三五度。（《簡要濟眾方》）

實用藥方

1. **白喉**：鮮苦瓜1條，挖去內瓤及種子，加入芒硝，小口密封，掛置陰涼處取霜，每次3～6克，開水沖服。

2. **鵝口瘡**：芒硝適量，研細撒於患處，每日3～5次。

3. **火丹毒**：水調芒硝，塗患處。

4. **足癬**：芒硝10克，溶於500毫升沸水中，水溫適度時泡服。

5. **熱結便祕**：枳實、厚朴、芒硝（沖服）各9克，大黃8克，水煎服。

玄明粉

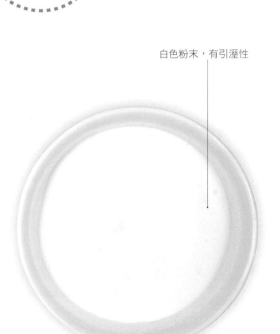

白色粉末，有引溼性

禁忌：脾胃虛寒者及孕婦忌服。

藥材挑選：以幼細而色白、潔淨者為佳。

別名：白龍粉、風化消、元明粉。

性味：鹹、苦，寒。

功效主治：瀉下通便，潤燥軟堅，清火消腫。用於實熱積滯、大便燥結、腹滿脹痛；外治咽喉腫痛，口舌生瘡、牙齦腫痛、目赤、癰腫、丹毒。

用法用量：3～9克，溶入煎好的湯液中服用。外用適量。

經典妙方

1. **大便不通**：玄明粉半兩，每服二錢匕，將冷茶磨木香入藥，頓服。（《聖濟總錄》玄明粉散）

2. **咽喉口齒新久腫痛，及久嗽痰火咽啞作痛**：冰片五分，朱砂六分，玄明粉、硼砂各五錢，共研極細末，吹搽患上，甚者日搽五六次。（《外科正宗》冰硼散）

實用藥方

目生白翳：石決明18克，玄明粉6克，大黃4.5克，菊花、蟬蛻、白蒺藜各9克，水煎服。

番瀉葉

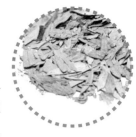

氣微弱而特異，味微苦，稍有黏性

禁忌：體虛者、孕婦及婦女經期、哺乳期禁服。

藥材挑選：以葉大、完整、色綠、梗少者為佳。

別名：旃那葉、瀉葉、泡竹葉。

性味：甘、苦，寒。

功效主治：瀉熱行滯，通便，利水。用於熱結積滯、便祕腹痛、水腫脹滿。

用法用量：2～6克，後下，或開水泡服。

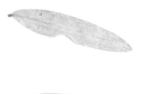

上表面黃綠色，下表面淺黃綠色

經典妙方

胃弱消化不良，便祕腹膨脹，胸悶：番瀉葉一錢，生大黃六分，橘皮一錢，黃連五分，丁香六分，沸開水溫浸二小時，去渣濾過，每日三次分服。（《現代實用中藥》）

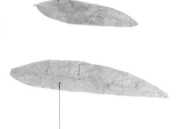

呈長卵形或卵狀披針形，全緣

實用藥方

1. **習慣性便祕**：番瀉葉3克，沸開水泡5分鐘，去渣，拌蜂蜜2湯匙服用。

2. **熱結便祕**：番瀉葉9克，枳實12克，水煎服。

3. **腹脹便難、納食不佳、胃脘脹悶**：番瀉葉3克，白朮10克，陳皮6克，水煎服。

4. **腹水腹脹**：番瀉葉6克，大腹皮10克，澤瀉12克，水煎服。

5. **絛蟲病**：番瀉葉5克，石榴根皮30克，加水500毫升煎至200毫升，晨間空腹服1次。

火麻仁

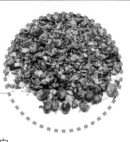

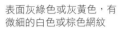
氣微，味淡

禁忌：便溏、陽痿、遺精、帶下異常者慎服。

藥材挑選：以挑選顆粒飽滿、種仁色乳白者為佳。

別名：麻子、麻子仁、大麻子。

性味：甘，平。

功效主治：潤腸通便。用於血虛津虧、腸燥便祕。

用法用量：10 ～ 15克。

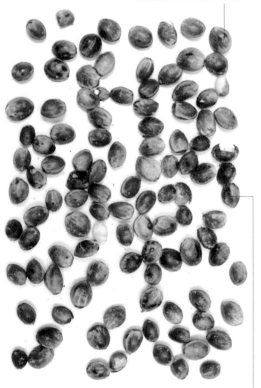
表面灰綠色或灰黃色，有微細的白色或棕色網紋

兩邊有棱，基部有圓形果梗痕

經典妙方

1. **產後瘀血不盡**：麻子仁一合，研水二盞，煎六分，去滓服。（《太平聖惠方》）

2. **嘔逆不止**：麻仁三兩，杵，熬，以水研取汁，著少鹽吃，立效。（《千金方》）

實用藥方

1. **老人、產婦及體虛、津血不足者腸燥便祕**：火麻仁15克，水煎服；或火麻仁10克，當歸、生地黃、肉蓯蓉各12克，水煎服。

2. **習慣性便祕，症見數日大便不解、腹脹**：火麻仁12克，大黃6克，枳實、厚朴各8克，水煎服。

3. **燒燙傷、丹毒**：火麻仁20克，地榆15克，黃連10克，大黃12克，研末，加麻油或豬油調敷患處。

郁李仁

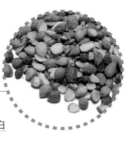

氣微，味微苦

禁忌：孕婦慎服。

藥材挑選：以顆粒飽滿、完整、淺黃白色、不泛油者為佳。

別名：郁子、郁里仁、李仁肉。

性味：辛、苦、甘、平。

功效主治：潤腸通便，下氣利水。用於津枯腸燥、食積氣滯、腹脹便祕、水腫、腳氣、小便不利。

用法用量：6～10克。

經典妙方

1. **腳氣腫滿喘促，大小便澀**：郁李仁（去皮研）半兩，粳米三合，蜜一合，生薑汁一蜆殼，上先煮粥臨欲熟，入三味攪令勻，更煮令熟，空心食之。（《太平聖惠方》郁李仁粥）

2. **積年上氣，咳嗽不得臥**：郁李仁一兩，用水一升，研如杏酪，去滓，煮令無辛氣，次下酥一棗許，放溫頓服之。（《聖濟總錄》郁李仁煎）

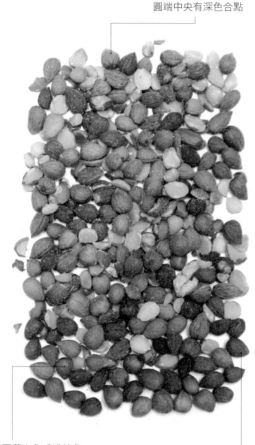

圓端中央有深色合點

表面黃白色或淺棕色

尖端一側有線形種臍

實用藥方

1. **津傷腸燥便祕、腹脹**：郁李仁、火麻仁各9克，枳殼6克，水煎服。

2. **血虛腸燥便祕**：郁李仁9克，當歸12克，生首烏15克，水煎服。

3. **水腫、小便不利、大便不暢、胸腹脹滿**：郁李仁、桑白皮各9克，大腹皮12克，大黃6克，水煎服。

4. **小便不利**：郁李仁10克，冬瓜皮30克，車前草15克，水煎服。

亞麻子

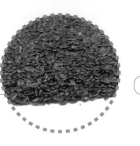

氣微，嚼之有豆腥味

禁忌：大便滑泄者禁服，孕婦慎服。
別名：胡麻子、壁虱胡麻、亞麻仁。
性味：甘，平。
功效主治：潤燥通便，養血祛風。用於腸燥便祕、皮膚乾燥、搔癢、脫髮。
用法用量：9～15克。

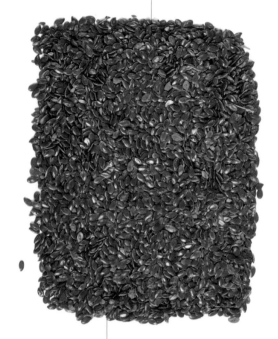

呈扁平卵圓形

表面紅棕色或灰褐色，平滑有光澤

經典妙方

大風疾，遍身癮疹搔癢：胡麻子、牛蒡子、枸杞子、蔓荊子各半兩（一處同炒，令煙出為度），苦參半兩，瓜蔞根、防風（去蘆）各半兩，白蒺藜半兩，上八味同杵為末，每十五錢藥末，入輕粉二錢，一處拌勻，每服一錢生末，調茶下，空心、日午、臨臥各一服。服藥後五七日間，先於齒牙縫內，出臭黃涎，渾身疼痛，次後，便利下膿血，此是病根。（《博濟方》醉仙散）

實用藥方

1. **老人皮膚乾燥，起鱗屑**：亞麻子、當歸各90克，紫草30克，做成蜜丸，每服9克，開水送服，每日2次。

2. **瘡瘍淫疹**：亞麻子、地膚子、苦參各15克，白鮮皮12克，水煎，薰洗患處。

3. **過敏性皮炎、皮膚搔癢**：亞麻子、白鮮皮、地骨皮各60克，做成蜜丸，每服9克，開水送服，每日2次。

4. **老年或病後體虛便祕**：亞麻子、當歸、桑椹子各等份，白蜜製丸，每服9克，每日3次。

甘遂 ▲有毒

禁忌：氣虛陰傷、脾胃衰弱者，以及孕婦禁服。

藥材挑選：以挑選肥大、色白、粉性足者為佳。

別名：甘澤、甘　、鬼醜。

性味：苦，寒；有毒。

功效主治：瀉水逐飲，消腫散結。用於水腫脹滿、胸腹積水、痰飲積聚、氣逆咳喘、二便不利、風痰癲癇、癰腫瘡毒。

用法用量：0.5 ～ 1.5克，炮製後多入丸散用。外用適量，生用。

經典妙方

1. **水腫腹滿**：甘遂（炒）二錢二分，黑牽牛一兩半，為末，水煎，時時呷之。（《普濟方》）
2. **胸膈伏熱停食，氣結脹滿**：用甘遂（煨）、大黃（炒）、青皮（去白）、黃芩各等份，每服二錢，水半盞煎服，以利為度。（《衛生易簡方》）

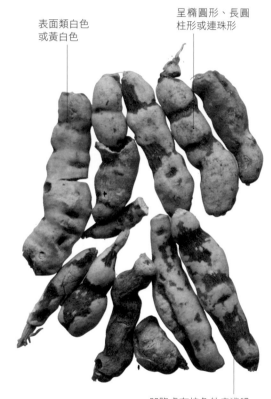

氣微，味微甘而辣

表面類白色或黃白色

呈橢圓形、長圓柱形或連珠形

凹陷處有棕色外皮殘留

實用藥方

1. **疔瘡癰腫**：甘遂粉、大黃粉各適量，水調成糊狀，加蜜少許，敷患處。
2. **急性乳腺炎**：甘遂粉、大黃粉、重樓粉各適量，調水敷患處。
3. **瞼腺炎**：甘遂適量，水煎，取水煎液浸紗布敷患處。
4. **疥癬、牛皮癬**：斑蝥1個，甘遂5克，共研成細粉，用醋調塗患處。

芫花 ▲有毒

氣微，味甘、微辛

禁忌：**體質虛弱或有嚴重心臟病、潰瘍病、消化道出血者及孕婦禁服。**

藥材挑選：**以花蕾多而整齊、無破碎、淡紫色、花細小而未開放者為佳。**

別名：芫、去水、敗花。

性味：苦、辛，溫；有毒。

功效主治：瀉水逐飲；外用殺蟲療瘡。用於水腫脹滿、胸腹積水、痰飲積聚、氣逆咳喘、二便不利；外治疥癬禿瘡、癰腫、凍瘡。

用法用量：1.5 ～ 3 克。外用適量。

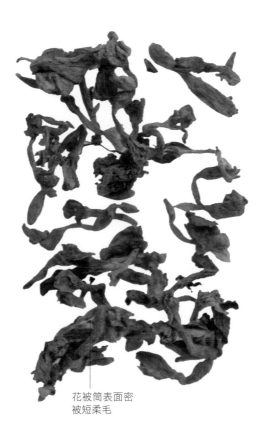

花被筒表面密被短柔毛

經典妙方

1. **癰**：芫花為末，膠和如粥敷之。（《千金方》）
2. **卒得咳嗽**：芫花一升，水三升，煮取一升，去滓，以棗十四枚，煎令汁盡，一日一食之，三日訖。（《肘後備急方》）

實用藥方

1. **胸腹積水**：甘遂末 0.5 克，京大戟、芫花末各 1 克，大棗適量煎湯送服。
2. **蟯蟲病**：芫花 0.5 克，雷丸 5 克，研末，開水送服。
3. **疥癬、禿瘡**：生芫花 15 克，或配雄黃 3 克，研末，用豬脂調膏外塗。
4. **凍瘡、癰腫**：生芫花 10 克，白及 15 克，研末麻油調敷。

商陸 ▲有毒

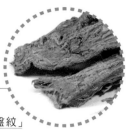

氣微，味稍
甜，久嚼麻舌

禁忌：脾虛水腫者慎服，孕婦忌服。
藥材挑選：以塊片大、色黃白、「羅盤紋」
明顯但數量少、有粉性者為佳。
別名：蕩根、當陸、白昌。
性味：苦，寒；有毒。
功效主治：逐水消腫，通利二便；外用解毒
散結。用於水腫脹滿、二便不通；外治癰腫
瘡毒。
用法用量：3～9克。外用適量，煎湯薰洗。

木部呈平行條狀突起

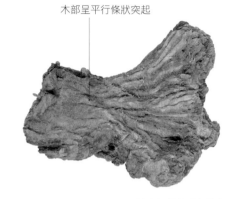

經典妙方

1.疝癖*不瘥，脅下痛硬如石：生商
陸根汁一升，杏仁（湯浸，去皮、
尖）一兩，研仁令爛，以商陸根汁
相和，研濾取汁，以火煎如餳*，
每服取大棗許大，空腹以熱酒調
下，漸加，以利惡物為度。（《太
平聖惠方》）

★疝癖：腹部和脅肋部的腫塊。★餳：麥芽糖。

外皮灰黃色或灰棕色

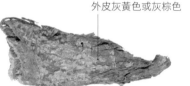

2.產後血塊時攻心腹，疼痛不可忍：
商陸（乾者）、當歸（切、炒）各
一分，紫葳、蒲黃各一兩，上四味
搗羅為散，空腹溫酒調下二錢匕。
（《聖濟總錄》商陸散）

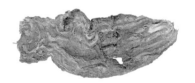

實用藥方

1.**水腫尿少**：商陸9克，赤小豆30克，鯽魚1尾，煮食。

2.**癰腫瘡毒**：鮮商陸30克，加食鹽10克，搗爛外敷患處。

3.**慢性子宮頸炎**：商陸10克，豬瘦肉250克，煮爛，分3次吃完。

4.**跌打損傷、瘀腫疼痛**：商陸30克，研末，加熱酒100毫升調敷。

5.**白斑（白癜風）**：商陸、白蘝、黃芩、附子各8克，研末，分3次服。

牽牛子 ▲有毒

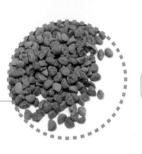

氣微，味辛、苦，有麻感

禁忌：體質虛弱者慎服，孕婦禁服。
藥材挑選：以顆粒飽滿者為佳。
別名：黑牽牛、黑醜、白醜。
性味：苦、寒；有毒。
功效主治：瀉水通便，消痰滌飲，殺蟲攻積。用於水腫脹滿、二便不通、痰飲積聚、氣逆喘咳、蟲積腹痛。
用法用量：3～6克。入丸散服，每次1.5～3克。

經典妙方

1. **水腫**：牽牛子末之，水服方寸匕，日一，以小便利為度。（《千金方》）
2. **氣築奔衝不可忍**：黑牽牛半兩，檳榔（銼）一分，上為末，每服一大錢，濃煎紫蘇生薑湯調下。（《衛生家寶方》）

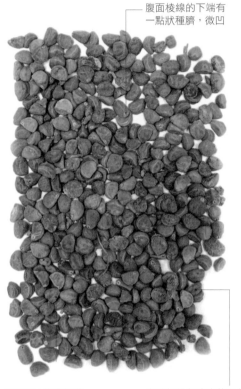

腹面棱線的下端有一點狀種臍，微凹

背面有1條淺縱溝　　　　表面灰黑色或淡黃白色

實用藥方

1. **腹水**：牽牛子2克，小茴香6克，研末薑汁調服。

2. **痰飲咳喘，不得平臥**：炒牽牛子9克，紫蘇子10克，葶藶子6克，杏仁8克，水煎服。

3. **便祕腹脹**：牽牛子6克，枳實10克，水煎服。

4. **蛔蟲病、縧蟲病**：牽牛子8克（小兒減半），使君子3個，檳榔10克，水煎服。

5. **腸癰膿潰不排**：牽牛子9克，大黃、穿山甲各6克，乳香、沒藥各3克，研末，每日9克，開水沖服。

巴豆 ▲有大毒

禁忌：無寒實積滯、體虛者及孕婦禁服。

藥材挑選：以種子飽滿、種仁色黃白者為佳。

別名：巴菽、剛子、雙眼龍。

性味：辛，熱；有大毒。

功效主治：外用蝕瘡。用於惡瘡疥癬、疣痣。

用法用量：外用適量，研末塗患處，或搗爛以紗布包擦患處。

實用藥方

1. **臌脹**：巴豆（去油）4份，輕粉2份，硫黃1份，共研成餅，先以新棉一片敷臍上，次以藥餅當臍按之，以布紮緊，待瀉3～5次後除去藥餅，以溫粥食之，忌飲涼水。

2. **水蠱，症見腹大動搖水聲、皮膚黑**：巴豆（去皮心）90粒，杏仁（去皮、尖）60粒，熬令黃，搗和之，服如小豆大1粒，以水下為度，勿飲酒。

3. **面癱**：巴豆（去殼）3～6克，研粉，茶油適量，調成軟膏，貼於面癱對側掌心，每2日1次，至複常為止。

4. **耳卒聾**：巴豆1粒，蠟裏，針刺令通透，用塞耳中。

5. **神經性皮炎、慢性溼疹**：巴豆仁適量，燒出油且酥，研如膏薄塗患處。

千金子 ▲有毒

禁忌：體弱便溏者及孕婦禁服。

藥材挑選：以粒飽滿、種仁色白、油性足者為佳。

別名：千兩金、聯步、續隨子。

性味：辛，溫；有毒。

功效主治：瀉下逐水，破血消癥；外用療癬蝕疣。用於二便不通、水腫、痰飲、積滯脹滿、血瘀經閉；外治頑癬、贅疣。

用法用量：1～2克，去殼，去油用，多入丸散服。外用適量，搗爛敷患處。

經典妙方

1. **陽水腫脹**：續隨子（炒，去油）二兩，大黃一兩，為末，酒、水丸綠豆大，每服以白湯送下五十丸，以去陳莝。（《摘玄方》）

2. **積聚癥塊及涎積**：續隨子（去皮）三十枚，膩粉二錢，青黛（炒，研）一錢匕，上三味，先研續隨子令爛，次下二味，合研勻細，以燒糯米飯和丸，如雞頭大。每服先燒大棗一枚，剝去皮核，爛嚼，取藥一丸推破並棗同用，冷臘茶清下。服後便臥，至中夜後，取下積聚惡物為效。（《聖濟總錄》續隨子丸）

實用藥方

1. **頑癬、贅疣**：千金子取仁，搗爛外塗患處。

2. **瘡癧腫毒**：千金子5克，紅大戟6克，搗爛麻油調敷。

3. **血瘀經閉**：千金子3克，丹參、製香附各9克，水煎服。

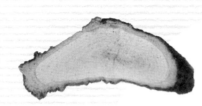
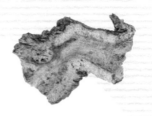

卷 2

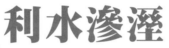
祛風濕・化溼
利水滲溼

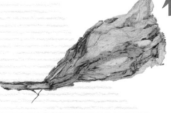
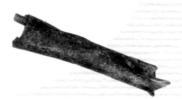

獨活

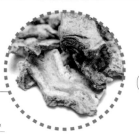

味苦、辛、微麻舌

禁忌：陰虛血燥者慎服。

藥材挑選：以根條粗壯、香氣濃者為佳。

別名：獨搖草、獨滑、長生草。

性味：辛、苦，微溫。

功效主治：祛風除溼，通痺止痛。用於風寒溼痺、腰膝疼痛、少陰伏風頭痛、風寒挾溼頭痛。

用法用量：3～10克。

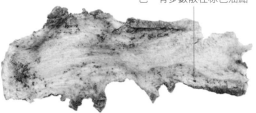

切面皮部灰白色至灰褐色，有多數散在棕色油點

經典妙方

1. **歷節風痛**：獨活、羌活、松節各等份，用酒煮過，每日空心飲一杯。(《外台秘要》)

2. **齒根動痛**：生地黃、獨活各三兩，上二味㕮咀，以酒一升漬一宿，含之。(《千金方》)

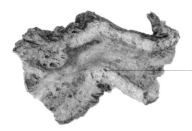

木部灰黃色至黃棕色，形成層環棕色

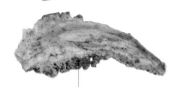

外表皮灰褐色或棕褐色，具皺紋

實用藥方

1. **風溼性關節炎**：獨活、川牛膝各10克，穿山龍、雞血藤各24克，山雞椒根15克，水煎服。

2. **皮膚溼疹**：獨活24克，忍冬藤、豨薟草各30克，徐長卿15克，水煎，薰洗患處。

3. **風溼腰膝痠痛**：獨活、秦艽、防風各9克，杜仲、當歸各10克，桑寄生15克，水煎服。

4. **陰寒頭痛**：獨活10克，細辛3克，川芎12克，水煎服。

5. **瘡瘍腫痛**：獨活、川芎各15克，黃芩、大黃各10克，蒲公30克，煎湯薰洗。

威靈仙

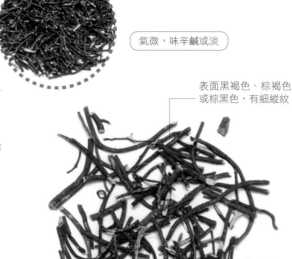

氣微，味辛鹹或淡

禁忌：氣虛血弱、無風寒溼邪者忌服。

藥材挑選：以根粗、條勻、斷面灰白色、質堅實、地上殘基短者為佳。

別名：能消、葳靈仙、靈仙。

性味：辛、鹹，溫。

功效主治：祛風溼，通經絡。用於風溼痹痛、肢體麻木、筋脈拘攣、屈伸不利。

用法用量：6～10克。

表面黑褐色、棕褐色或棕黑色，有細縱紋

經典妙方

1. **噎塞膈氣**：威靈仙一把，醋、蜜各半碗，煎五分服，吐出宿痰。（《唐瑤經驗方》）

2. **痞積**：威靈仙、楮桃兒各一兩，上為細末，每服三錢重，用溫灑調下。（《普濟方》化鐵散）

有的皮部脫落，露出黃白色木部

切面皮部較廣，木部淡黃色

實用藥方

1. **風溼關節腫痛**：威靈仙、骨碎補各10克，雞血藤、千年健各15克，無花果根30克，水煎服。

2. **慢性胃炎**：威靈仙、大腹皮各10克，蒲公英15克，厚朴9克，水煎服。

3. **魚骨鯁咽**：威靈仙適量，水煎加醋少許，慢慢咽下。

4. **風溼痹痛**：蒼耳子（或全草）9克，威靈仙、川芎各8克，水煎服或浸酒服。

5. **小兒感冒發熱**：芒萁幼芽、臭牡丹根、雞肫花各6克，威靈仙葉3克，水煎代茶飲。

徐長卿

氣香，
味微辛涼

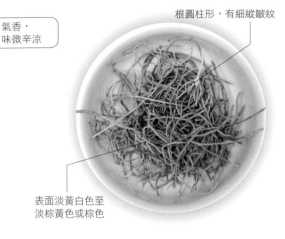

根圓柱形，有細縱皺紋

表面淡黃白色至
淡棕黃色或棕色

禁忌：**體弱者慎服。**
藥材挑選：**以氣香濃者為佳。**
別名：鬼督郵、別仙蹤、料刁竹。
性味：辛，溫。
功效主治：祛風，化溼，止痛，止癢。
用於風溼痹痛、胃痛脹滿、牙痛、腰
痛、跌撲傷痛、風疹、溼疹。
用法用量：3 ～ 12 克，後下。

 實用藥方

1. **胃痛：**徐長卿 10 克，枳殼 9 克，木香 6 克，雞矢藤 15 克，水煎服。
2. **蕁麻疹：**徐長卿、芋梗乾各 9 克，扛板歸 24 克，水煎服。

草烏 ▲有大毒

氣微，味辛辣、麻舌

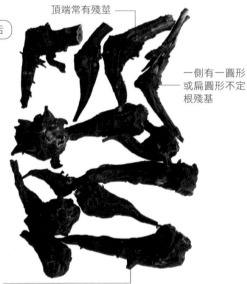

頂端常有殘莖

一側有一圓形
或扁圓形不定
根殘基

周圍具數個瘤狀突起
的支根，習稱「釘角」

禁忌：**陰虛火旺、各種熱證患者及孕婦
禁服。**
藥材挑選：**以個大、肥壯、質堅實、粉
性足、殘莖及鬚根少者為佳。**
別名：烏頭、草烏頭、芨。
性味：辛，苦，熱；有大毒。
功效主治：祛風除溼，溫經止痛。用於
風寒溼痹、關節疼痛、心腹冷痛、寒疝
作痛及麻醉止痛。
用法用量：一般炮製後用。

實用藥方

1. **跌打損傷：**草烏、鵝不食草、積雪草各 15 克，北細辛 10 克，共研細末，水調
   敷患處。
2. **耳鳴：**草烏、石菖蒲各適量，共研細末，水調製成小藥丸，包於紗布內，塞
   外耳道。

製草烏 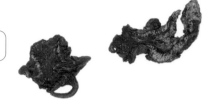 ▲有毒

氣微，味微辛
辣，稍有麻舌感

性味：辛、苦，熱；有毒。
功效主治：祛風除溼，溫經止痛。用於
風寒溼痺、關節疼痛、心腹冷痛、寒疝
作痛及麻醉止痛。
用法用量：1.5 ～ 3克，宜先煎、久煎。

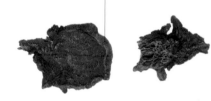

表面有灰白色多角形
形成層環和點狀維管

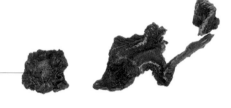

周邊皺縮或彎曲

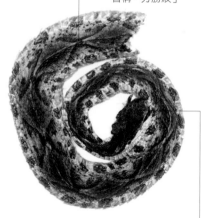

蘄蛇 ▲有毒

氣腥，味微鹹，
略有酒氣

背部兩側各有黑褐色與淺
棕色組成的「V」形斑紋，
習稱「方勝紋」

禁忌：陰虛內熱及血虛生風者禁服。
藥材挑選：以條大、頭尾齊全、花紋斑
塊明顯、內壁潔淨者為佳。
別名：大白花蛇、棋盤蛇、五步蛇。
性味：甘、鹹，溫；有毒。
功效主治：祛風，通絡，止痙。用於風
溼頑痺、麻木拘攣、中風口眼喎★斜、
半身不遂、抽搐痙攣、破傷風、麻風、
疥癬。　　　　　　★喎：口斜不正。
用法用量：3 ～ 9克；研末吞服，每次
1 ～ 1.5克，每日2 ～ 3次。

頭在中間稍向上，呈三角形而扁平，吻
端向上，習稱「翹鼻頭」

實用藥方

1. **口瘡**：蘄蛇研末，每日服1 ～ 2次，每次3 ～ 6克，乳汁調服。

2. **類風溼關節炎**：蘄蛇、地龍各30克，土鱉蟲、殭蠶各9克，蜈蚣1條，研末
各等份，分成4包，每日服1包，重症者服2包。

烏梢蛇

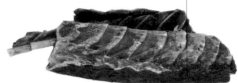

氣腥，味淡，略有酒氣

禁忌：血虛生風者慎服。
藥材挑選：以身乾、皮黑褐色、肉黃白
色、脊背有棱、質堅實者為佳。
別名：烏蛇、烏花蛇、劍脊蛇。
性味：甘，平。
功效主治：祛風，通絡，止痙。用於風溼
頑痺、麻木拘攣、中風口眼喎斜、半身不
遂、抽搐痙攣、破傷風、麻風、疥癬。
用法用量：6～12克。

背鱗行數成雙，背中央
兩條縱貫全體的黑線

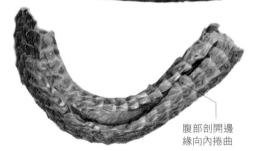

經典妙方

1. **一切乾溼癬**：烏蛇（酒浸，去皮、
   骨，炙）一兩，乾荷葉半兩，枳殼
   （去瓤，麩炒）三分，上三味搗羅為
   散，每服一錢匕，空心蜜酒調下，
   日、晚再服。（《聖濟總錄》三味烏
   頭散）

2. **嬰兒撮口，不能乳**：烏梢蛇（酒浸，
   去皮、骨，炙）半兩，麝香一分，為
   末，每用半分，荊芥煎湯調灌之。
   （《太平聖惠方》）

腹部剖開邊
緣向內捲曲

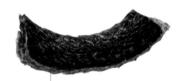

表面黑褐色或綠黑
色，密被菱形鱗片

實用藥方

1. **癲癇**：烏梢蛇500克，慢火焙乾，研成細末，每服15克，早晚各服1次，溫
   水送服，服完500克為1個療程，無效者可再觀察1～2個療程。

2. **風溼麻木，半身不遂**：烏梢蛇乾體1條，羌活、白芍、秦艽、木瓜各16克，
   獨活、桂枝、川烏、巴戟天、防己、白朮，松節各12克，黃芪、豹骨各3
   克，用酒精度50度的白酒5千克浸泡3個月後服用，每日早晚各服1次，每次
   16克。

3. **乾疥搔癢久不瘥**：烏梢蛇（酒浸，去皮骨，令炙黃）120克，川烏頭（炮裂
   去皮臍）90克，附子（炮裂去皮臍）、黃芪（銼）、秦艽（去苗）各60克，
   石南30克，共搗羅★為末，煉蜜和搗勻，為丸如梧桐子大，每服30丸，食後
   以荊芥湯下，以瘥為度。　　　　　　　　　　★搗羅：把藥材搗碎、篩好。

木瓜

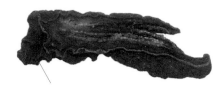

氣微清香，味酸

禁忌：《食療本草》：「不可多食，損齒
及骨。」

藥材挑選：以外皮抽皺、肉厚、內外紫紅色、質
堅實、味酸者為佳。

別名：楙、木瓜實、鐵腳梨。

性味：酸，溫。

功效主治：舒筋活絡，和胃化溼。用於溼痺拘
攣、腰膝關節痠重疼痛、暑溼吐瀉、轉筋攣痛、
腳氣水腫。

用法用量：6～9克。

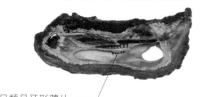

外表紫紅色或棕紅色，有不規則的深皺紋

經典妙方

1. **吐瀉轉筋**：木瓜（大者，四破）一
   枚，陳倉米一合，上件藥以水二大
   盞，煎至一盞半，去滓，時時溫一合
   服之。（《太平聖惠方》）

2. **腰膝筋急痛**：煮木瓜令爛，研作漿粥
   樣，用裹痛處，冷即易，一宿三五
   度，熱裹便瘥。煮木瓜時，入一半酒
   同煮之。（《食療本草》）

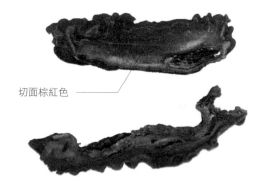

呈類月牙形薄片

切面棕紅色

實用藥方

1. **風溼手足腰膝，不能舉動**：木瓜1個，去皮臍，開竅，填吳茱萸3克，去梗，
   蒸熟研細，入青鹽1.5克，和為小丸如梧桐子大，每次服40丸，茶酒送服。

2. **腳氣溼熱**：木瓜、薏苡仁各15克，白朮、茯苓各9克，黃柏6克，水煎服。

3. **臍下絞痛**：木瓜1～2片，桑葉7片，大棗（碎）3枚，加水2升，煮取500毫
   升，頓服。

4. **骨質增生**：南蛇藤根、老鸛草各30克，淫羊藿、木瓜各15克，豬蹄1只，水
   燉服。

5. **風溼關節痛**：牛尾菜30克，鵝掌柴、野木瓜各20克，白酒700毫升，浸7
   日，每晚睡前服50毫升。

伸筋草

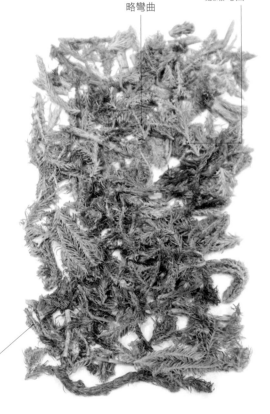

氣微，味淡

禁忌：《四川中藥志》：「孕婦及出血過多者忌服。」

藥材挑選：以莖長、色黃綠者為佳。

別名：石松、過山龍、寬筋藤。

性味：微苦、辛，溫。

功效主治：祛風除溼，舒筋活絡。用於關節痠痛、屈伸不利。

用法用量：3～12克。

莖呈圓柱形，略彎曲

葉密生莖上，螺旋狀排列，皺縮彎曲

葉呈線形或針形，先端芒狀，全緣

經典妙方

1. **風痹筋骨不舒**：寬筋藤，每用三錢至一兩，煎服。(《嶺南採藥錄》)

2. **關節痠痛**：石松三錢，虎杖根五錢，大血藤三錢，水煎服。(《浙江民間常用草藥》)

實用藥方

1. **癱瘓**：老鸛草、豨薟草各30克，伸筋草15克，水煎服。

2. **小腿轉筋**：伸筋草、木瓜各15克，水煎服。

3. **跌打損傷、瘀腫疼痛**：伸筋草、續斷各15克，乳香、沒藥各10克，水煎服。

4. **急性肝炎所致黃疸**：伸筋草、茵陳、積雪草各15克，水煎服。

5. **帶狀皰疹**：伸筋草60克，焙乾研末，茶油調塗患處。

青風藤

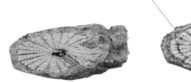

氣微，味苦

藥材挑選：以挑選條均勻、外皮色綠褐者為佳。

別名：大青木香、青藤、尋風藤。

性味：苦、辛，平。

功效主治：祛風溼，通經絡，利小便。用於風溼痹痛、關節腫脹、麻痹搔癢。

用法用量：6～12克。

木部有明顯的放射狀紋理，其間具有多數小孔

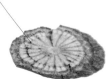
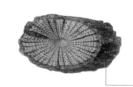
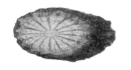

外表面綠褐色至棕褐色，有縱紋

經典妙方

1. **一切諸風：**青藤二三月採之，不拘多少，入釜內，微火熬七日夜，成膏，收入瓷瓶內，用時先備梳三五把，量人虛實，以酒服一茶匙畢，將患人身上拍一掌，其後遍身發癢不可當，急以梳梳之。要癢止，即飲冷水，入口便解。避風數日。（《瀕湖集簡方》青藤膏）

2. **骨節風氣痛：**大青木香根或莖葉適量，煎水常洗痛處。（《貴州民間藥物》）

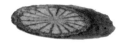

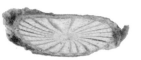
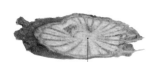

髓部淡黃白色至棕黃色

實用藥方

1. **腰椎間盤突出：**青風藤、黑豆、黃芪各50克，水煎服，或加當歸、枸杞子各10克同煎，效果更好。

2. **風溼血熱型結節性紅斑：**青風藤、生黃芪各15克，金銀花、玄參、獨活各8克，茯苓、半枝蓮、石見穿各10克，蚤休5克，蒼术、土黃柏、白芷、川芎、延胡索、當歸、甘草各6克，每日1劑，水煎分3次服，2週為1個療程。

3. **類風溼關節炎：**青風藤、何首烏（製）各30克，秦艽15克，水煎2次，混合後上下午分服。老幼體弱者酌減用量。

路路通

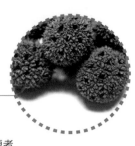

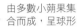
氣微，味淡

禁忌：《四川中藥志》1960 年版：
「凡經水過多者及孕婦忌用。」
藥材挑選：以挑選個大、色黃、無果梗者
為佳。
別名：楓實、楓木上球、楓香果。
性味：苦，平。
功效主治：祛風活絡，利水，通經。用於
關節痺痛、麻木拘攣、水腫脹滿、乳少、
閉經。
用法用量：5 〜 10 克。

由多數小蒴果集
合而成，呈球形

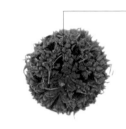
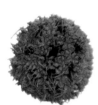

經典妙方

1. **臟毒**：路路通一個，煆存性，研
   末酒煎服。（《古今良方》）
2. **癬**：楓木上球（燒存性）十個，
   白砒五厘，共末，香油搽。
   （《德勝堂經驗方》）

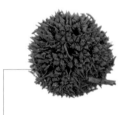

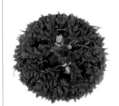
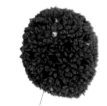

表面有多數尖刺
和瘰狀小鈍刺

小蒴果頂部開裂，
呈蜂窩狀小孔

實用藥方

1. **風溼痹痛**：路路通、海風藤、秦艽、薏苡仁各9克，水煎服。

2. **乳汁不通、乳房脹痛**：路路通、絲瓜絡各9克，豬蹄半只，燉服。

3. **溼疹、疥癬**：路路通30克，燒灰存性，茶油調塗。

4. **水腫、小便不利**：路路通、車前子各9克，澤瀉、茯苓各12克，水煎服。

5. **視物模糊、流淚、目赤**：路路通20個，水煎，趁熱薰眼。

海桐皮

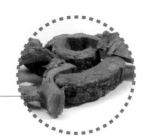

禁忌：<u>血虛者慎服。</u>

別名：釘桐皮、鼓桐皮、丁皮。

性味：苦、辛，平。

功效主治：祛風除溼，舒筋通絡，殺蟲止癢。用於風溼痹痛、肢節拘攣、跌打損傷、疥癬、溼疹。

用法用量：6～12克，或浸酒。外用適量，煎水薰洗，或浸酒搽，或研末調敷。

外表面黃棕色至棕黑色，常有寬窄不等的縱溝紋

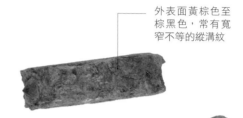

經典妙方

1. **風蟲牙痛**：海桐皮煎水漱之。（《太平聖惠方》）

2. **風癬有蟲**：海桐皮、蛇床子各等份，為末，以臘豬脂調搽之。（《如宜方》）

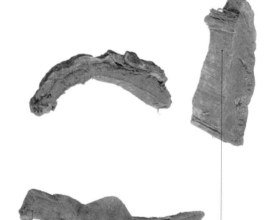

呈半圓筒狀或板片狀，兩邊略捲曲

內表面黃棕色，較平坦，有細密縱網紋

實用藥方

1. **肩周炎**：飛龍掌血30克，桑枝18克，海桐皮、薑黃各15克，桂枝9克，水煎服。

2. **小兒蛔蟲病**：海桐皮1.5～3克，研粉開水沖服。

3. **肝硬化腹水**：鮮海桐皮30克，燉豬骨服。

4. **乳癰初起**：海桐皮15克，紅糖30克，水煎服。

透骨草

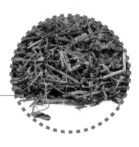

氣微，味淡而後微苦

禁忌：《陝西中草藥》：「孕婦忌用。」
別名：珍珠透骨草、吉蓋草、枸皮草。
性味：辛，溫。
功效主治：祛風除溼，舒筋活血，散瘀消腫，解毒止痛。主治風溼痹痛、筋骨攣縮、寒溼腳氣、腰部扭傷、癱瘓、閉經、陰囊溼疹、瘡癤腫毒。
用法用量：9～15克。外用適量，煎水薰洗或搗敷。

莖表面淺綠色或灰綠色，近基部淡紫色

經典妙方

1. **癘風，遍身瘡癬**：透骨草、苦參、大黃、雄黃各五錢，研末，煎湯，於密室中席圍，先薰至汗出如雨，淋洗之。（《孫氏集效方》）
2. **一切腫毒初起**：透骨草、漏蘆、防風、地榆各等份，煎湯，綿蘸乘熱不住蕩之，一二日即消。（《楊誠經驗方》）

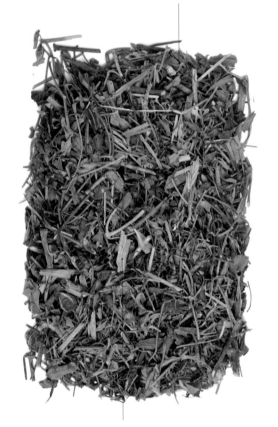

葉呈灰綠色，兩面均被白色細柔毛

實用藥方

1. **風溼關節痛**：透骨草60克，紅糖少許，水煎服；或透骨草、防風、蒼朮、黃柏各9克，雞血藤15克，川牛膝12克，水煎服。
2. **扭傷**：鮮透骨草、酢漿草各適量，酒糟少許，搗爛敷患處。
3. **疔癤**：鮮透骨草適量，紅糖少許，搗爛敷患處。

蠶沙

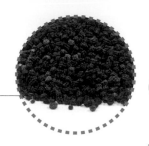

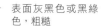
氣微，味淡

禁忌：血不養筋、手足不遂者禁服。

別名：原蠶屎、晚蠶沙、蠶砂。

性味：甘、辛，溫。

功效主治：祛風除溼，和胃化濁。用於風溼痹痛、肢體不遂、風疹搔癢、吐瀉轉筋、閉經、崩漏。

用法用量：10 ～ 15克，紗布包煎，或入丸散。外用適量，或炒熱熨，或煎水洗，或研末調敷。

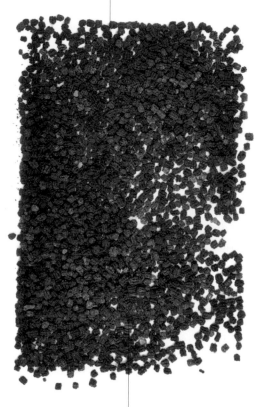

表面灰黑色或黑綠色，粗糙

有6條明顯的縱溝及橫向淺溝紋

經典妙方

1. **月經久閉**：蠶沙（炒微黃）四兩，無灰酒一壺，重湯煮熟，去滓，溫飲一盞。（《內經拾遺方論》蠶沙酒）

2. **婦人崩中下血不止，頭目暈悶，心神煩熱**：晚蠶沙（微炒）一兩，白堊一兩，上為細散，每服二錢，以溫酒調下。（《太平聖惠方》）

實用藥方

1. **風溼痛或麻木不仁**：蠶沙30克，煎湯，臨臥和入熱黃酒半杯同服。

2. **吐血、衄血、大便下血**：蠶沙30克，炒黑成炭，研末，每日2次，每次3克，開水送服。

3. **帶狀皰疹**：蠶沙30克，雄黃12克，共研末，用香油調敷患處。

秦艽

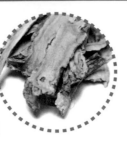

氣特異，味苦、微澀

禁忌：久痛虛羸、溲多便滑者忌服。

藥材挑選：以質實、色棕黃、氣味濃厚者為佳。

別名：秦膠、秦糾、秦爪。

性味：辛、苦、平。

功效主治：祛風溼，清溼熱，止痹痛，退虛熱。用於風溼痹痛、中風半身不遂、筋脈拘攣、骨節痠痛、溼熱黃疸、骨蒸潮熱、小兒疳積發熱。

用法用量：3～10克。

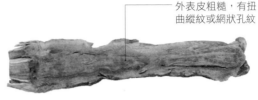

外表皮粗糙，有扭曲縱紋或網狀孔紋

經典妙方

1. **小便艱難，腹脹滿悶**：秦艽（去苗）一兩，以水一大盞，煎取七分，去滓，食前分作二服。（《太平聖惠方》）
2. **背痛連胸**：秦艽一錢五分，天麻、羌活、陳皮、當歸、川芎各一錢，炙甘草五分，生薑三片，桑枝（酒炒）三錢，水煎服。（《醫學心悟》秦艽天麻湯）

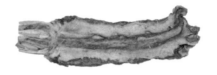

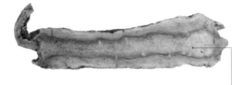

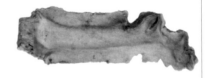

切面皮部黃色或棕黃色，木部黃色

 實用藥方

1. **風溼關節痛**：秦艽、徐長卿各10克，無花果根、忍冬藤各30克，水煎服。
2. **煩熱多汗**：秦艽10克，陰地蕨、地骨皮各15克，石仙桃30克，水煎服。
3. **風溼頭痛**：秦艽10克，川芎、炒蒼术、蔓荊子各9克，水煎服。
4. **類風溼關節炎**：青風藤、何首烏（製）各30克，秦艽15克，水煎2次分服。
5. **風溼痹痛**：路路通、海風藤、秦艽、薏苡仁各9克，水煎服。

朱砂根

氣微，味微苦，有刺舌感

禁忌：孕婦慎服。

藥材挑選：以主根粗長、油潤、外皮色黃棕、肉質飽滿、斷面色黃白、氣濃香者為佳。

別名：鳳凰腸、老鼠尾、小郎傘。

性味：微苦、辛，平。

功效主治：解毒消腫，活血止痛，祛風除濕。用於咽喉腫痛、風濕痹痛、跌打損傷。

用法用量：3～9克。

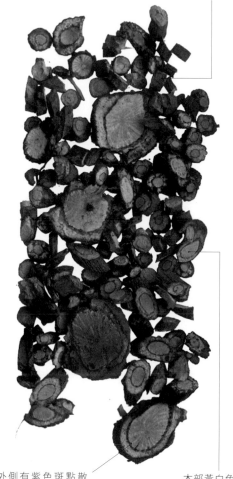

外表皮灰棕色或棕褐色，可見縱皺紋

外側有紫色斑點散在，習稱「朱砂點」

木部黃白色，不平坦

經典妙方

1. **跌打損傷，關節風痛：** 朱砂根三至五錢，水煎或沖黃酒服。（《浙江民間常用草藥》）

2. **風濕骨節痛：** 小郎傘五錢，木通二兩，虎骨三錢，雞骨香三錢，大血藤四錢，桑寄生三錢，浸酒二斤，每服五錢至一兩，日二次。（《廣西中藥志》）

實用藥方

1. **咽喉腫痛：** 朱砂根6克，射干、甘草各3克，水煎服。

2. **風濕關節痛：** 鮮朱砂根20克，鮮兩面針根皮15克，糯米飯、醋各適量，搗爛敷患處。

3. **跌打損傷：** 朱砂根30克，馬鞭草1克，烏藥9克，水煎服。

4. **痢疾：** 朱砂根30克，鳳尾草、墨旱蓮、爵床各15克，水煎服。

5. **腎炎：** 朱砂根、爵床各30克，大薊根、萹蓄各15克，水煎服。

防己

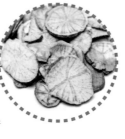

氣微，味苦

禁忌：陰虛而無溼熱者慎服。

藥材挑選：以質堅實、斷面色白、粉性足者為佳。

別名：載君行、石解、漢防己。

性味：苦，寒。

功效主治：祛風止痛，利水消腫。用於風溼痹痛、水腫腳氣、小便不利、溼疹瘡毒。

用法用量：5～10克。

切面灰白色，粉性

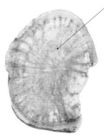
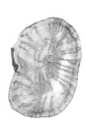

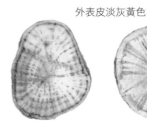
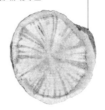

外表皮淡灰黃色

經典妙方

1. **膀胱水蓄脹滿，幾成水腫**：漢防己二錢，車前、韭菜子、澤瀉各三錢，水煎服。(《本草切要》)

2. **肺痿喘嗽**：漢防己為細末，每服三錢，漿水一盞，同煎至七分，和滓溫服之。(《儒門事親》)

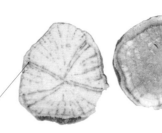

切面木部射線呈均勻放射狀排列的紋理，形似古時馬車輪，習稱「車輪紋」

實用藥方
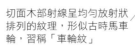

1. **腎炎水腫**：防己、澤瀉、豬苓各10克，車前草15克，水煎服。

2. **風溼性關節炎**：防己、骨碎補、雞血藤各15克，川牛膝、威靈仙各10克，水煎服。

3. **風溼頭痛**：防己、蔓荊子各10克，白芷、炒蒼朮各9克，石菖蒲6克，水煎服。

4. **腹水**：葶藶子、防己、大黃各9克，椒目6克，水煎服。

5. **產後水腫**：澤蘭、防己各等份，研末，每次服6克。

桑枝

氣微，味淡

禁忌：中氣不足、大便溏瀉者，以及孕婦忌服。

藥材挑選：以挑選質嫩、斷面呈黃白色者為佳。

別名：桑條。

性味：微苦，平。

功效主治：祛風溼，利關節。用於風溼痹病，肩臂、關節痠痛麻木。

用法用量：9 ～ 15克。

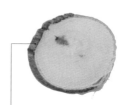

外表皮灰黃色或黃褐色，有點狀皮孔

切面木部黃白色，射線放射狀排列

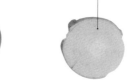

髓部白色或黃白色

經典妙方

1. **風熱臂痛**：桑枝一小升，細切，炒香，以水三大升，煎取二升，一日服盡，無時。（《本事方》）

2. **水氣、腳氣**：桑條二兩，炒香，以水一升，煎二合，每日空心服之。（《聖濟總錄》）

實用藥方

1. **風溼關節痛**：鮮桑枝60克，土牛膝鮮根、肖梵天花鮮根各30克，水煎服。

2. **高血壓**：桑枝、桑葉、茺蔚子各16克，加水1升，煎取600毫升，睡前泡腳30 ～ 40分鐘。

3. **上肢風溼、關節痛**：金櫻子根30 ～ 50克，山薑根20克，桑枝15克，水煎，兌豬蹄湯服，米酒為引。

豨薟草

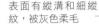
氣微，味微苦

禁忌：無風溼者慎服。
藥材挑選：以葉多、質嫩、色綠者為佳。
別名：粘金強子、粘為菜、棉蒼狼。
性味：辛、苦，寒。
功效主治：祛風溼，利關節，解毒。用於風溼痺痛、筋骨無力、腰膝痠軟、四肢麻痺、半身不遂、風疹溼瘡。
用法用量：9～12克。

經典妙方

1. **發背疔瘡**：豨薟草、五葉草、野紅花、大蒜各等份，擂爛，入熱酒一碗，絞取汁，得汗散。（《乾坤秘韞》）

2. **風熱上攻，牙齒疼痛**：豨薟草，霜後收之，晒乾為粗末，每用三錢，以滾湯泡，任意漱之，醋煎尤妙。（《古今醫統》）

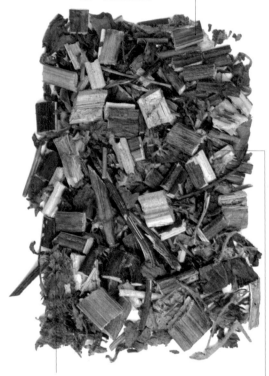

表面有縱溝和細縱紋，被灰色柔毛

葉灰綠色，邊緣有鈍鋸齒，兩面皆具白色柔毛

切面髓部類白色

實用藥方

1. **高血壓**：豨薟草30克，地骨皮10克，加水濃煎，分2～3次服；或鮮豨薟草、臭牡丹根各30克，水煎服。

2. **夜盲**：豨薟草葉焙乾研末，每次3克，和雞肝（豬肝亦可）15克共煎服，每日1劑。

3. **瘧疾**：豨薟草30～45克，每日2次煎服，連服2～3日。

絡石藤

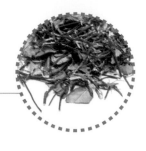

氣微，味微苦

禁忌：陽虛畏寒、大便溏薄者禁服。
藥材挑選：以葉多、色綠者為佳。
別名：絡石草、石鯪、明石。
性味：苦，微寒。
功效主治：祛風通絡，涼血消腫。用於風
濕熱痹、筋脈拘攣、腰膝痠痛、喉痹、癰
腫、跌撲損傷。
用法用量：6 ～ 12克。

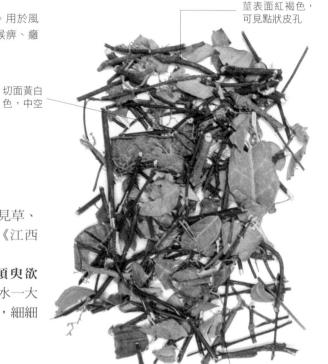

莖表面紅褐色，
可見點狀皮孔

切面黃白
色，中空

葉全緣，略反捲，革質

經典妙方

1. **吐血**：絡石藤葉一兩，雪見草、
   烏韭各五錢，水煎服。（《江西
   草藥》）
2. **喉痹咽塞，喘息不通，須臾欲
   絕**：絡石草二兩，切，以水一大
   升半，煮取一大盞，去滓，細細
   吃。（《近效方》）

實用藥方

1. **關節炎**：絡石藤、五加根皮各30克，牛膝根15克，水煎服，白酒引。
2. **肺結核**：絡石藤、地　各30克，豬肺120克，同燉，服湯食肺，每日1劑。
3. **腹瀉**：絡石藤60克，紅棗10個，水煎服。
4. **頸椎病**：絡石藤、葛根、雞血藤、骨碎補各15克，丹參、赤芍各10克，水煎
   服。
5. **肋間神經痛**：絡石藤、千年健各15克，延胡索9克，紫蘇梗、絲瓜絡各10
   克，水煎服。

老鸛草

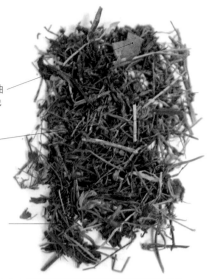

氣微，味淡

藥材挑選：**以色灰綠、花果多者為佳。**
別名：五葉草、老官草、牻牛兒苗。
性味：辛、苦，平。
功效主治：祛風溼，通經絡，止瀉痢。用於風溼痹痛、麻木拘攣、筋骨痠痛、泄瀉痢疾。
用法用量：9～15克。

葉對生，捲曲
皺縮，灰褐色

切面黃白色，
有時中空

莖表面灰綠色
或帶紫色，節
膨大

實用藥方

1. **腸炎、痢疾：**老鸛草、鳳尾草各30克，水煎服。

2. **癱瘓：**老鸛草、豨薟草各30克，伸筋草15克，水煎服。

3. **扭傷：**鮮老鸛草、酢漿草、陸英各適量，酒糟少許，搗爛敷患處。

穿山龍

氣微，味苦澀

別名：穿龍骨、穿地龍、火藤根。
性味：甘、苦，溫。
功效主治：祛風除溼，舒筋通絡，活血止痛，止咳平喘。用於風溼痹病、關節腫脹、疼痛麻木、跌撲損傷、閃腰岔氣、咳嗽氣喘。
用法用量：9～15克；也可製成酒劑用。

切面有淡棕
色的點狀維
管束

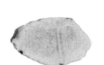

外表皮黃白
色或棕黃色

實用藥方

1. **高血壓：**穿山龍15克，龍骨、牡蠣各30克，水煎服。

2. **慢性支氣管炎：**穿山龍15克，款冬花20克，蛤蚧10克，水煎濃湯，分3次溫服。

3. **腰腿痠痛、筋骨麻木：**鮮穿山龍60克，水煎，酌加紅糖服。

絲瓜絡

藥材挑選：以長條個大、去除外皮、網狀維管束黃白色者為佳。
別名：絲瓜網、絲瓜殼、瓜絡。
性味：甘，平。
功效主治：祛風，通絡，活血，下乳。用於痹痛拘攣、胸脅脹痛、乳汁不通、乳癰腫痛。
用法用量：5 ～ 12克。

氣微，味淡

為絲狀維管束交織而成　　橫切面可見子房呈空洞狀

表面黃白色

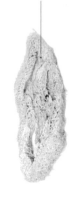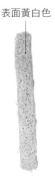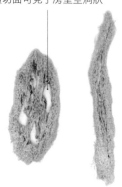

實用藥方

1. **乳腺炎**：絲瓜絡燒灰存性，研末，每次3克，白酒調服，每日2次。
2. **高血壓**：絲瓜絡60克，冰糖適量，水煎服。

穿破石

禁忌：孕婦慎服。
別名：柘根、川破石、地棉根。
性味：淡、微苦，涼。
功效主治：祛風溼，清熱，消腫。用於風溼痹痛、腰痛、跌打損傷、黃疸、癥瘕、疟腮、肺癆咯血、胃脘痛、淋濁、蠱脹、閉經、小兒心熱、重舌、鵝口瘡、瘰癧、疔瘡癰腫、外痔出血。
用法用量：9 ～ 30克，鮮者可用至120克，或浸酒。外用適量，搗敷。

氣微，味淡

木部黃色，柴性，導管孔明顯

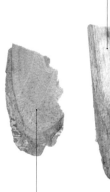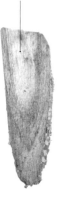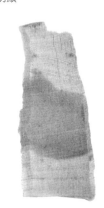

切面皮部薄，灰黃色，具韌性纖維

實用藥方

1. **急性黃疸型肝炎**：穿破石、繡花針、白英、密葉卷柏、蘆根、胡頹子根各30克，水煎服。
2. **風溼關節痛**：穿破石30 ～ 60克，豬蹄1節，水燉，酌加老酒兌服，或酌加白酒服。

五加皮

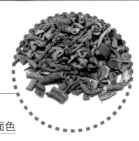

氣微香，味微辣而苦

禁忌：陰虛火旺者慎服。

藥材挑選：以皮厚、粗長、氣香、斷面色灰白者為佳。

別名：南五加皮。

性味：辛、苦，溫。

功效主治：祛風除溼，補益肝腎，強筋壯骨，利水消腫。用於風溼痹病、筋骨痿軟、小兒行遲、體虛乏力、水腫、腳氣。

用法用量：5～10克。

外表面有稍扭曲的縱皺紋及橫長皮孔樣斑痕

內表面淡黃色或灰黃色，有細縱紋

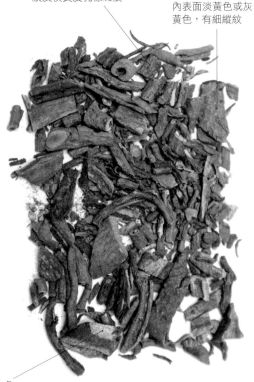

切面不整齊，灰白色

經典妙方

1. **腰痛**：五加皮、杜仲（炒），上各等份，為末，酒糊丸，如梧桐子大，每服三十丸，溫酒下。（《衛生家寶方》五加皮散）

2. **鶴膝風**：五加皮八兩，當歸五兩，牛膝四兩，無灰酒一斗，煮三炷香，日二服，以醺為度。（《外科大成》五加皮酒）

實用藥方

1. **風溼性關節炎**：五加皮、絡石藤各15克，威靈仙9克，忍冬藤24克，水煎服。

2. **風溼腰痛**：五加皮、狗脊、骨碎補各15克，炒杜仲、川牛膝各10克，水煎服。

3. **陰囊溼疹**：五加皮、大腹皮、薏苡根各適量，水煎薰洗患處。

4. **貧血**：五加皮、五味子各6克，加白糖，開水沖泡代茶飲，每日1劑。

桑寄生

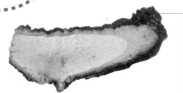

氣微，味澀

禁忌：中氣不足、大便溏瀉者，以及孕婦忌服。

別名：蔦、寓木、桑上寄生。

性味：苦、甘、平。

功效主治：祛風溼，補肝腎，強筋骨，安胎元。用於風溼痹痛、腰膝痠軟、筋骨無力、崩漏經多、妊娠漏血、胎動不安、頭暈目眩。

用法用量：9～15克。

外表皮紅褐色或灰褐色，具細縱紋

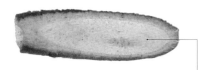

切面皮部紅棕色，木部色較淺

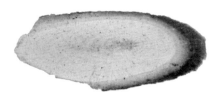

經典妙方

1. **妊娠胎動不安，心腹刺痛**：桑寄生一兩半，艾葉（微炒）半兩，阿膠（搗碎，炒令黃燥）一兩，上藥銼，以水一大盞半，煎至一盞，去滓，食前分溫三服。（《太平聖惠方》）

2. **膈氣**：生桑寄生搗汁一盞，服之。（《瀕湖集簡方》）

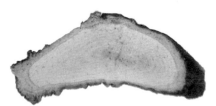

實用藥方

1. **風溼腰痛**：炒杜仲10克，桑寄生、骨碎補、狗脊各15克，鹽膚木24克，水煎服。

2. **風溼性關節炎**：桑寄生30克，生黃芪24克，川牛膝10克，當歸、獨活、木瓜各9克，水煎服。

3. **胎動不安**：桑寄生、熟地黃各24克，炒杜仲10克，苧麻根15克，水煎服。

4. **高血壓**：桑寄生、夏枯草各15克，水煎服。

槲寄生

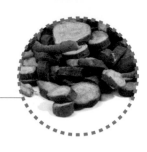

別名：北寄生、冬青、柳寄生。

性味：苦，平。

功效主治：祛風溼，補肝腎，強筋骨，安胎元。用於風溼痹痛、腰膝痠軟、筋骨無力、崩漏經多、妊娠漏血、胎動不安、頭暈目眩。

用法用量：9～15克。

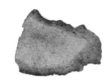

切面有放射狀紋理，髓部常偏向一邊

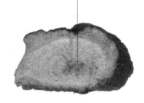

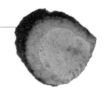

莖外皮黃綠色、黃棕色或棕褐色

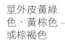

實用藥方

1. **風溼腰痛**：槲寄生、狗脊、骨碎補各15克，炒杜仲10克，水煎服。

2. **風溼性關節炎**：槲寄生15克，獨活9克，忍冬藤、土牛膝各24克，當歸6克，水煎服。

3. **先兆流產**：槲寄生、苧麻根、墨旱蓮各15克，炒杜仲10克，當歸6克，水煎服。

4. **高血壓**：苦丁茶9克，槲寄生、荷葉、鉤藤各15克，菊花12克，水煎服。

狗脊

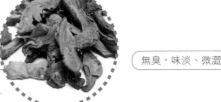

無臭，味淡、微澀

禁忌：腎虛有熱、小便不利或短澀黃赤、口苦舌乾者慎服。
藥材挑選：以肥大、質堅實無空心、外表略有金黃色茸毛者為佳。
別名：百枝、狗青、苟脊。
性味：苦、甘，溫。
功效主治：祛風溼，補肝腎，強腰膝。用於風溼痹痛、腰膝痠軟、下肢無力。
用法用量：6 ～ 12克。

表面深棕色，殘留金黃色絨毛

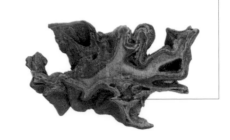

經典妙方

1. **固精強骨：**金毛狗脊、遠志肉、白茯神、當歸身各等份，為末，煉蜜丸，如梧桐子大，每酒服五十丸。（《瀕湖集簡方》）
2. **病後足腫：**用狗脊煎湯漬洗，並節食以養胃氣。（《傷寒蘊要》）

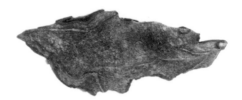

呈不規則的長塊狀

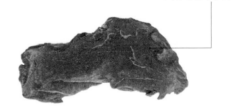

實用藥方

1. **風溼性關節炎：**狗脊、骨碎補各15克，穿山龍24克，威靈仙9克，川牛膝10克，肖梵天花30克，水煎服。
2. **腰痛：**狗脊、骨碎補各15克，炒杜仲10克，肖梵天花30克，水煎服。
3. **皮膚外傷出血：**取狗脊茸毛壓敷患處。
4. **腎虛腰痛：**生狗脊片30克，豬尾巴1條，水燉服。
5. **潰瘍久不收斂：**狗脊鮮品加白糖適量，搗爛敷患處。

千年健

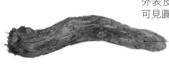

外表皮粗糙，有的可見圓形根痕

氣香，味辛、微苦

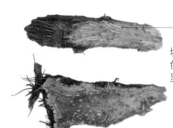

切面具有眾多黃色纖維束，有的呈針刺狀

禁忌：《飲片新參》：「陰虛內熱者慎用。」

藥材挑選：以條大、棕紅色、體堅實、香氣濃者為佳。

別名：一包針、千年見、千顆針。

性味：苦、辛，溫。

功效主治：祛風溼，壯筋骨。用於風寒溼痹、腰膝冷痛、拘攣麻木、筋骨痿軟。

用法用量：5～10克。

實用藥方

1. **風溼性關節炎**：千年健、雞血藤、雞矢藤、骨碎補各15克，水煎服。

2. **肩周炎**：千年健、白茄根各15克，穿山龍、忍冬藤各24克，水煎服。

鹿銜草

葉上表面有時沿脈具白色的斑紋

氣微，味淡、微苦

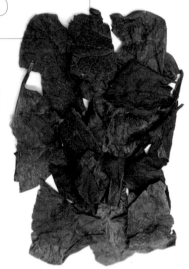

葉基生，長卵圓形或近圓形

藥材挑選：以葉大、色暗綠、完整不碎者為佳。

別名：破血丹、紙背金牛草、大肺筋草。

性味：甘、苦，溫。

功效主治：祛風溼，強筋骨，止血，止咳。用於風溼痹痛、腎虛腰痛、腰膝無力、月經過多、久咳勞嗽。

用法用量：9～15克。

實用藥方

1. **慢性風溼性關節炎、類風溼關節炎**：鹿銜草、白术各12克，澤瀉9克，水煎服。

2. **外傷出血**：鮮鹿銜草搗爛或乾品研末外敷。

天山雪蓮

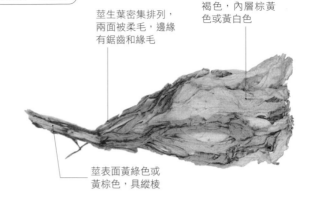

莖生葉密集排列，兩面被柔毛，邊緣有鋸齒和緣毛

苞葉外層多呈紫褐色，內層棕黃色或黃白色

莖表面黃綠色或黃棕色，具縱棱

禁忌：孕婦忌用。

性味：微苦，溫。

功效主治：溫腎助陽，祛風勝溼，通經活血。用於風寒溼痹痛、類風溼關節炎、小腹冷痛、月經不調。

用法用量：3～6克，水煎或酒浸服。外用適量。

實用藥方

1. **陽痿**：天山雪蓮、冬蟲夏草各3克，泡酒飲用。

2. **白帶異常**：天山雪蓮3克，峨參、黨參各9克，與雞肉同燉服。

松節

表面黃棕色、灰棕色或紅棕色

帶有棕色至黑棕色油脂斑，或有殘存的栓皮

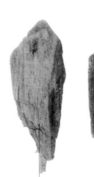
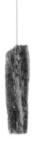
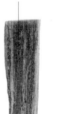
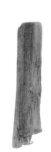

縱斷面紋理直或斜，不均勻

禁忌：陰虛血燥者慎服。

別名：黃松木節、油松節、松郎頭。

性味：苦，溫。

功效主治：祛風，燥溼，舒筋，活絡，止痛。用於風寒溼痹、歷節風痛、轉筋攣急、腳痹痿軟、鶴膝風、跌打傷痛。

用法用量：10～15克，或浸酒、醋等。外用適量，浸酒塗擦，或炒研末調敷。

實用藥方

1. **脊髓灰質炎後遺症**：石松、南蛇藤根、松節、尋骨風各15克，威靈仙9克，茜草6克，杜衡1.5克，水煎服。

2. **大骨節病**：松節7.5千克，蘑菇0.75千克，紅花0.5千克，加水50千克，煮沸至25千克，濾過加白酒5千克，每次服20毫升，每日2次。

廣藿香

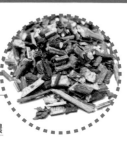

氣香特異，味微苦

禁忌：**陰虛者禁服。**

藥材挑選：以挑選葉多、色灰綠、香氣濃者為佳。

別名：刺蕊草、藿香、海藿香。

性味：辛，微溫。

功效主治：芳香化濁，和中止嘔，發表解暑。用於溼濁中阻、脘痞嘔吐、暑溼表證、溼溫初起、發熱倦怠、胸悶不舒、寒溼閉暑、腹痛吐瀉、鼻淵頭痛。

用法用量：3～10克。

莖略呈方柱形，被柔毛

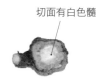

經典妙方

1. **口臭：**藿香洗淨，煎湯，時時噙漱。（《摘玄方》）
2. **胎氣不安，氣不升降，嘔吐酸水：**香附、藿香、甘草各二錢，為末，每服二錢，入鹽少許，沸湯調服之。（《太平聖惠方》）

切面有白色髓

實用藥方

1. **念珠菌陰道炎：**廣藿香、土茯苓、蛇床子、貫眾各30克，加水1升煮沸，先薰後洗，每日1～2次，連續7日為1個療程。

2. **尋常疣：**鮮廣藿香葉數片，擦揉患處3～5分鐘。

3. **單純性胃炎：**廣藿香、佩蘭、半夏、黃芩各9克，陳皮6克，厚朴5克，水煎服。

4. **無黃疸型肝炎（溼困型）：**廣藿香、蒼术、製香附、鬱金各9克，板藍根、蒲公英各15克，厚朴、陳皮各6克，水煎服。

5. **手癬、足癬：**廣藿香30克，黃精、大黃、皂礬各12克，將上藥在1千克米醋中浸泡7日後，取藥液浸泡患部，每次30分鐘，每日3次。浸後忌用肥皂洗。

佩蘭

氣芳香，味微苦

禁忌：陰虛、氣虛者忌服。

藥材挑選：以質嫩、葉多、色綠、香氣濃者為佳。

別名：茴、蘭草、水香。

性味：辛，平。

功效主治：芳香化溼，醒脾開胃，發表解暑。用於溼濁中阻、脘痞嘔噁、口中甜膩、口臭、多涎、暑溼表證、溼溫初起、發熱倦怠、胸悶不舒。

用法用量：3 ～ 10克。

經典妙方

1. **五月黴溼穢濁之氣**：藿香葉 一錢，佩蘭葉一錢，廣陳皮一錢五分，製半夏一錢五分，大腹皮（酒洗）一錢，厚朴（薑汁炒）八分，加鮮荷葉三錢為引，煎湯服。（《時病論》芳香化濁法）

2. **秋後伏暑，因新症觸發**：藿香葉一錢五分，佩蘭葉二錢，薄荷葉一錢，冬桑葉二錢，大青葉二錢，鮮竹葉三十片，青箬葉一兩，活水蘆筍二兩，煎湯代水。（《增補評注溫病條辨》七葉蘆根湯）

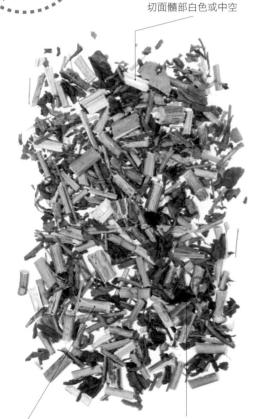

切面髓部白色或中空

莖表面黃棕色或黃綠色有明顯的節和縱棱線

葉對生，葉片多皺縮、破碎，綠褐色

實用藥方

1. **蛇咬傷**：鮮佩蘭葉適量，洗淨，搗爛，局部清理，清出傷口之內的蛇毒後敷藥，每日換藥2 ～ 3次。

2. **中暑頭痛**：佩蘭、青蒿、菊花各9克，水煎服。

3. **急性胃腸炎**：佩蘭、廣藿香、蒼术、三顆針各9克，水煎服。

4. **脾經溼熱伴口臭**：佩蘭10 ～ 15克，開水沖泡，代茶常飲。

5. **消渴**：佩蘭葉、小果倒地鈴全草各15克，水煎服；或佩蘭葉6克，水煎取汁送服六味地黃丸9克，每日3次，飯前服。

蒼术

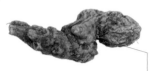

氣香特異，味微甘、辛、苦

禁忌：陰虛內熱、氣虛多汗者忌服。
藥材挑選：以個大、質堅實、斷面朱砂點
多、香氣濃者為佳。
別名：赤术、馬薊、青术。
性味：辛，苦，溫。
功效主治：燥溼健脾，祛風散寒，明目。
用於溼阻中焦、脘腹脹滿、泄瀉、水腫、
腳氣痿躄、風溼痹痛、風寒感冒、夜盲、
眼目昏澀。
用法用量：3～9克。

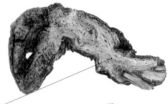

外表皮有皺紋，
有時可見根痕

經典妙方

1. **溼氣身痛**：蒼术，泔浸切，水
   煎，取濃汁熬膏，白湯點服。
   （《簡便單方》）
2. **筋骨疼痛因溼熱者**：黃柏
   （炒）、蒼术（米泔浸炒），上
   二味為末，沸湯入薑汁調服。
   （《丹溪心法》二妙散，即《世
   醫得效方》蒼术散）

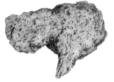

切面散有多數
橙黃色或棕紅
色油室

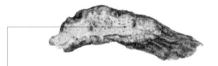

切面暴露稍久後，常
可析出白色細針狀結
晶，習稱「起霜」

實用藥方

1. **白帶異常**：炒蒼术10克，生薏苡仁、一點紅各30克，水煎服。

2. **四肢關節痠痛**：炒蒼术、骨碎補、狗脊各10克，川牛膝9克，桂枝6克，水
   煎服。

3. **腳氣**：生薏苡仁30克，蒼术、澤瀉、茯苓、川牛膝各10克，紫蘇葉、木瓜各
   9克，水煎服。

4. **無黃疸型肝炎**：廣藿香、蒼术、製香附、鬱金各9克，板藍根、蒲公英各15
   克，厚朴、陳皮各6克，水煎服。

5. **寒溼吐瀉**：花椒、草豆蔻、砂仁各6克，蒼术10克，水煎服。

厚朴

氣香，味辛辣、微苦

禁忌：孕婦慎用。
藥材挑選：以挑選皮厚、肉細、內面色紫棕、油性足、斷面有小亮星、氣味濃厚者為佳。
別名：厚皮、重皮、赤朴。
性味：苦、辛，溫。
功效主治：燥溼消痰，下氣除滿。用於溼滯傷中、脘痞吐瀉、食積氣滯、腹脹便祕、痰飲喘咳。
用法用量：3 ～ 10克。

外表面有時可見橢圓形皮孔或縱皺紋

經典妙方

1. **腹滿痛，大便閉**：厚朴八兩，大黃四兩，枳實五枚，上三味以水一斗二升，先煮二味，取五升，內大黃煮取三升，溫服一升，以利為度。（《金匱要略》厚朴三物湯）
2. **水穀痢久不瘥**：厚朴三兩，黃連三兩，銼，水三升，煎取一升，空心細服。（《梅師集驗方》）

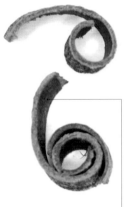

內表面具細密縱紋，劃之顯油痕

呈彎曲的絲條狀或單、雙捲筒狀

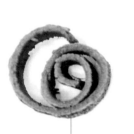

實用藥方

1. **急性腸炎**：厚朴9克，魚腥草15克，鳳尾草30克，水煎服。
2. **便祕**：厚朴、枳實各9克，大黃6克，水煎服。
3. **哮喘**：厚朴、旋覆花各10克，紫蘇子、葶藶子各9克，佛手柑6克，水煎服。
4. **食積**：厚朴、炒萊菔子各9克，枳殼3克，水煎服。
5. **梅核氣**[★]：厚朴、半夏各8克，蘇葉6克，水煎服。　　　★梅核氣：喉間有異物感。

厚朴花

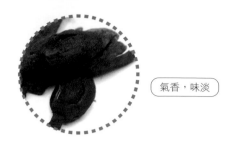

禁忌：《飲片新參》：「陰虛液燥者
忌用。」

別名：調羹花。

性味：苦，微溫。

功效主治：芳香化溼，理氣寬中。
用於脾胃溼阻氣滯、胸脘痞悶脹
滿、納穀不香。

用法用量：3～9克。

花被肉質，外層的呈長方
倒卵形，內層的呈匙形

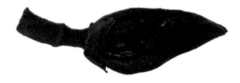

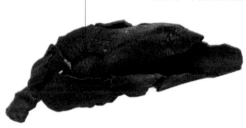

花梗密被灰黃色
絨毛，偶無毛

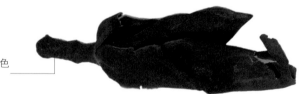

實用藥方

1. **小兒便祕**：沉香、檳榔、炒烏藥、陳皮、厚朴花、枳殼、木香各4克，上藥
   加水濃煎，泡服生大黃3克，每日1劑，分多次餵服。

2. **梅核氣**：厚朴花15～30克，水煎服。

砂仁

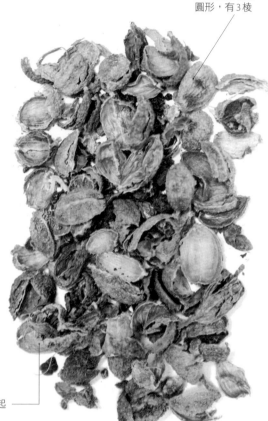

氣芳香，味辛
涼、微苦

呈橢圓形或卵
圓形，有3棱

禁忌：陰虛有熱者忌服。

藥材挑選：以個大、堅實、仁飽滿、氣味
濃者為佳。

別名：縮砂仁、縮砂蜜、縮砂蔤。

性味：辛，溫。

功效主治：化濕開胃，溫脾止瀉，理氣安
胎。用於濕濁中阻、脘痞不饑、脾胃虛
寒、嘔吐泄瀉、妊娠惡阻、胎動不安。

用法用量：3～6克，後下。

經典妙方

1. **妊娠胃虛氣逆，嘔吐不食**：縮砂
   仁不拘多少，上為細末，每服二
   錢，入生薑自然汁少許，沸湯點
   服，不拘時候。（《濟生方》縮
   砂散）
2. **牙痛**：縮砂常嚼之。（《仁齋直
   指方》）

表面棕褐色，密生刺狀突起

實用藥方

1. **消食和中下氣，止心腹痛**：砂仁炒研，袋盛浸酒，煮飲。

2. **遍身腫滿**：砂仁、蔞蛄各等份，研細，和老酒服之。

3. **冠心病**：檀香3克，砂仁5克，丹參30克，水煎服。

4. **高脂血症**：檀香、丹參、砂仁、山楂、何首烏各適量，水煎服，1個月為1個
   療程。

白扁豆

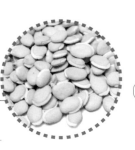

氣微，味淡，嚼之有豆腥氣

禁忌：不宜多食，以免壅氣傷脾。

藥材挑選：以粒大、飽滿、色白者為佳。

別名：峨眉豆、扁豆、茶豆。

性味：甘，微溫。

功效主治：健脾化溼，和中消暑。用於脾胃虛弱、食慾不振、大便溏瀉、白帶過多、暑溼吐瀉、胸悶腹脹。

用法用量：9～15克。

經典妙方

1. **霍亂：**扁豆一升，香薷一升，上二味以水六升，煮取二升，分服，單用亦得。（《千金方》）

2. **心脾腸熱，口舌乾燥生瘡：**扁豆（炒）、蒺藜子（炒）各二兩，上二味粗搗篩，每服五錢匕，水一盞半，煎至一盞，去滓，日三服，不拘時。（《聖濟總錄》扁豆湯）

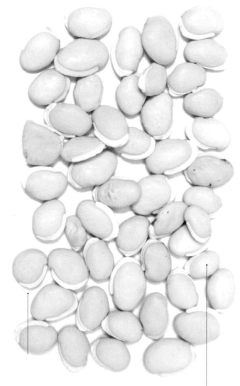

一側邊緣有隆起的白色眉狀種阜

表面淡黃白色或淡黃色，平滑，略有光澤

實用藥方

1. **脾虛食少，消化不良：**炒白扁豆、白术、黨參各15克，麥芽、穀芽各12克，陳皮6克，水煎服。

2. **帶下色白清稀，勞累加劇：**炒白扁豆30克，研末，米湯調服。

3. **傷暑泄瀉、嘔吐：**白扁豆衣、香薷、廣藿香、厚朴各10克，水煎服。

4. **泄瀉：**枸骨子、白扁豆各9克，水煎服。

扁豆花

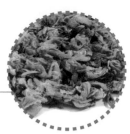

氣微香，味淡

別名：南豆花。

性味：甘，平。

功效主治：解暑化溼，和中健脾。用於夏傷暑溼、發熱、泄瀉、痢疾、赤白帶下、跌打傷腫。

用法用量：3～9克，或研末，或搗汁。外用適量，搗敷。

花瓣5，皺縮，黃白、黃棕或紫棕色

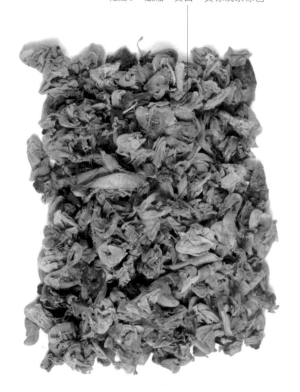

經典妙方

1. **一切瀉痢**：白扁豆花正開者，擇淨勿洗，以滾湯瀹*過，和小豬脊肉一條，蔥一根，胡椒七粒，醬汁拌勻，就以瀹豆花汁和麵，包作小餛飩，炙熟食之。（《必用食治方》） ★瀹：浸漬。

2. **婦人白崩**：白扁豆花（紫者勿用）焙乾為末，炒米煮飲入燒鹽，空心服。（《奇效良方》）

實用藥方

1. **瘧疾**：扁豆花9朵，白糖9克，清晨用開水泡服。（《湖南藥物志》）

2. **食物中毒**：扁豆鮮花，搗絞汁，多量灌服。

3. **功能失調性子宮出血、白帶過多**：雞冠花15克，海螵蛸12克，扁豆花6克，水煎服。

豆蔻

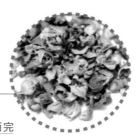

氣芳香，味辛涼略似樟腦

禁忌：陰虛血燥者禁服。

藥材挑選：以粒大、飽滿、果皮薄而完整、氣味濃者為佳。

別名：圓豆蔻、原豆蔻、白豆蔻。

性味：辛，溫。

功效主治：化溼行氣，溫中止嘔，開胃消食。用於溼濁中阻、不思飲食、溼溫初起、胸悶不饑、寒溼嘔逆、胸腹脹痛、食積不消。

用法用量：3～6克，後下。

經典妙方

1. **胃冷久呃**：沉香、白豆蔻、蘇葉各一錢，上共為末，每服七分，柿蒂湯下。（《壽世秘典》）
2. **產後呃逆**：白豆蔻、丁香各半兩，研細，桃仁湯服一錢，少頃再服。（《乾坤秘韞》）

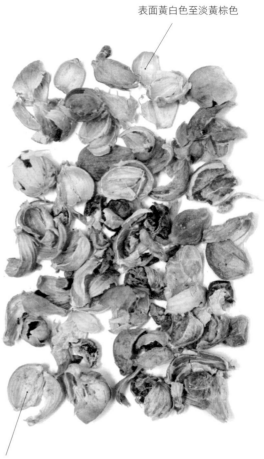

表面黃白色至淡黃棕色

果皮體輕，質脆，易縱向裂開

實用藥方

1. **胃冷惡心，進食即欲吐**：豆蔻3枚搗細，溫酒送服，數服以後即見效。

2. **小兒吐乳**：豆蔻、砂仁各10克，生甘草、炙甘草各6克，共研為末，取少許藥末常抹入小兒口中。

3. **反胃**：豆蔻、砂仁各10克，丁香5克，水煎，加薑汁適量，慢慢含咽。

草豆蔻

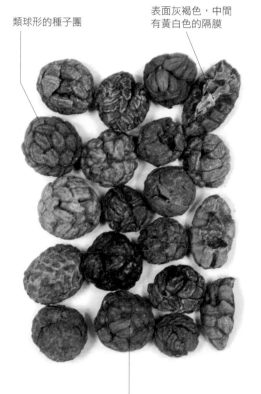

氣香，味辛、微苦

禁忌：陰虛血少、津液不足、無寒溼者忌服。

藥材挑選：以類球形、種子飽滿、質堅實、氣味濃者為佳。

別名：豆蔻子、草蔻、大草蔻。

性味：辛，溫。

功效主治：燥溼行氣，溫中止嘔。用於寒溼內阻、脘腹脹滿冷痛、噯氣嘔逆、不思飲食。

用法用量：3～6克。

類球形的種子團

表面灰褐色，中間有黃白色的隔膜

每瓣有種子多數，黏連緊密，種子團略光滑

經典妙方

1. **嘔逆不下食，腹中氣逆**：豆蔻子（碎）七枚，生薑五兩，人參一兩，炙甘草一兩，上四味切，以水四升，煮取一升五合，去滓，分溫二服，相去如人行五六里。忌海藻、菘菜。（《廣濟方》豆蔻子湯）

2. **冷痰嘔逆，胸脯不利**：草豆蔻（去皮）、半夏（湯洗去滑，切，焙）各半兩，陳皮（湯浸去白，焙）三分，上三味粗搗篩，每服三錢匕，水一盞，入生薑五片，煎至七分，去滓溫服，不拘時候。（《聖濟總錄》豆蔻湯）

實用藥方

1. **嘔吐、反胃**：草豆蔻、生薑各5克，薑半夏6克，水煎服，少量頻服。

2. **溼濁中阻、胃痛**：草豆蔻、蒼术、香附、陳皮、厚朴各10克，水煎服。

3. **泄瀉、脘腹脹滿、不思飲食**：草豆蔻、蒼术各8克，陳皮、木香各6克，水煎服。

4. **胃寒脹痛**：草豆蔻、薑半夏各10克，陳皮6克，生薑3片，水煎服。

5. **口臭**：草豆蔻10克，細辛6克，研末，分數次含服。

茯苓

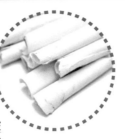

氣微，味淡，嚼之黏牙

禁忌：虛寒精滑或氣虛下陷者忌服。

藥材挑選：以體重堅實、外皮色棕褐、皮紋細、無裂隙、斷面白色細膩、黏牙力強者為佳。

別名：茯菟、茯靈、茯蕶。

性味：甘、淡，平。

功效主治：利水滲溼，健脾，寧心。用於水腫尿少、痰飲眩悸、脾虛食少、便溏泄瀉、心神不安、驚悸失眠。

用法用量：10～15克。

白色、淡紅色或淡棕色

經典妙方

1. **心虛夢泄，或白濁**：白茯苓末二錢，米湯調下，日二服。（《仁齋直指方》）
2. **溼瀉**：白术一兩，茯苓（去皮）七錢半，上細切，水煎一兩，食前服。（《素問玄機原病式》茯苓湯）

實用藥方

1. **食慾不振**：茯苓10克，白术9克，太子參15克，甘草、陳皮各6克，水煎服。

2. **小便不利**：茯苓、赤小豆、澤瀉各15克，水煎服。

3. **期前收縮（早搏）**：茯苓、蜜大棗仁各15克，遠志9克，太子參24克，水煎服。

4. **肝炎**：地耳草、白英、茯苓各10～15克，陳皮6～9克，白糖適量，水煎服。

5. **體虛多汗、氣虛自汗**：酸棗仁、黨參、黃芪、茯苓各15克，五味子6克，水煎服。

茯苓皮

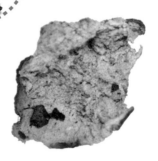

氣微、味淡，嚼之黏牙

別名：苓皮。

性味：甘、淡、平。

功效主治：利水消腫。可用於水腫、小便不利。

用法用量：15 ～ 30 克。

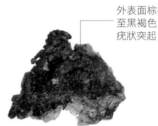

外表面棕褐色
至黑褐色，有
疣狀突起

經典妙方

1. **水腫**：茯苓皮、椒目二味不拘多少，煎湯飲。（《經驗良方》）

2. **男子、婦人脾胃停滯，頭面四肢悉腫，心腹脹滿，上氣促急，胸膈煩悶，痰涎上壅，飲食不下，行步氣奔，狀如水病**：生薑皮、桑白皮、陳皮、大腹皮、茯苓皮各等份，上為粗末，每服三錢，水一盞半，煎至八分，去滓，不拘時候，溫服。忌生冷油膩硬物。（《中藏經》五皮散）

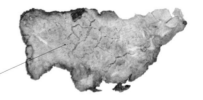

內面淡棕色並常帶有白
色或淡紅色的皮下部分

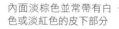 實用藥方

1. **小便不利**：茯苓皮、赤小豆、澤瀉各15克，水煎服。

2. **腎炎水腫**：豬苓、茯苓皮、澤瀉、五加皮各15克，赤小豆30克，水煎服。

3. **全身浮腫**：大腹皮12克，陳皮、薑皮各4.5克，茯苓皮15克，桑白皮10克，水煎服。

豬苓

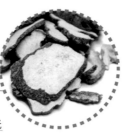

氣微，味淡

禁忌：無水溼者忌服。
藥材挑選：以個大、體結、質重、皮黑光亮、肉白、粉性多者為佳。
別名：豕零、豭豬屎、豨苓。
性味：甘、淡，平。
功效主治：利水滲溼。用於小便不利、水腫、泄瀉、淋濁、帶下。
用法用量：6～12克。

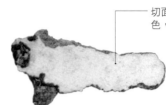

切面類白色或黃白色，略呈顆粒狀

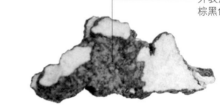

外表皮黑色或棕黑色，皺縮

經典妙方

1. **脈浮發熱，渴欲飲水，小便不利：**
   豬苓（去皮）、茯苓、澤瀉、阿膠、滑石（碎）各一兩，上五味以水四升，先煮四味，取二升，去滓，納阿膠烊消，溫服七合，日三服。（《傷寒論》豬苓湯）

2. **子淋：**豬苓五兩，搗篩，以白湯三合，和方寸匕為一服，漸至二匕，日三夜二，盡，不瘥，宜轉下之，服甘遂散。（《小品方》）

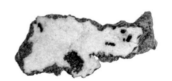

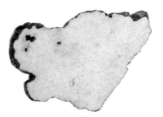

實用藥方

1. **腎炎水腫：**豬苓、茯苓皮、澤瀉、五加皮各15克，赤小豆30克，水煎服。

2. **尿路感染：**豬苓、蒲公英、半枝蓮、薏苡根、爵床各15克，水煎服。

3. **肝硬化腹水：**豬苓、半邊蓮各15克，葫蘆、貓鬚草各30克，丹參10克，水煎服。

4. **鞘膜積液：**川楝子、陳皮各10克，車前子、豬苓、澤瀉各15克，水煎服。

5. **尿急、尿頻、尿痛：**木通根6克，豬苓、萹蓄、車前子各10克，水煎服，每日2次。

薏苡仁

禁忌：脾約便難者及孕婦慎服。

藥材挑選：以粒大、飽滿、色白、完整體質似糯米者為佳。

別名：起實、感米、薏珠子。

性味：甘、淡，涼。

功效主治：利水滲溼，健脾止瀉，除痺，排膿，解毒散結。用於水腫、腳氣、小便不利、脾虛泄瀉、溼痺拘攣、肺癰、腸癰、贅疣、癌腫。

用法用量：9～30克。

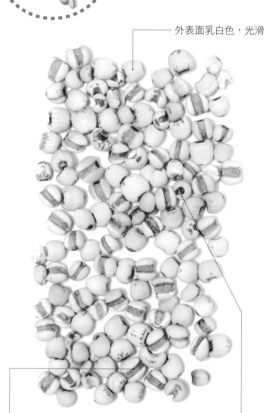

外表面乳白色，光滑

腹面有1條較寬而深的縱溝

有一淡棕色點狀種臍

經典妙方

1. **肺痿唾膿血**：薏苡仁十兩，杵碎，以水三升，煎一升，入酒少許服之。（《梅師集驗方》）

2. **肺癰咯血**：薏苡仁三合，搗爛，水二大盞，入酒少許，分二服。（《濟生方》）

實用藥方

1. **脾胃虛弱**：薏苡仁30克，粳米60克，煮粥，酌加紅糖調服。

2. **痛風**：薏苡仁30～60克，黃柏、蒼术各10～15克，虎杖、千斤拔各15～30克，川牛膝、威靈仙各10～20克，水煎服。

3. **寒痺**：薏苡仁100克，炒香附10克，共為末，每次10克，蜂蜜水送服，每日3次。

4. **鼻竇炎**：薏苡仁30克，蒼耳子15克，水煎服。

5. **鼻內生瘡**：薏苡仁、冬瓜各30克，水煎服。

澤瀉

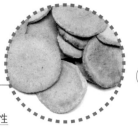

氣微，味微苦

禁忌：**腎虛精滑無溼熱者忌服。**
藥材挑選：以個大、堅實、色黃白、粉性
足者為佳。
別名：水瀉、芒芋、鵠瀉。
性味：甘、淡，寒。
功效主治：利水滲溼，泄熱，化濁降脂。
用於小便不利、水腫脹滿、泄瀉尿少、痰
飲眩暈、熱淋澀痛、高脂血症。
用法用量：6 ～ 10克。

經典妙方

1. **臌脹水腫：**白朮、澤瀉各半兩，
   上為細末，煎服三錢，茯苓湯
   調下，或丸亦可，服三十丸。
   （《素問病機保命集》白朮散）
2. **溼熱黃疸，面目身黃：**茵陳、澤
   瀉各一兩，滑石三錢，水煎服。
   （《千金方》）

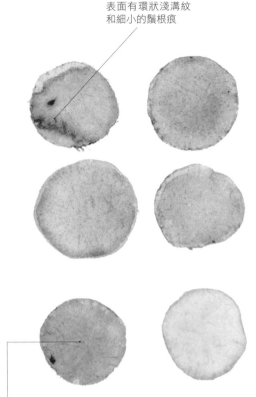

表面有環狀淺溝紋
和細小的鬚根痕

切面黃白色，粉性，有多數細孔

實用藥方

1. **腎炎水腫：**澤瀉、車前草各15克，薏苡根、赤小豆各30克，水煎服。

2. **高脂血症：**澤瀉、北山楂、草決明各15克，水煎服。

3. **泌尿系統感染：**澤瀉、一點紅、爵床、貓鬚草各15克，半邊蓮30克，水煎
   服。

4. **急性腸炎：**澤瀉15克，豬苓9克，白頭翁15克，車前子6克，水煎服。

冬瓜皮

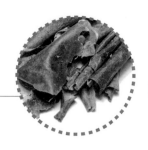

氣微，味淡

禁忌：《四川中藥志》1960 年版：
「因營養不良而致之虛腫慎用。」

別名：白瓜皮、白東瓜皮。

性味：甘，涼。

功效主治：利尿消腫。用於水腫脹滿、小便不利、暑熱口渴、小便短赤。

用法用量：9 ～ 30 克。

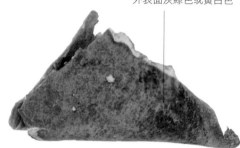

外表面灰綠色或黃白色

經典妙方

1. **損傷腰痛：**冬瓜皮燒研，酒服一錢。（《生生編》）
2. **咳嗽：**冬瓜皮（要經霜者）五錢，蜂蜜少許，水煎服。（《滇南本草》）

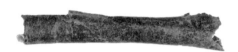

常向內捲曲，
大小不一

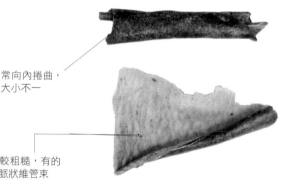

內表面較粗糙，有的
可見筋脈狀維管束

實用藥方

1. **夏日暑熱口渴，小便短赤：**冬瓜皮、西瓜皮各等份，水煎代茶飲。
2. **腎小球腎炎所致小便不利，全身水腫：**冬瓜皮、西瓜皮、白茅根各 18 克，玉米鬚 12 克，赤小豆 90 克，水煎，每日 1 劑，分 3 次服。
3. **乳汁不通：**冬瓜皮 30 克，加鮮鯉魚（洗淨，去腸雜），同燉服。
4. **水腫：**紫蘇梗 25 克，大蒜根 9 克，老薑皮、冬瓜皮各 16 克，水煎服。

玉米鬚

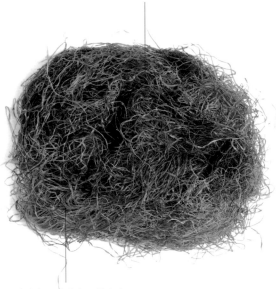

氣微，味淡

藥材挑選：以柔軟、有光澤者為佳。
別名：玉麥鬚、玉蜀黍蕊、棒子毛。
性味：甘，平。
功效主治：利尿，泄熱，平肝，利膽。用於腎炎水腫、腳氣、黃疸肝炎、高血壓、膽囊炎、膽結石、糖尿病、吐血衄血、鼻淵、乳癰。
用法用量：15～30克，大劑量60～90克，或燒存性研末。外用燒煙吸入。

常集結成疏鬆團簇，花柱線狀或鬚狀

經典妙方

1. 水腫：玉蜀黍鬚二兩，煎水服，忌食鹽。(《貴陽市秘方驗方》)
2. 肝炎黃疸：玉米鬚、金錢草、滿天星、鬱金、茵陳，煎服。(《四川中藥志》)

淡綠色、黃綠色至棕紅色，有光澤，略透明

實用藥方

1. **慢性腎炎**：玉米鬚60克，大棗6枚，水煎服。
2. **小便灼熱**：玉米鬚、車前草、海金沙藤各30克，水煎代茶飲。
3. **盜汗**：玉米鬚60克，水煎，酌加蜂蜜調勻代茶。
4. **咳嗽**：玉米鬚15～30克，陳皮10克，水煎服。
5. **腎結石**：玉米鬚30克，連錢草20克，海金沙10克，水煎服。

香加皮 ▲有毒

有特異香氣，味苦

禁忌：《四川中藥志》：「血熱、肝陽上亢者忌用。」

藥材挑選：以挑選塊大、皮厚、香氣濃者為佳。

別名：北五加皮、槓柳皮、臭五加。

性味：辛、苦，溫；有毒。

功效主治：利水消腫，祛風溼，強筋骨。用於下肢浮腫、心悸氣短、風寒溼痹、腰膝痠軟。

用法用量：3～6克。

經典妙方

1. **筋骨軟弱、腳痿行遲**：北五加皮、木瓜、牛膝各等份為末，每服一錢，每日三次。（《陝甘寧青中草藥選》）

2. **水腫、小便不利**：北五加皮、陳皮、生薑皮、茯苓皮、大腹皮各三錢，水煎服。（《陝甘寧青中草藥選》）

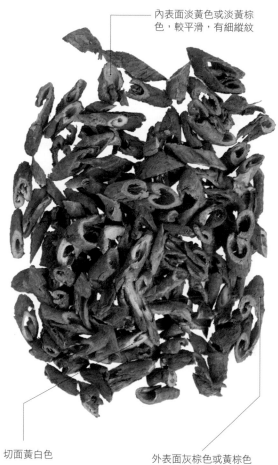

內表面淡黃色或淡黃棕色，較平滑，有細縱紋

切面黃白色

外表面灰棕色或黃棕色

實用藥方

1. **跌打腫痛**：香加皮、忍冬藤、雞血藤各30克，水煎薰洗患處。

2. **風溼性關節炎**：香加皮、虎杖根、海桐皮、海風藤、土牛膝各30克，水煎薰洗患處。

3. **痔瘡腫痛**：香加皮、苦參根、馬藍根各30克，水煎薰洗患處。

車前子

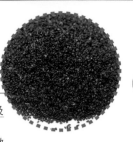

氣微，味淡

禁忌：內傷勞倦、陽氣下陷、腎虛精滑及內無溼熱者慎服。

藥材挑選：以粒大、色黑、籽粒飽滿、微有光澤者為佳。

別名：車前實、蝦蟆衣子、鳳眼前仁。

性味：甘，寒。

功效主治：清熱利尿通淋，滲溼止瀉，明目，祛痰。用於熱淋澀痛、水腫脹滿、暑溼泄瀉、目赤腫痛、痰熱咳嗽。

用法用量：9～15克，包煎。

表面黃棕色至黑褐色，有細皺紋

一面有灰白色凹點狀種臍

經典妙方

1. **小便熱祕不通：**車前子一兩，川黃柏五錢，白芍藥二錢，甘草一錢，水煎徐徐服。（《普濟方》）
2. **風熱目暗澀痛：**車前子、黃連各一兩，為末，食後溫酒服一錢，日二服。（《太平聖惠方》）

實用藥方

1. **慢性腎盂腎炎：**車前子、滑石各15克，金銀花、蒲公英各20克，水煎服。
2. **尿路感染：**車前子、白茅根各15克，紫花地丁、栀子各10克，水煎服。
3. **腸炎水瀉：**車前子、茯苓各15克，廣藿香、黃連各6克，水煎服。
4. **尿急、尿頻、尿痛：**木通根6克，豬苓、萹蓄、車前子各10克，水煎服，每日2次。
5. **小兒夜啼：**木通根5克，淡竹葉9克，車前子6克，蟬蛻5個，甘草3克，水煎服。

滑石粉

氣微，味淡

別名：畫石粉。

性味：甘、淡，寒。

功效主治：利尿通淋，清熱解暑；外用祛溼斂瘡。用於熱淋、石淋、尿熱澀痛、暑溼煩渴、溼熱水瀉；外治溼疹、溼瘡、痱子。

用法用量：10～20克，包煎。外用適量。

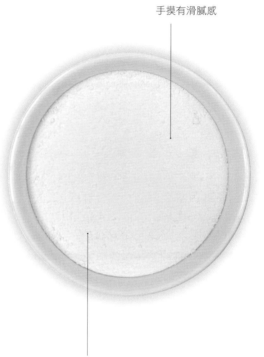

手摸有滑膩感

白色或類白色、微細、無砂性的粉末

經典妙方

1. **婦人面上粉刺**：滑石半兩，黃蠟一錢，巴豆五個，上各為細末，每用少許，如常法洗面。(《普濟方》)

2. **口瘡**：滑石、膽礬各一面，上二味搗研為散，每用一錢匕，以綿裹含，吐津。(《聖濟總錄》滑石散)

實用藥方

1. **溼疹、痱子**：滑石粉適量，外敷，或配適量黃柏粉、甘草粉、煅石膏粉混勻敷患處。

2. **小便不利、淋瀝澀痛**：福氏星蕨30克，滑石粉20克，車前子15克，水煎服。

3. **B型肝炎**：滑石90克，青黛、白礬、甘草各30克，粉碎過細篩，飯後1小時用涼開水沖服，每次4～5克，每日3次，半個月為1個療程。

4. **牙痛**：生赭石、生石膏各30克，牛膝、滑石各18克，薄荷12克，水煎濾汁100毫升，每日1劑，早晚分服。

木通

禁忌：內無溼熱、津虧、氣弱、精滑、溲*頻者
及孕婦忌服。　　　　　　　　★溲：排泄。

別名：八月炸藤、附支、丁翁。

性味：苦，寒。

功效主治：利尿通淋，清心除煩，通經下乳。
用於淋證、水腫、心煩尿赤、口舌生瘡、閉
經、乳少、溼熱痹痛。

用法用量：3～6克。

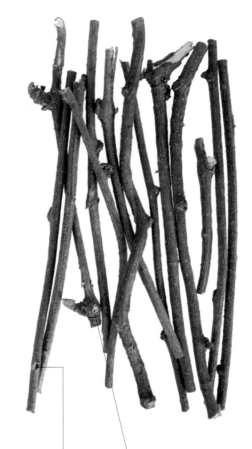

外表皮灰棕色至灰褐
色，具突起的皮孔

節部膨大或不明
顯，具側枝斷痕

經典妙方

1. **小兒心熱（小腸有火、便赤淋痛、面
   赤狂躁、口糜舌瘡、咬牙口渴）**：生
   地黃、生甘草、木通各等份，上同為
   末，每服三錢，水一盞，入竹葉同煎
   至五分，食後溫服。（《小兒藥證直
   訣》導赤散）

2. **產後乳汁不下**：木通、鐘乳各一兩，
   漏蘆（去蘆頭）二兩，栝蔞根、甘草
   各一兩，上五味搗銼如麻豆大，每服
   三錢匕，水一盞半，黍米一撮同煎，
   候米熟去滓，溫服，不拘時。（《聖
   濟總錄》木通湯）

實用藥方

1. **睪丸炎**：木通30～60克，蔥適量，水煎薰洗。

2. **小兒癱瘓，發作疼痛**：木通（銼）、膽礬（研）各0.3克，上研為散，每服1.5
   克，米飲調下。

3. **乳汁稀少**：木通15克，天冬9克，豬肉250克，酌加黃酒，水煎，服湯食肉。

川木通

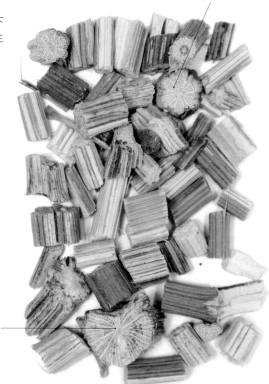

氣微，味淡

禁忌：氣弱津傷、精滑遺尿、小便過多者及孕婦禁服。

藥材挑選：以條粗、斷面色黃白者為佳。

別名：淮木通、油木通、白木通。

性味：苦，寒。

功效主治：利尿通淋，清心除煩，通經下乳。用於淋證、水腫、心煩尿赤、口舌生瘡、閉經、乳少、溼熱痹痛。

用法用量：3～6克。

切面邊緣不整齊，有黃白色放射狀紋理及裂隙

其間密布細孔狀導管，髓部較小，偶有空腔

實用藥方

1. **腎炎水腫**：川木通9克，薏苡根、赤小豆各30克，車前草、澤瀉各15克，水煎服。

2. **風溼性關節炎**：川木通、桑寄生各15克，川牛膝10克，威靈仙、木瓜各9克，水煎服。

3. **乳汁缺少**：川木通9克，王不留行、路路通各10克，同豬蹄燉服。

4. **尿路感染**：川木通、車前子、生蒲黃、萹蓄各9克，水煎服。

5. **喉痹失音**：川木通、石菖蒲、殭蠶各12克，水煎服。

通草

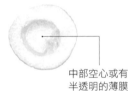

禁忌：氣陰兩虛、內無溼熱者，以及孕婦慎服。

藥材挑選：以挑選條粗、色潔白、有彈性者為佳。

別名：寇脫、離南、倚商。

性味：甘、淡，微寒。

功效主治：清熱利尿，通氣下乳。用於溼熱淋證、水腫尿少、乳汁不下。

用法用量：3～5克。

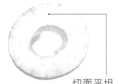

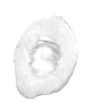

切面平坦，顯銀白色光澤

經典妙方

1. **熱氣淋瀝，小便亦如紅花汁**：通草三兩，葵子一升，滑石（碎）四兩，石葦二兩，上切，以水六升，煎取二升，去滓，分溫三服；如人行八九里，又進一服。忌食五腥、熱麵、炙煿等物。（《普濟方》通草飲子）

2. **一身黃腫透明，腎腫**：通草（蜜塗炙乾）、木豬苓（去裡皮）各等份，上為細末，並入研細去土地龍、麝香少許，每服半錢或一錢，米飲調下。（《小兒衛生總微論方》通草散）

中部空心或有半透明的薄膜

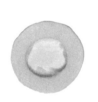

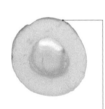

表面白色或淡黃色，有淺縱溝紋

實用藥方

1. **腎炎水腫**：通草、茯苓皮各15克，澤瀉5克，豬苓、香薷各10克，白术9克，赤小豆30克，水煎服。

2. **肝硬化腹水**：通草24克，半邊蓮30克，馬鞭草、車前草各15克，大腹皮10克，水煎服。

3. **產後乳汁不足**：穿山甲（炮）、王不留行、通草各9克，當歸16克，水煎服。

瞿麥

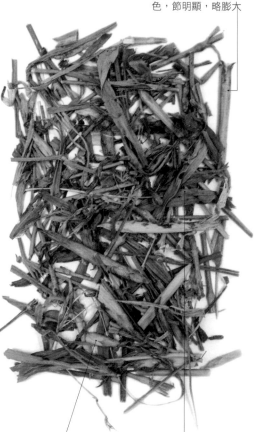

氣微，味淡

禁忌：**下焦虛寒、小便不利者，妊娠、新產者禁服。**

藥材挑選：以色青綠、花未開放者為佳。

別名：巨句麥、大蘭、山瞿麥。

性味：苦，寒。

功效主治：利尿通淋，活血通經。用於熱淋、血淋、石淋、小便不通、淋瀝澀痛、瘀阻經閉。

用法用量：9～15克。

莖表面淡綠色或黃綠色，節明顯，略膨大

經典妙方

1. **小便不利者，有水氣，其人苦渴：**瓜蔞根二兩，茯苓、薯蕷各三兩，附子（炮）一枚，瞿麥一兩，上五味末之，煉蜜丸如梧桐子大，飲服三丸，日三服；不知，增至七八丸，以小便利，腹中溫為知。（《金匱要略》瓜蔞瞿麥丸）

2. **下焦結熱，小便黃赤，淋閉疼痛，或有血出，及大小便俱出血：**山梔子（去皮，炒）半兩，瞿麥穗一兩，炙甘草三分，上為末，每服五錢至七錢，水一碗，入連鬚蔥根七個，燈心五十莖，生薑五七片，同煎至七分，時時溫服。（《太平惠民和劑局方》立效散）

花萼筒狀

葉對生，多皺縮，展平葉片呈條形至條狀披針形

實用藥方

1. **泌尿系統感染：**瞿麥、萹蓄、蒲公英各15克，燈心草3克，水煎服。

2. **尿路結石：**瞿麥、薏苡仁、梔子、雞內金、懷牛膝、黃柏、木通、海金沙、甘草各10克，金錢草50克，琥珀5克，生地黃15克，水煎服。

3. **急性腎炎：**瞿麥10克，甘草6克，側柏葉、大棗各15克，石韋30克，水煎服，每日2次。

4. **淋證：**瞿麥、車前子、滑石、冬葵子各等份，研成細粉，每次3～6克，開水沖服，每日2～3次。

萹蓄

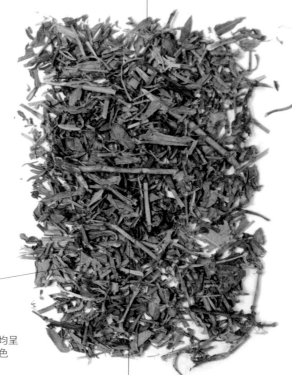

氣微，味微苦

禁忌：《得配本草》：「多服泄精氣。」

別名：萹竹、萹筑、畜辯。

性味：苦，微寒。

功效主治：利尿通淋，殺蟲，止癢。用於熱淋澀痛、小便短赤、蟲積腹痛、皮膚溼疹、陰癢帶下。

用法用量：9～15克。

葉互生，近無柄或具短柄

經典妙方

1. **熱淋澀痛：**萹竹煎湯頻飲。（《生生編》）

2. **肛門溼癢或痔瘡初起：**萹蓄二三兩，煎湯，趁熱先薰後洗。（《浙江民間草藥》）

葉全緣，兩面均呈棕綠色或灰綠色

莖呈圓柱形而略扁，有分枝，有細密微突起的縱紋

實用藥方

1. **腮腺炎：**鮮萹蓄30克，生石灰水適量，雞蛋1個取蛋清，萹蓄洗淨後搗爛，加入石灰水、蛋清，調勻塗敷患處，每日1次。

2. **鞘膜積液：**萹蓄、生薏苡仁各30克，水煎服，7日為1個療程。

3. **尿路結石：**萹蓄、海金沙藤、車前草各30克，水煎服。

4. **遺精：**萹蓄、金櫻子各30克，水煎服。

5. **牙痛：**萹蓄、夏枯草各30克，玄參15克，細辛5克，水煎分2次服，以齲齒痛效佳。

地膚子

氣微,味微苦

禁忌:《本草備要》:「惡螵蛸。」
藥材挑選:以飽滿、色灰綠者為佳。
別名:地葵、地麥、益明。
性味:辛、苦,寒。
功效主治:清熱利溼,祛風止癢。用於小便澀痛、陰癢帶下、風疹、溼疹、皮膚搔癢。
用法用量:9～15克。

背面中心有微突起的點狀果梗痕及放射狀脈紋

經典妙方

1. **脅痛,積年久痛,有時發動**:六七月取地膚子,陰乾,末,服方寸匕,日五六服。(《肘後備急方》)

2. **疝氣**:地膚子炒香,研末,每服一錢,酒下。(《簡便單方》)

呈扁球狀五角星形

外被宿存花被,周圍具膜質小翅

實用藥方

1. **尿急、尿痛、小便不利**:地膚子、車前子、滑石各15克,關木通6克,甘草3克,水煎服。

2. **溼疹、帶下陰癢**:地膚子、蛇床子、白鮮皮、苦參各30克,白礬15克,水煎,薰洗患處,每日2次。

3. **風疹搔癢**:地膚子、荊芥各15克,蟬蛻6克,生地黃20克,水煎服。

4. **老年性皮膚搔癢**:艾葉30克,花椒9克,地膚子、白鮮皮各15克,水煎薰洗患處,每日1劑,每劑薰洗2次,一般用藥3～6劑;或殭蠶、苦參、地膚子各10克,刺蒺藜15克,麻黃5克,水煎服,日服2次。

石韋

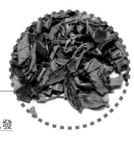

氣微，味微澀苦

禁忌：陰虛及無濕熱者忌服。

藥材挑選：以葉大而厚、完整、背面色發紅、有小點者為佳。

別名：石樜、石皮、石葦。

性味：甘、苦，微寒。

功效主治：利尿通淋，清肺止咳，涼血止血。用於熱淋、血淋、石淋，小便不通、淋瀝澀痛、肺熱喘咳、吐血、衄血、尿血、崩漏。

用法用量：6～12克。

經典妙方

1. 血淋：石韋、當歸、蒲黃、芍藥各等份，上四味治下篩，酒服方寸匕，日三服。（《千金方》石韋散）

2. 咳嗽：石韋（去毛）、檳榔（銼）各等份，上二味搗羅為細散，生薑湯調下二錢匕。（《聖濟總錄》石韋散）

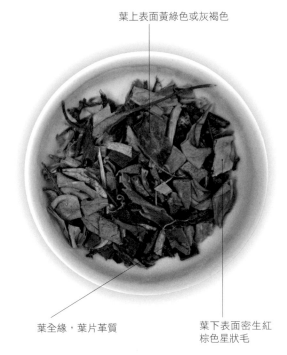

葉上表面黃綠色或灰褐色

葉全緣，葉片革質

葉下表面密生紅棕色星狀毛

實用藥方

1. **泌尿系統結石**：石韋20克，金錢草30克，巴戟天15克，生大黃、生甘草各10克，每日1劑，水煎服。

2. **泌尿系統感染**：石韋、蒲公英、馬齒莧各30克，苦參9～15克，柴胡9～18克，黃柏9克，水煎服。

3. **氣淋、小腹脹滿悶痛**：附地菜、石韋（去毛）各30克，搗碎，水煎，分3次，飯前服。

菝葜

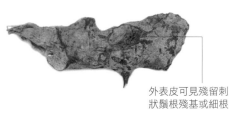

氣微，味微苦、澀

禁忌：《本草經疏》：「忌茗、醋。」
藥材挑選：以根莖粗壯、斷面色偏紅者為佳。
別名：金剛根、王瓜草、金剛藤。
性味：甘、微苦、澀，平。
功效主治：利溼去濁、祛風除痺，解毒散瘀。用於小便淋濁、帶下量多、風溼痺痛、疔瘡癰腫。
用法用量：10～15克。

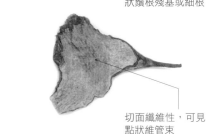

外表皮可見殘留刺狀鬚根殘基或細根

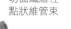

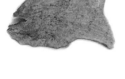

切面纖維性，可見點狀維管束

經典妙方

1. **消渴，飲水無休**：菝葜（銼，炒）、湯瓶內城各一兩，烏梅（並核捶碎，焙乾）二個，上粗搗篩，每服二錢，水一盞，瓦器煎七分，去滓，稍熱細呷。（《普濟方》菝葜飲）

2. **下痢赤白**：金剛根和好臘茶各等份，為末，白梅肉丸如雞頭大，每服五丸至七丸，小兒三丸，赤痢甘草湯下，白痢烏梅湯下，赤白痢烏梅甘草湯下。（《履巉岩本草》）

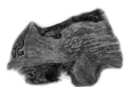

實用藥方

1. **風溼關節痛**：菝葜、虎杖、山楂根各9～15克，每日1劑，水煎服。

2. **筋骨麻木**：菝葜30克，切片，浸酒服。

3. **赤白帶下**：菝葜250克，切碎，水煎，取汁加糖60克，分多次服。

燈心草

氣微，味淡

禁忌：下焦虛寒、小便失禁者禁服。
藥材挑選：以色白、條長、粗細均勻、有彈性者為佳。
別名：虎鬚草、赤鬚、燈心。
性味：甘、淡，微寒。
功效主治：清心火，利小便。用於心煩失眠、尿少澀痛、口舌生瘡。
用法用量：1～3克。

外表皮白色或淡黃白色，有細縱紋

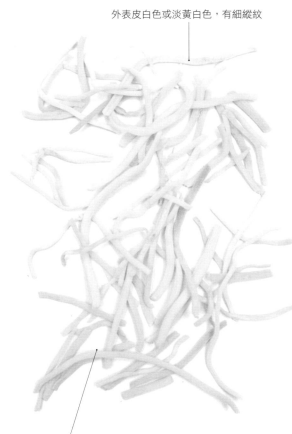

略有彈性，易拉斷，斷面白色

經典妙方

1. **五淋癃*閉**：燈心草一兩，麥門冬、甘草各五錢，濃煎飲。（《方脈正宗》）　★癃：小便不通暢。
2. **水腫**：燈心草四兩，水煎服。（《方脈正宗》）

實用藥方

1. **熱淋**：燈心草、鳳尾草、牛膝根、淡竹葉各15克，用米泔水煎服。
2. **小兒感冒發熱、小便黃赤**：燈心草、車前草各適量，水煎代茶飲。
3. **失眠、心煩**：燈心草18克，煎湯代茶常服。
4. **糖尿病**：燈心草60克，豆腐1塊，水燉服。
5. **黃疸**：鮮燈心草、劉寄奴各15克，枸杞根30克，水煎酌加糖服。

螻蛄 ▲有小毒

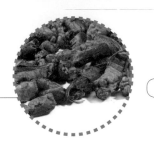

有特異臭氣

禁忌：體虛者慎服，孕婦禁服。
別名：螻蟈、天螻、杜狗。
性味：鹹，寒；有小毒。
功效主治：利水通淋，消腫解毒。用於小
便不利、水腫、石淋、瘰癧、惡瘡。
用法用量：3～4.5克；或研末1～2克。
外用適量，研末調敷。

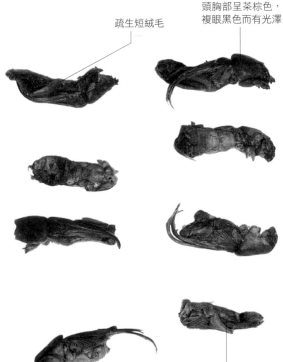

疏生短絨毛

頭胸部呈茶棕色，
複眼黑色而有光澤

腹部皺縮，淺黃色

經典妙方

1. **石淋：**螻蛄七枚，鹽二兩，同
   於新瓦上鋪蓋焙乾，研末，溫
   酒調服一錢匕。（《本草圖經》）
2. **頸項瘰癧：**帶殼螻蛄七枚，生
   取肉，入丁香七粒，於殼內燒
   過，與肉同研，用紙花貼之。
   （《救急方》）

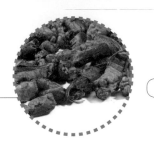

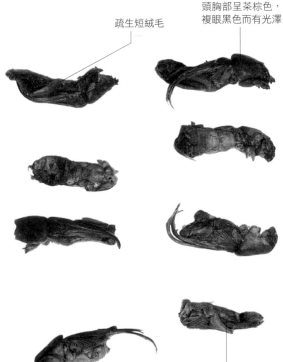

實用藥方

1. **尿閉不通：**乾螻蛄、蟋蟀（皆去翅、足）各20～30只，生甘草20克，共研
   細末，每服1克，每日2～3次，溫水送服。
2. **肝硬化腹水：**螻蛄（去頭、足、翼）、蟋蟀各2對，黃芪9克，地鱉蟲4.5
   克，研細末，分4次服，每日2次。

魚腦石

氣微，味淡稍澀

別名：石首魚頭石、石首骨、魚首石。

性味：甘、鹹，平。

功效主治：利尿通淋，化石解毒。用於石淋、小便淋瀝不暢、鼻淵、聤★耳出膿。

★聤：耳朵出膿。

用法用量：5～15克；或研末1.5～3克。外用適量，研末，吹鼻或麻油調勻滴耳。

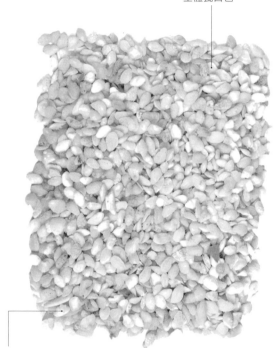

全體瓷白色

質堅硬，不易破碎

經典妙方

石淋、諸淋：石首魚頭石十四枚，當歸等份，上二味搗篩為散，以水二升，煮取一升，頓服立癒，單用魚頭石亦佳。（《古今錄驗方》）

實用藥方

1. **腎結石、膀胱結石**：魚腦石研末，每次5克，以甘草15克，車前子50克，煎水送服，日服2次。

2. **鼻炎**：魚腦石（煅）3克，冰片0.3克，共研末，吸鼻中。

3. **萎縮性鼻炎**：魚腦石3克，青黛1.5克，冰片0.6克，同研末，吹鼻內。

4. **化膿性中耳炎**：煅魚腦石15克，冰片1.5克，共研末，加麻油調勻，滴入耳內，每日2次。

冬葵子

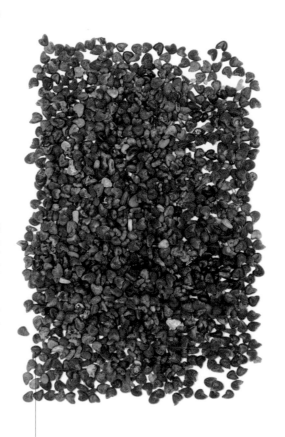

禁忌：《得配本草》：「氣虛下陷，脾虛
腸滑，二者禁用。」

別名：葵子、葵菜子。

性味：甘，寒。

功效主治：利水通淋，滑腸通便。用於淋
病、水腫、大便不通、乳汁不行。

用法用量：6～15克，或入散劑。

經典妙方

1. **妊娠子淋、小便澀痛**：冬葵子、
   滑石、木通各等份，上為末，每
   服四錢，水一盞，蔥白七寸，煎
   至六分，去滓服。（《婦人大全
   良方》）
2. **小兒小便不通**：冬葵子一升，以
   水二升，煮取一升，分服，入滑
   石末六銖。（《千金方》）

呈腎形，棕黃色或黑褐色

 實用藥方

脂肪肝：玉米鬚60克，冬葵子15克，水煎，去渣，加入赤小豆100克，白糖適
量，煮至豆爛，分2次，吃豆喝湯，另取生大黃10克，研末，調白酒敷臍上。

葉下珠

氣微香，味微苦

別名：日開夜閉、珍珠草、葉後珠。

性味：微苦，涼。

功效主治：清熱利尿，明目消積。用於痢疾、泄瀉、黃疸、水腫、熱淋、石淋、目赤、夜盲、疳積、癰腫、蛇蟲咬傷。

用法用量：15～30克。外用適量，搗敷。

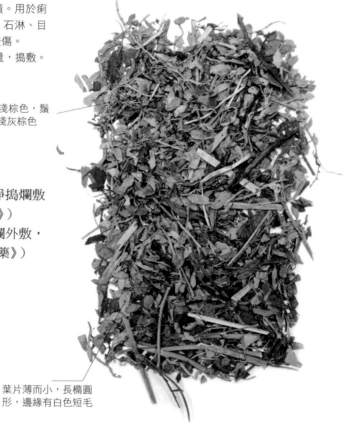

根莖外表淺棕色，鬚根多數，淺灰棕色

經典妙方

1. **蛇咬傷**：葉下珠鮮葉洗淨搗爛敷傷處。（《江西草藥手冊》）
2. **癰瘡初起**：鮮葉下珠搗爛外敷，乾則更換。（《安徽中草藥》）

葉片薄而小，長橢圓形，邊緣有白色短毛

實用藥方

1. **甲狀腺瘤**：牛白藤30克，夏枯草、葉下珠各15克，水煎服。

2. **腸炎**：瘦風輪30克，葉下珠、爵床各15克，水煎服。

3. **消化不良、腹瀉**：地膽草、葉下珠各15克，大米（炒焦）30克，水煎服。

4. **結膜炎**：野菊花、金銀花、葉下珠、桑葉各15克，水煎服，另取野菊花全草適量，水煎薰洗患眼。

5. **小兒疳積**：雞眼草15克，葉下珠10克，橘葉3克，菖蒲葉1～2片，燉豬瘦肉服。

茵陳

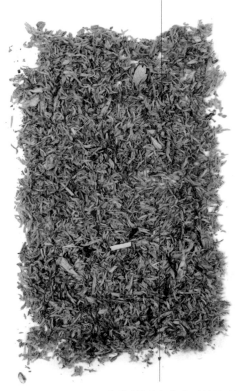

氣清香，味微苦

禁忌：脾虛血虧而致虛黃、萎黃者一般不宜使用。

藥材挑選：以質嫩、綿軟、色灰白、香氣濃者為佳。

別名：綿茵陳、白蒿、絨蒿。

性味：苦、辛，微寒。

功效主治：清利溼熱，利膽退黃。用於黃疸用於黃疸尿少、溼溫暑溼、溼瘡搔癢。

用法用量：6～15克。外用適量，煎湯薰洗。

莖細小、長，除去表面白色茸毛後可見明顯縱紋

經典妙方

1. **熱病發斑**：茵陳二兩，川大黃（銼碎，微炒）、玄參各一兩，梔子仁一分，生甘草半兩，搗篩為散，每服四錢，以水一中盞，煎至六分，去滓，不拘時分服。（《太平聖惠方》茵陳散）

2. **風搔癮疹，遍身皆癢，搔之成瘡**：茵陳（生用）五兩，苦參五兩，上細銼，用水一斗，煮取二升，溫熱得所，蘸綿拭之，日五七度。（《太平聖惠方》）

全體密被白色茸毛，綿軟如絨

實用藥方

1. **急性肝炎**：茵陳15克，烏蕨20克，水煎服。

2. **黃疸**：茵陳15克，梔子9克，水煎服；或茵陳、蒼耳子各9克，木通6克，薄荷、黃連各3克，水煎服。

3. **急性扁桃腺炎**：茵陳、白英各30克，卷柏15克，車前草、板藍根各9克，水煎含服。

4. **產後出血**：茵陳30克，水煎，兌童子母雞湯服。

5. **蛔蟲病**：茵陳30～60克，水煎服。

金錢草

氣微，味淡

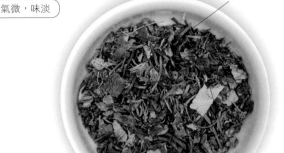

莖棕色或暗棕紅色，有縱紋，實心

下表面色較淺，主脈明顯突出

葉對生，上表面灰綠色或棕褐色

禁忌：《福建民間草藥》：「凡陰疽諸毒，脾虛泄瀉者，忌搗汁生服。」

藥材挑選：以葉大、色綠者為佳。

別名：遍地香、地錢幾、鈒兒草。

性味：甘、鹹，微寒。

功效主治：利溼退黃，利尿通淋，解毒消腫。用於溼熱黃疸、膽脹脇痛、石淋、熱淋、小便澀痛、癰腫疔瘡、蛇蟲咬傷。

用法用量：15 ～ 60 克。

實用藥方

1. **慢性膽囊炎、膽石症：**金錢草、車前草各 60 克，水煎取汁，取鬱金 3 克研末沖服。

2. **肝膽溼熱：**金錢草 90 ～ 150 克，水煎代茶飲。

3. **尿石症：**金錢草 90 ～ 150 克，水煎代茶飲。

廣金錢草

氣微香，味微甘

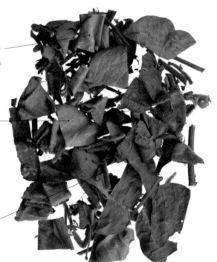

下表面具灰白色緊貼的絨毛

上表面黃綠色或灰綠色，無毛

莖呈圓柱形，密被黃色伸展的短柔毛

禁忌：孕婦忌服。

藥材挑選：以葉多、色綠者為佳。

別名：落地金錢、馬蹄香、假花生。

性味：甘、淡，涼。

功效主治：利溼退黃，利尿通淋。用於黃疸尿赤、熱淋、石淋、小便澀痛、水腫尿少。

用法用量：15 ～ 30 克。

實用藥方

1. **泌尿系統感染：**廣金錢草 24 克，車前草、海金沙、金銀花各 15 克，水煎服，每日 1 劑。

2. **膽囊炎：**廣金錢草 30 克，雞內金 9 克，水煎服。

3. **膀胱結石：**廣金錢草 60 克，海金沙 15 克，水煎服。

虎杖

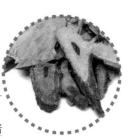

氣微，味微苦、澀

禁忌：《藥性論》：「有孕人勿服。」

藥材挑選：以粗壯、堅實、斷面色黃者為佳。

別名：大蟲杖、苦杖、酸杖。

性味：微苦，微寒。

功效主治：利溼退黃，清熱解毒，散瘀止痛，止咳化痰。用於溼熱黃疸、淋濁、帶下、風溼痹痛，癰腫瘡毒、水火燙傷、閉經、癥瘕、跌打損傷、肺熱咳嗽。

用法用量：9～15克。外用適量，製成煎液或油膏塗敷。

經典妙方

1. **諸惡瘡：**虎杖根燒灰貼。（《本草圖經》）
2. **腸痔下血：**虎杖根洗去皺皮，銼焙，搗篩，蜜丸如赤豆，陳米飲下。（《本草圖經》）

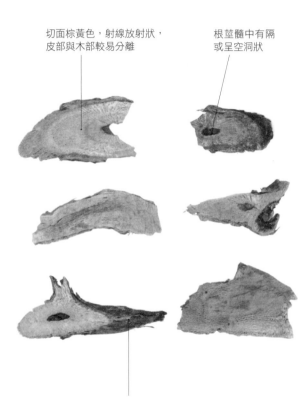

切面棕黃色，射線放射狀，皮部與木部較易分離

根莖髓中有隔或呈空洞狀

外皮棕褐色，有縱皺紋和鬚根痕

實用藥方

1. **風溼性關節炎：**虎杖、梵天花、忍冬藤各30克，穿山龍24克，水煎服。

2. **便祕：**虎杖、生地黃各30克，火麻仁、郁李仁各15克，水煎服。

3. **癰腫：**虎杖粉、生大黃粉各適量，水調敷患處。

4. **B型肝炎：**蒲公英、白茅根各30克，烏梅18克，大黃3克，蟬蛻、五味子各12克，殭蠶10克，虎杖15克，水煎服，30日為1個療程。

積雪草

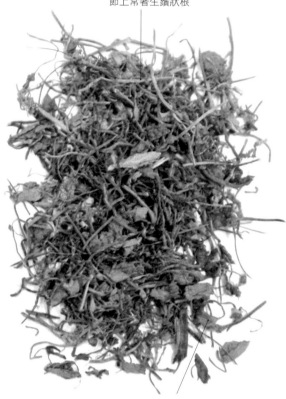

氣微，味淡

禁忌：《植物名實圖考》：「虛寒者不宜。」

別名：馬蹄草、老公根、葵蓬菜。

性味：苦、辛，寒。

功效主治：清熱利溼，解毒消腫。用於溼熱黃疸、中暑腹瀉、石淋、血淋、癰腫瘡毒、跌撲損傷。

用法用量：15 ～ 30克。

莖有細縱皺紋，可見節，節上常著生鬚狀根

經典妙方

1. **溼熱黃疸**：積雪草、冰糖各一兩，水煎服。（《江西民間草藥》）
2. **中暑腹瀉**：積雪草鮮葉搓成小團，嚼細，開水吞服一二團。（《浙江民間常用草藥》）

葉片多皺縮、破碎，灰綠色，邊緣有粗鈍齒

實用藥方

1. **感冒、咳嗽**：積雪草、蛇莓、野艾草各30 ～ 50克，帶皮生薑20克，搗爛，加少許熱開水，絞汁，紅糖少許兌服，每日2次。

2. **中暑**：鮮積雪草適量，搗爛，加少許冷開水，絞汁服。

3. **咳嗽多痰**：積雪草30 ～ 50克，水煎服；或鮮積雪草、仙鶴草、魚腥草、夏枯草、鳳尾草、車前草各適量，擂爛，開水沖服。

4. **小兒熱咳**：鮮積雪草30克，燉豬瘦肉服，服時滴加數滴茶油。

5. **腳疔**：鮮積雪草葉適量，置熱茶葉水中泡軟，取出貼患處。

垂盆草

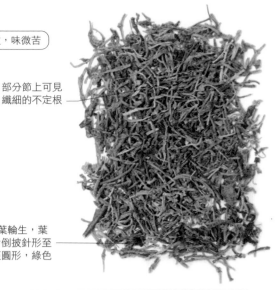

氣微，味微苦

部分節上可見
纖細的不定根

3葉輪生，葉
片倒披針形至
矩圓形，綠色

禁忌：**脾胃虛寒者慎服。**
藥材挑選：**以挑選莖葉完整、葉色黃綠**
者為佳。
別名：狗牙草、山護花、三葉佛甲草。
性味：甘、淡，涼。
功效主治：利溼退黃，清熱解毒。用於
溼熱黃疸、小便不利、癰腫瘡瘍。
用法用量：15 ～ 30克。

實用藥方

1. **咽喉炎、扁桃腺炎：**鮮垂盆草60克，洗淨，搗爛絞汁，含漱並服下。
2. **肝炎：**鮮垂盆草60 ～ 125克，鮮墨旱蓮125克，加水煎煮取汁200 ～ 300毫
   升，每次100 ～ 150毫升，每日分2次服，15 ～ 30日為1個療程。

雞骨草

氣微香，味微苦

小葉矩圓形，
先端平截，有
小突尖，下表
面被伏毛

莖叢生，小枝
纖細，疏被短
柔毛

禁忌：**虛寒體弱者慎用。**
藥材挑選：**以根莖結節、莖葉全者為佳。**
別名：黃頭草、黃食草、大黃草。
性味：甘、微苦，涼。
功效主治：利溼退黃，清熱解毒，疏肝
止痛。用於溼熱黃疸、脅肋不舒、胃脘
脹痛、乳癰腫痛。
用法用量：15 ～ 30克。

實用藥方

1. **外感風熱：**雞骨草60克，水煎，每日分2次服。
2. **蛇咬傷：**雞骨草30克，水煎服。

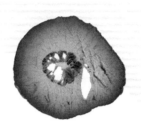

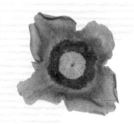

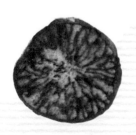

卷 3

溫裡・理氣
消食・驅蟲

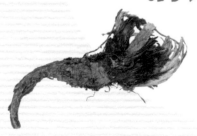

附子 ▲有毒

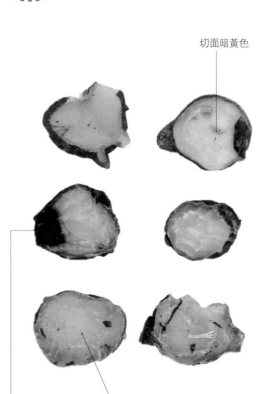

氣微，味淡

切面暗黃色

禁忌：陰虛陽盛、真熱假寒者及孕婦均禁服。

藥材挑選：以個大、質堅實、灰黑色、表面起鹽霜者為佳。

別名：白附片、鹽附子、黑順片。

性味：辛、甘，大熱；有毒。

功效主治：回陽救逆，補火助陽，散寒止痛。用於亡陽虛脫、肢冷脈微、心陽不足、胸痹心痛、虛寒吐瀉、脘腹冷痛、腎陽虛衰、陽痿宮冷、陰寒水腫、陽虛外感、寒濕痹痛。

用法用量：3～15克，先煎，久煎。

經典妙方

1. 臟寒脾泄，及老人中氣不足，久泄不止：肉豆蔻（煨熟）二兩，大附子（去皮臍）一兩五錢，為末，粥丸，如梧桐子大，每服八十丸，蓮肉煎湯下。（《本草綱目》）

2. 頭痛：附子（炮）、煅石膏各等份，為末，入腦、麝少許，茶酒下半錢。（《傳家秘寶方》）

黑順片外皮黑褐色

油潤具光澤，半透明狀，並有縱向導管束

實用藥方

1. 陽痿不育：炮附片、白术、桂枝、龍骨各等份，研末為丸，每日5～8克，每日3次。

2. 低血壓所致眩暈：熟附子、乾薑各9克，白术12克，黃芪15克，炙甘草3克，大棗10枚，水煎服。

3. 慢性腎炎水腫：淡附子12克，白术、黃芪、茯苓各15克，水煎服。

4. 風溼關節冷痛：炮附子、桂枝、威靈仙各9克，巴戟天12克，水煎服。

乾薑

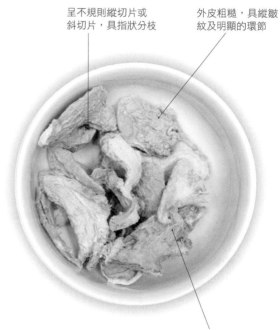

氣香、特異，味辛辣

禁忌：陰虛內熱、血熱妄行者禁服。

藥材挑選：以質堅實、斷面色黃白、粉性足、氣味濃者為佳。

別名：白薑、均薑、乾生薑。

性味：辛，熱。

功效主治：溫中散寒，回陽通脈，溫肺化飲。用於脘腹冷痛、嘔吐泄瀉、肢冷脈微、寒飲喘咳。

用法用量：3 ～ 10克。

呈不規則縱切片或斜切片，具指狀分枝

外皮粗糙，具縱皺紋及明顯的環節

切面可見較多的縱向纖維，有的呈毛狀

經典妙方

1. **卒心痛**：乾薑末，溫酒服方寸匕，須臾，六七服，瘥。（《肘後備急方》）

2. **妊娠嘔吐不止**：乾薑、人參各一兩，半夏二兩，上三味末之，以生薑汁糊為丸，如梧桐子大，每服十丸，日三服。（《金匱要略》乾薑人參半夏丸）

實用藥方

1. **胃腹冷痛**：乾薑、製香附各9克，高良薑6克，水煎服。

2. **虛寒腹瀉**：乾薑、白朮、茯苓各9克，黨參15克，炙甘草、豆蔻各6克，水煎服。

3. **肺寒咳嗽、氣喘**：乾薑、桂枝、款冬花、紫菀、五味子、煮半夏各9克，茯苓10克，北細辛2克，水煎服。

4. **崩漏、月經過多**：乾薑10克，艾葉15克，紅糖適量，水煎服。

5. **久瀉久痢**：乾薑9克，黃連6克，研末服。

肉桂

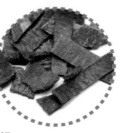

氣香濃烈，味甜、辣

禁忌：陰虛火旺、裡有實熱、血熱妄行出血及孕婦均禁服。

藥材挑選：以不破碎、皮厚體重、外表面細緻、油性大、香氣濃、味甜濃而微辛、嚼之渣少者為佳。

別名：牡桂、紫桂、大桂。

性味：辛、甘，大熱。

功效主治：補火助陽，引火歸元，散寒止痛，溫通經脈。用於陽痿宮冷、腰膝冷痛、腎虛作喘、虛陽上浮、眩暈目赤、心腹冷痛、虛寒吐瀉、寒疝腹痛、痛經、閉經。

用法用量：1～5克。

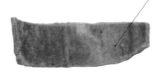

內表面略平坦，有細縱紋，劃之顯油痕

經典妙方

1. **奔豚疝瘕衝築**：肉桂、乾薑、小茴香各五錢，牡丹皮、木香、檳榔各二錢，甘草五分，水煎服。（《方脈正宗》）

2. **真寒腰痛，六脈弦緊，口舌青，陰囊縮，身戰慄**：肉桂三錢，附子（急則用生附子）三四錢，杜仲二錢，熱服。（《會約醫鏡》桂附杜仲湯）

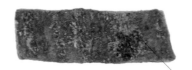

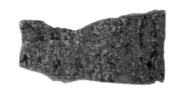

外表面稍粗糙，有細皺紋和橫向突起的皮孔

實用藥方

1. **腎虛遺精**：肉桂2克，補骨脂9克，枸杞子15克，菟絲子、金櫻子各10克，水煎服。

2. **胃寒疼痛**：肉桂2克，山雞椒果實6克，水煎服。

3. **腎虛陽痿**：肉桂3克，肉蓯蓉、淫羊藿各10克，五味子9克，熟地黃、覆盆子、桑椹各15克，水煎服。

4. **婦科囊腫**：蒲公英90克，三棱、莪术、赤芍、丹參各20克，陳皮、肉桂各15克，薏苡仁50克，水煎取汁400毫升，分2次，1日服完。

5. **小兒遺尿**：麻黃2份，益智仁1份，肉桂1份，共研細末，每次3克，醋調成餅貼敷臍心，36小時後取下，間隔6～12小時再敷，共3次後改為每週1次。

吳茱萸 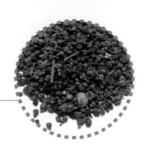 ▲有小毒

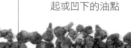
氣芳香濃郁，味辛辣而苦

禁忌：陰虛火旺者忌服。

別名：吳萸、食茱萸、檔子。

性味：辛、苦，熱；有小毒。

功效主治：散寒止痛，降逆止嘔，助陽止瀉。用於厥陰頭痛、寒疝腹痛、寒溼腳氣、經行腹痛、脘腹脹痛、嘔吐吞酸、五更泄瀉。

用法用量：2～5克。外用適量。

表面有多數點狀突起或凹下的油點

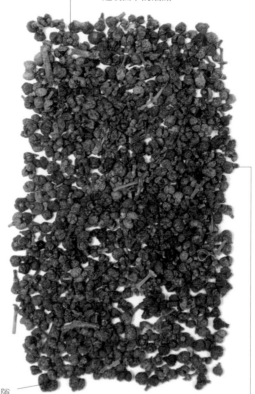

頂端有五角星狀的裂隙

呈球形或略呈五角狀扁球形

經典妙方

1. **食已吞酸，胃氣虛冷：**吳茱萸（湯泡七次，焙）、乾薑（炮）各等份，為末，湯服一錢。（《太平聖惠方》）

2. **嘔而胸滿及乾嘔吐涎沫、頭痛：**吳茱萸一升，人參三兩，生薑六兩，大棗十二枚，上四味以水五升，煮取三升，溫服七合，日三服。（《金匱要略》吳茱萸湯）

實用藥方

1. **寒疝腹痛：**吳茱萸、烏藥各4.5克，川楝子、小茴香各10克，水煎服。

2. **嘔吐吞酸：**吳茱萸4.5克，黃連2克，水煎少量頻服。

3. **五更泄瀉：**吳茱萸、五味子各4.5克，肉豆蔻10克，補骨脂8克，水煎服。

4. **消化不良、腹脹：**竹葉椒果殼3～6克，擂爛，加吳茱萸1～3克，油豆腐絲、食鹽各適量，水煎服。

5. **感冒嘔吐、腹瀉：**陳皮、吳茱萸各6～10克，水煎服。

小茴香

禁忌：陰虛火旺者禁服。

藥材挑選：以粒大飽滿、色黃綠、氣味濃者為佳。

別名：穀茴香、穀茴、土茴香。

性味：辛，溫。

功效主治：散寒止痛，理氣和胃。用於寒疝腹痛、睪丸偏墜、痛經、少腹冷痛、脘腹脹痛、食少吐瀉。

用法用量：3～6克。

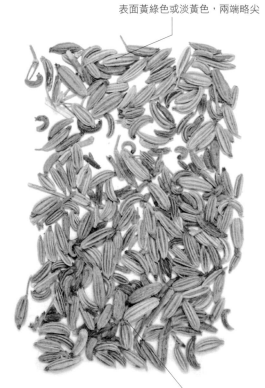

表面黃綠色或淡黃色，兩端略尖

頂端殘留有黃棕色突起的柱基

經典妙方

1. **脇下疼痛**：小茴香（炒）一兩，枳殼（麩炒）五錢，上為末，每服三錢，鹽湯調下。（《袖珍方》）
2. **小腸氣疼悶，不省人事**：小茴香（鹽炒）、枳殼（麩炒）各一兩，沒藥半兩，諸藥為末，每服一錢，熱酒調下。（《太平聖惠方》）

實用藥方

1. **寒疝腹痛**：小茴香、荔枝核各10克，研末服；或小茴香30克，與穀殼一同炒熱布包，溫熨痛處。
2. **腎虛夜尿多或遺尿**：小茴香、桑螵蛸各9克，雞內金10克，焙乾，共研細末，開水送服。
3. **經行少腹冷痛，血色暗黑，有血塊**：小茴香9克，當歸、川芎各12克，水煎服。
4. **腎結石**：廣金錢草24克，小茴香、大茴香各5克，大黃（後下）15克，萹蓄30克，水煎服。
5. **疝氣**：金櫻子5～10個，小茴香10克，豬小腸1段，水煎服。

八角茴香

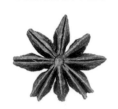

氣芳香，味辛、甜

禁忌：陰虛火旺者慎服。

藥材挑選：以個大、完整、色紅棕、油性大、香氣濃者為佳。

別名：舶上茴香、大茴香、舶茴香。

性味：辛，溫。

功效主治：溫陽散寒，理氣止痛。用於寒疝腹痛、腎虛腰痛、胃寒嘔吐、脘腹冷痛。

用法用量：3～6克。

聚合果，多由8個蓇葖果組成，放射狀排列於中軸上

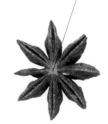

經典妙方

1. **小腸氣墜：**八角茴香、小茴香各三錢，乳香少許，水煎服取汗。（《仁齋直指方》）
2. **腰痛如刺：**八角茴香，炒研，每服二錢，食前鹽湯下，外以糯米一二升，炒熱，袋盛，拴於痛處。（《簡便單方》）

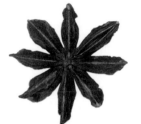

頂端呈鳥喙狀，上側多開裂

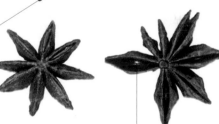

內表面淡棕色，平滑，有光澤

實用藥方

1. **乳腺增生（輕者）：**八角茴香1枚，核桃（取仁）1個，飯前嚼爛吞下，每日3次，連用1個月。

2. **腰痛：**八角茴香100克，微炒，研成細粉，每日2次，每次6克，黃酒60毫升加溫沖服。

3. **膀胱偏墜疝氣：**八角茴香、白牽牛（炒）各等份，研為細末，空腹以酒調下。

丁香

禁忌：熱病及陰虛內熱者忌服。

藥材挑選：以完整、個大、色深紅、香氣濃、油性足、入水下沉者為佳。

別名：丁子香、雄丁香、公丁香。

性味：辛，溫。

功效主治：溫中降逆，補腎助陽。用於脾胃虛寒、呃逆嘔吐、食少吐瀉、心腹冷痛、腎虛陽痿。

用法用量：1～3克，內服或研末外敷。

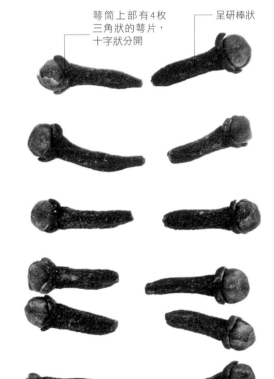

萼筒上部有4枚三角狀的萼片，十字狀分開

呈研棒狀

花冠圓球形，花瓣四，複瓦狀抱合

經典妙方

1. **霍亂**：丁香十四枚，以酒五合，煮取二合，頓服之，用水煮之亦佳。（《千金翼方》）
2. **心痛不止**：丁香半兩，桂心一兩，搗細羅為散，每於食前，以熱酒調下一錢。（《太平聖惠方》）

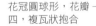 **實用藥方**

1. **小兒腹瀉**：木鱉子（煨熟去外殼）2個，白胡椒2粒，丁香4粒，共研末，與凡士林一起調成膏狀敷於臍中，用膠布固定3日。
2. **瞼腺炎**：丁香7粒，大棗（去核）1枚，二藥搗爛拌勻，製成花生仁大小的藥丸，納入鼻中，左眼病納入右鼻腔，右眼病納入左鼻腔，每日1次。

母丁香

氣香，味麻辣

藥材挑選：以個大、粒實、油足、香氣濃者為佳。

別名：雞舌香、亭炅獨生、雌丁香。

性味：辛，溫。

功效主治：溫中降逆，補腎助陽。用於脾胃虛寒、呃逆嘔吐、食少吐瀉、心腹冷痛、腎虛陽痿。

用法用量：1～3克，內服或研末外敷。

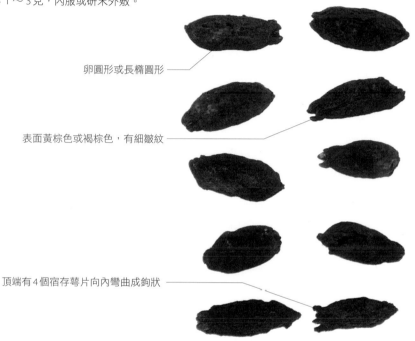

卵圓形或長橢圓形

表面黃棕色或褐棕色，有細皺紋

頂端有4個宿存萼片向內彎曲成鉤狀

實用藥方

1. **小兒疝氣**：取母丁香粉適量，撒在獨角蓮膏藥上，貼於患處，每隔1～2日換藥1次，至病癒為止。

2. **胃冷嘔逆，氣厥不通**：母丁香（杵碎）3粒，陳皮（全者，湯浸去白，焙）1只，上兩味用水一盞，煎取半盞，去滓熱呷。

3. **暴心氣痛**：母丁香末，酒服3克。

高良薑

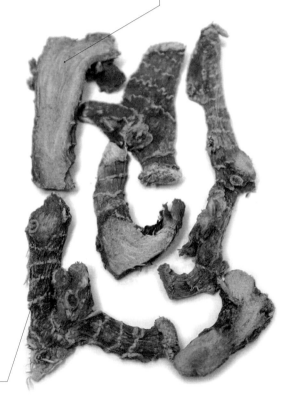

氣香，味辛辣

切面外周色較淡，具多數散在的筋脈小點

禁忌：陰虛有熱者忌服。

藥材挑選：以色紅棕、氣香味辣、分枝少者為佳。

別名：膏涼薑、良薑、蠻薑。

性味：辛，熱。

功效主治：溫胃止嘔，散寒止痛。用於脘腹冷痛、胃寒嘔吐、噯氣吞酸。

用法用量：3～6克。

經典妙方

1. **心脾痛**：高良薑、檳榔各等份，各炒，上為細末，米飲調下。（《百一選方》）
2. **霍亂嘔吐不止**：高良薑（生銼）一味，粗搗篩，每服三錢匕，水一盞，大棗（去核）一枚，煎至五分，去滓，用水沉冷，頓服。（《聖濟總錄》冰壺湯）

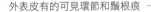

外表皮有的可見環節和鬚根痕

實用藥方

1. **寒溼中阻，脘腹冷痛，吐清涎酸水**：草豆蔻、吳茱萸各6克，高良薑5克，水煎服。
2. **胃脘痛**：竹葉椒果實6克，高良薑9克，共研細末，每次3～6克，開水送服。
3. **胃氣痛**：香附15克，烏藥10克，高良薑6克，水煎服。
4. **胃及十二指腸潰瘍**：野木瓜12克，高良薑4.5克，製香附9克，水煎服。

紅豆蔻

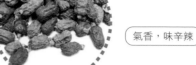

氣香，味辛辣

禁忌：陰虛有熱者忌服。
藥材挑選：以粒大飽滿、外表紅棕色、不破碎、氣香、味辛辣者為佳。
別名：紅豆、紅蔻、良薑子。
性味：辛，溫。
功效主治：散寒燥溼，醒脾消食。用於脘腹冷痛，食積脹滿，嘔吐泄瀉，飲酒過多。
用法用量：3～6克。

經典妙方

腹痛體冷，嘔沫，不欲食：紅豆蔻（去皮）、蓽茇、桂心、白术、當歸（研，微炒）、人參（去蘆頭）、乾薑（炮裂，銼）各半兩，附子（炮裂，去皮、臍）一兩，白豆蔻（去皮）、陳皮（湯浸，去白瓤，焙）、川椒（去目及閉口者，微炒去汗）各三分，上藥搗羅為末，煉蜜和搗二三百杵，丸如梧桐子大，不計時候，以生薑湯下三十丸。（《太平聖惠方》紅豆蔻丸）

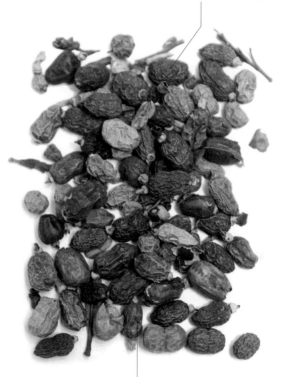

表面紅棕色或暗紅色，略皺縮

頂端有黃白色管狀宿萼，基部有果梗痕

實用藥方

1. **胃寒疼痛（包括慢性胃炎、神經性胃痛）：**紅豆蔻3克，研末，每次服1克，紅糖湯送服，每日3次。

2. **胃及十二指腸潰瘍：**紅豆蔻、連翹、雞內金各9克，黃連4.5克，水煎服。

3. **慢性支氣管炎咳痰不爽：**紅豆蔻3克，萊菔子、紫蘇子各6克，水煎服，每日2次。

辣椒

氣特異，味辛、辣

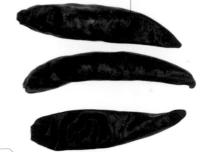

表面橙紅色、紅色或深紅色，光滑或較皺縮

顯油性，基部微圓

禁忌：陰虛火旺及患咳嗽、目疾者忌服。
別名：番椒、秦椒、辣茄。
性味：辛，熱。
功效主治：溫中散寒，開胃消食。用於寒滯腹
痛、嘔吐、瀉痢、凍瘡。
用法用量：0.9 ～ 2.4克。外用適量。

實用藥方

1. **腰腿痛**：取辣椒末、凡士林各等份，加適量黃酒調成糊狀。用時塗於油紙上
   貼於患部，外加膠布固定。

2. **腮腺炎**：取老紅辣椒焙焦研末，撒於患處，每日1次。

胡椒

氣芳香，味辛辣

白胡椒表面灰白色或淡黃白色，平滑

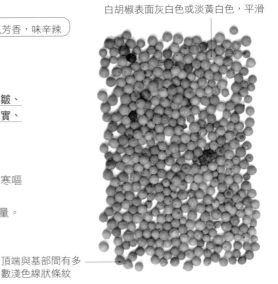

頂端與基部間有多
數淺色線狀條紋

禁忌：陰虛有火者忌服。
藥材挑選：黑胡椒以粒大、飽滿、色黑、皮皺、
氣味濃烈者為佳，白胡椒以粒大、個圓、堅實、
色白、氣味強烈者為佳。
別名：味履支、浮椒、玉椒。
性味：辛，熱。
功效主治：溫中散寒，下氣，消痰。用於胃寒嘔
吐、腹痛泄瀉、食慾不振、癲癇痰多。
用法用量：0.6 ～ 1.5克，研粉吞服。外用適量。

實用藥方

1. **跌打損傷**：鮮風箱樹根適量，胡椒少許，同搗爛敷患處。

2. **齲齒疼痛**：蓽茇、胡椒各等份，研末，化蠟丸，如麻子大，每次1丸，納蛀
   孔內。

花椒

香氣濃，味麻辣而持久

禁忌：陰虛火旺者忌服。孕婦慎服。
藥材挑選：以粒大、色紫紅、油性足、香氣濃者為佳。
別名：川椒、秦椒、蜀椒。
性味：辛、溫。
功效主治：溫中止痛，殺蟲止癢。用於脘腹冷痛、嘔吐泄瀉、蟲積腹痛；外治溼疹、陰癢。
用法用量：3～6克。外用適量，煎湯薰洗。

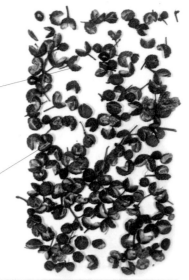

花椒外表面散有多數疣狀突起的油點

內表面淡黃色

實用藥方

1. **胃脘冷痛，得溫則減**：花椒、乾薑各6克，黨參12克，水煎溫服。

2. **寒溼吐瀉**：花椒、草豆蔻、砂仁各6克，蒼术10克，水煎服。

蓽茇

有特異香氣，味辛辣

禁忌：實熱郁火、陰虛火旺者均忌服。
別名：蓽撥、蓽撥梨、阿梨訶咃。
性味：辛，熱。
功效主治：溫中散寒，下氣止痛。用於脘腹冷痛、嘔吐、泄瀉、寒凝氣滯、胸痹心痛、頭痛、牙痛。
用法用量：1～3克。外用適量，研末塞齲齒孔中。

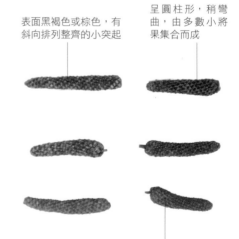

表面黑褐色或棕色，有斜向排列整齊的小突起

呈圓柱形，稍彎曲，由多數小將果集合而成

基部有果穗梗殘存或脱落

實用藥方

1. **脘腹冷痛、完穀不化、嘔吐、泄瀉**：蓽茇、乾薑各6克，肉桂8克，砂仁5克，水煎服。

2. **寒凝經痛**：蓽茇6克，艾葉10克，蒲黃8克，水煎服。

陳皮

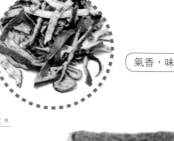

氣香，味辛、苦

禁忌：氣虛、陰虛者慎服。

藥材挑選：以果皮張大、完整、色鮮豔、油潤、香氣濃、辛香、味稍甜而後苦者為佳。

別名：橘皮貴老、紅皮。

性味：苦、辛，溫。

功效主治：理氣健脾，燥溼化痰。用於脘腹脹、食少吐瀉、咳嗽痰多。

用法用量：3 ～ 10 克。

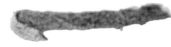

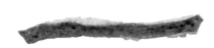

內表面粗糙，附黃白色或黃棕色筋絡狀維管束

經典妙方

1. **血淋不可忍**：陳皮、香附子、赤茯苓各等份，上銼散，每服三錢，水煎空心服。(《世醫得效方》通秘散)

2. **產後二便不通**：陳皮、蘇葉、枳殼（麩炒）、木通各等份，上銼散，每服四錢，水煎溫服。(《濟陽綱目》通氣散)

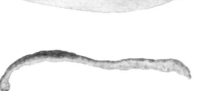

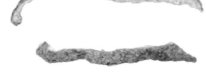

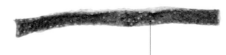

外表面有細皺紋和凹下的點狀油室

實用藥方

1. **胃脘脹痛**：陳皮、蒼术各8克，厚朴10克，水煎服。

2. **胃寒氣逆嘔吐**：陳皮、生薑各6克，半夏8克，水煎服。

3. **醉酒或傷酒嘔吐、乾渴**：陳皮、葛花各9克，水煎代茶飲。

4. **慢性肝炎**：素馨花6克，陳皮3克，豬肉120克，武火煮沸後再用文火煮1～1.5小時至豬肉軟嫩，加鹽調味。

5. **感冒**：石香薷、薄荷、陳皮各6克，金銀花莖葉12克，蔥白3枚，水煎代茶飲。

橘紅

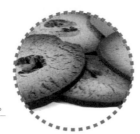

氣芳香，味微苦、麻

禁忌：陰虛燥咳及久嗽氣虛者不宜服。
別名：芸皮、芸紅。
性味：辛、苦，溫。
功效主治：理氣寬中，燥溼化痰。用於咳嗽痰多、食積傷酒、嘔噁痞悶。
用法用量：10～15克。

內表面黃白色，密布凹下透光小圓點

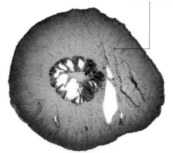

經典妙方

1. **風痰肢體麻木**：橘紅一斤，逆流水五碗，煮爛去滓，再煮至一碗，頓服取吐，不吐加瓜蒂末。（《摘元方》）
2. **產後脾氣不利，小便不通**：橘紅為末，每服二錢，空心，溫酒下。（《婦人良方》）

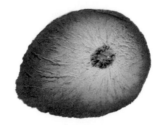

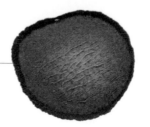

外表面黃棕色或橙紅色，存放後呈棕褐色

實用藥方

1. **支氣管炎咳喘痰多**：化橘紅、半夏各8克，茯苓15克，紫蘇子10克，甘草3克，水煎服。
2. **食積傷酒**：化橘紅、葛花各9克，開水泡服。

橘核

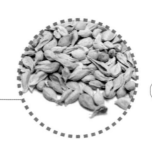

氣微，味苦

禁忌：體虛者慎服。

別名：橘子仁、橘子核、橘米。

性味：苦、平。

功效主治：理氣，散結，止痛。用於疝氣疼痛、睪丸腫痛、乳癖乳癰。

用法用量：3 ～ 9 克。

表面淡黃白色或淡灰白色，光滑

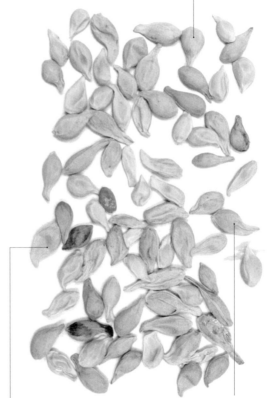

一側有種脊稜線

一端鈍圓，另端漸尖成小柄狀

經典妙方

1. **乳癰初起未潰**：橘核（略炒）五錢，黃酒煎，去滓溫服。不能飲酒者，用水煎，少加黃酒。（《光華醫藥雜誌》）

2. **腰痛**：橘核、杜仲各二兩，炒研末，每服二錢，鹽酒下。（《簡便單方》）

實用藥方

1. **疝氣作痛**：川楝子、橘核各9克，烏藥、小茴香各8克，水煎服。

2. **寒疝腹痛、睪丸腫痛**：荔枝核、橘核、瓜蔞仁各15克，小茴香6克，水煎服。

3. **頑固性呃逆**：旋覆花、白朮、附子各6克，生黨參、粉葛根各9克，茯苓4.5克，豆蔻、半夏、橘核各3克，公丁香1.5克，煨薑3片為引，水煎服。

4. **疝氣**：山橘根、橘核各15克，燈籠草9克，白雞冠花6克，水煎，調冰糖服。

青皮

氣香，味苦、辛

禁忌：氣虛者慎服。

藥材挑選：以色黑綠、質硬、香氣濃者為佳。

別名：青橘皮、青柑皮。

性味：苦、辛，溫。

功效主治：疏肝破氣，消積化滯。用於胸脇脹痛、疝氣疼痛、乳癖、乳癰、食積氣滯、脘腹脹痛。

用法用量：3～10克。

外表面灰綠色或黑綠色，密生多數油室

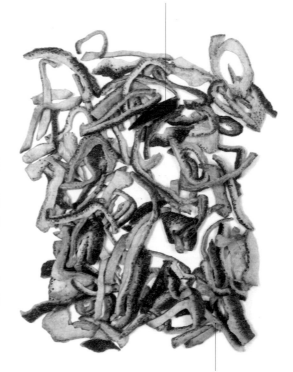

切面黃白色或淡黃棕色

經典妙方

1. **疝氣衝築，小便牽強作痛：**青橘皮（醋炒）八兩，胡蘆巴二兩，當歸（酒洗，炒）、川芎（酒洗，炒）、小茴香（酒洗，炒）各一兩，研為末，每早服三錢，白湯調下。（《方脈正宗》）

2. **瘧疾寒熱：**青皮（燒存性）一兩，研末，發前溫酒服一錢，臨時再服。（《太平聖惠方》）

實用藥方

1. **急性腸炎：**鹽製青皮1～2粒，嚼服，每日2～3次。

2. **膽囊炎：**龍膽10克，蒲公英15克，青皮9克，半枝蓮24克，水煎服。

3. **慢性肝炎或遷延性肝炎：**三棱、莪朮、當歸、青皮各9克，赤芍12克，丹參25克，白茅根30克，水煎服。

4. **乳房腫痛：**青皮、山慈菇各15克，蒲公英60克，鹿角霜30克，水煎服。

枳實

禁忌：脾胃虛弱者及孕婦慎服。

藥材挑選：以皮青黑、肉厚色白、囊小、體堅實者為佳。

性味：苦、辛、酸，微寒。

功效主治：破氣消積，化痰散痞。用於積滯內停、痞滿脹痛、瀉痢後重、大便不通、痰滯氣阻、胸痹、結胸、臟器下垂。

用法用量：3 ～ 10克。

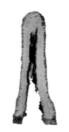

切面外果皮黑綠色至暗棕綠色

切片中央具棕褐色瓤囊

實用藥方

> 1. **熱結便祕**：枳實、厚朴、芒硝（沖服）各9克，大黃8克，水煎服。
>
> 2. **產後腹痛脹滿**：枳實、赤芍各9克，水煎服。

枳殼

中果皮黃白色至黃棕色，近外緣有1 ～ 2列點狀油室

禁忌：脾胃虛弱者及孕婦慎服。

藥材挑選：以外皮色綠褐、果肉厚、質堅硬、香氣濃者為佳。

性味：苦、辛、酸，微寒。

功效主治：理氣寬中，行滯消脹。用於胸脅氣滯、脹滿疼痛、食積不化、痰飲內停、臟器下垂。

用法用量：3 ～ 10克。

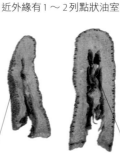

切面外果皮棕褐色至褐色

內側有的有少量紫褐色瓤囊

實用藥方

> 1. **慢性胃炎、痞悶飽脹**：枳殼、石菖蒲根、小茴香（炒）各30克，白酒1千克，浸泡10日後可用，每日2次，飯後適量飲服。
>
> 2. **子宮脫垂**：枳殼、蓖麻根各9克，水煎，兌雞湯服，每日2次。

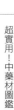

木香

禁忌：陰虛津液不足者慎服。

藥材挑選：以質堅實、香氣濃、油性大者為佳。

別名：蜜香、青木香、五香。

性味：辛、苦，溫。

功效主治：行氣止痛，健脾消食。用於胸脇、脘腹脹痛、瀉痢後重、食積不消、不思飲食。

用法用量：3～6克。

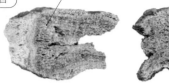

氣香特異，味微苦

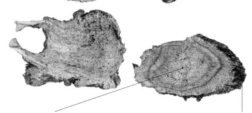

褐色油點（油室）散在

切面中部有菊花心狀的放射紋理，形成層環棕色

外表皮黃棕色至灰褐色，有縱皺紋

實用藥方

1. **蛇咬傷**：白花大薊根、木香各適量，磨白酒塗患處。

2. **泄瀉、脘腹脹滿、不思飲食**：草豆蔻、蒼术各8克，陳皮、木香各6克，水煎服。

土木香

禁忌：血虛內熱者慎服。

藥材挑選：以根粗壯、質堅實、香氣濃者為佳。

別名：青木香、祁木香、瑪奴。

性味：辛、苦，溫。

功效主治：健脾和胃，行氣止痛，安胎。用於胸脇、脘腹脹痛，嘔吐瀉痢、胸脇挫傷、岔氣作痛、胎動不安。

用法用量：3～9克，多入丸散服。

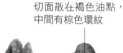

氣微香，味苦、辛

外表皮可見縱皺紋和縱溝

切面散在褐色油點，中間有棕色環紋

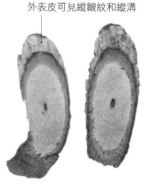

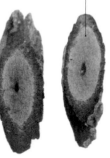

實用藥方

1. **胃痛**：土木香3克，神麴、穀芽、麥芽各15克，枳殼6克，水煎服。

2. **胃及十二指腸潰瘍**：土木香5克，雞內金10克，延胡索9克，山雞椒根15克，水煎服。

沉香

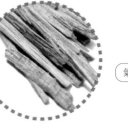

禁忌：陰虧火旺、氣虛下陷者慎服。
藥材挑選：以體重、色棕黑油潤、燃之有油滲出、香氣濃烈者為佳。
別名：蜜香、沉水香。
性味：辛、苦，微溫。
功效主治：行氣止痛，溫中止嘔，納氣平喘。用於胸腹脹悶疼痛、胃寒嘔吐呃逆、腎虛氣逆喘急。
用法用量：1～5克，後下。

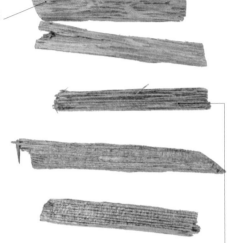

可見黑褐色樹脂與黃白色木部相間的斑紋

孔洞及凹窩表面多呈朽木狀

表面凹凸不平，有刀痕，偶有孔洞

經典妙方

1. **胃冷久呃**：沉香、紫蘇、白豆蔻各一錢，為末，每服五七分，柿蒂湯下。（《活人心統》）
2. **大腸氣滯，虛閉不行**：沉香磨汁八分，以當歸、枳殼、杏仁泥、肉蓯蓉各三錢，紫菀一兩，水煎，和沉香汁服。（《方脈正宗》）

實用藥方

1. **大腸氣滯，虛閉不行**：當歸、枳殼、杏仁、肉蓯蓉各9克，紫菀30克，水煎取汁，另取沉香2～2.5克磨汁，和入前藥汁服。

2. **消化性潰瘍、慢性胃炎**：沉香、三七各3克，黃連、川貝母各5克，白及15克，共研末為散，裝入膠囊中備用，每日3次，每次8粒（含生藥4.5克），空腹服，3個月為1個療程。

3. **支氣管哮喘**：沉香1.5克，側柏葉3克，共研細末，睡前頓服。

4. **小兒便祕**：沉香、檳榔、炒烏藥、陳皮、厚朴花、枳殼、木香各4克，上藥加水濃煎，泡服生大黃3克，每日1劑，分多次餵服。

5. **跌打損傷、疝氣疼痛**：急性子、沉香各1.5克，研末，溫水送服。

檀香

氣清香,燃燒時香氣更濃;味淡,嚼之微有辛辣感

禁忌:《本草匯言》:「如陰虛火盛,有動血致嗽者,勿用之。」

藥材挑選:以體重、質堅實、顯油跡、香氣濃郁而持久、燒之氣香者為佳。

別名:旃檀、白檀香、真檀。

性味:辛,溫。

功效主治:行氣溫中,開胃止痛。用於寒凝氣滯、胸膈不舒、胸痹心痛、脘腹疼痛、嘔吐食少。

用法用量:2～5克。

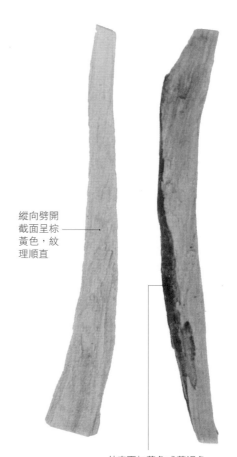

縱向劈開截面呈棕黃色,紋理順直

外表面灰黃色或黃褐色

經典妙方

1. **噎膈,飲食不入**:白檀香一錢五分,茯苓,橘紅各二錢,俱為極細末,人參湯調下。(《本草匯言》)

2. **陰寒霍亂**:白檀香、藿香梗、木香、肉桂各一錢五分,為極細末,每用一錢,炒薑五錢,泡湯調下。(《本草匯言》)

實用藥方

1. **冠心病**:檀香3克,砂仁5克,丹參30克,水煎服。

2. **胃脘寒痛、嘔吐食少**:檀香3～5克,研為極細末,乾薑湯泡服。

3. **高脂血症**:檀香、丹參、砂仁、山楂、何首烏各適量,水煎服,1個月為1個療程。

川楝子 ▲有小毒

氣特異，味酸、苦

禁忌：脾胃虛寒者忌服。
藥材挑選：以個大、外皮金黃色、肉黃白色、飽滿、有彈性者為佳。
別名：楝實、苦楝子、金鈴子。
性味：苦，寒；有小毒。
功效主治：疏肝泄熱，行氣止痛，殺蟲。用於肝鬱化火、胸脇、脘腹脹痛、疝氣疼痛、蟲積腹痛。
用法用量：5～10克。外用適量，研末調塗。

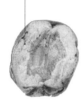

外果皮革質，果肉鬆軟，淡黃色

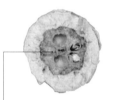

經典妙方

1. **腎消膏淋，病在下焦**：苦楝子、茴香各等份，為末，每溫酒服一錢。（《太平聖惠方》）

2. **熱厥心痛，或發或止，久不癒**：金鈴子、玄胡索各一兩，上為細末，每服二三錢，酒調下，溫湯亦得。（《活法機要》金鈴子散）

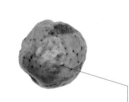

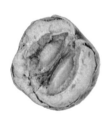

果核球形或卵圓形，內分6～8室

表面少數凹陷或皺縮，具深棕色小點

實用藥方

1. **牙痛**：川楝樹皮適量，煎水漱口。

2. **膽石症**：川楝子、玄胡索各30克，研細末，水煎服，每次3克，每日2～3次。

3. **疝氣痛**：川楝子、橘核各10克，烏藥、小茴香各8克，水煎服。

4. **皮膚搔癢、溼疹**：鮮川楝嫩葉適量，煎水洗患處。

5. **蕁麻疹**：川楝皮適量，濃煎洗浴。

烏藥

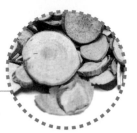

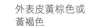
氣香，味微苦、辛，有清涼感

禁忌：氣虛、內熱者忌服。質老、不呈紡錘狀的直根，不可供藥用。

藥材挑選：以形如連珠、質嫩、粉性大、斷面淺棕色、香氣濃者為佳。

別名：旁其、天台烏藥、矮樟根。

性味：辛，溫。

功效主治：行氣止痛，溫腎散寒。用於寒凝氣滯、胸腹脹痛、氣逆喘急、膀胱虛冷、遺尿尿頻、疝氣疼痛、經寒腹痛。

用法用量：6～10克。

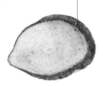
外表皮黃棕色或黃褐色

經典妙方

1. **心腹氣痛**：烏藥，水磨濃汁一盞，入橘皮一片、蘇一葉，煎服。（《瀕湖集簡方》）

2. **脹滿痞塞，七情憂思所致**：天台烏藥、香附、沉香、砂仁、橘紅、半夏，為末，每服二錢，燈心湯調。（《赤水玄珠》烏藥順氣散）

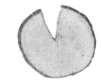
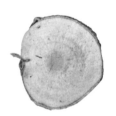
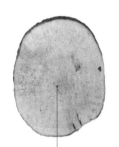

切面射線放射狀，可見年輪環紋

實用藥方

1. **急性黃疸型肝炎**：烏藥根30～60克，豬瘦肉適量，水燉服。

2. **胃痛**：製烏藥10～15克，陳皮3～6克，生薑3片，水煎服。

3. **跌打損傷**：烏藥根3～6克，擂爛，兌白酒服。

4. **消化不良，腹脹**：烏藥10克，芹菜子、吳茱萸各3～6克，水煎服。

5. **小兒疳積**：烏藥根適量磨水服。

荔枝核

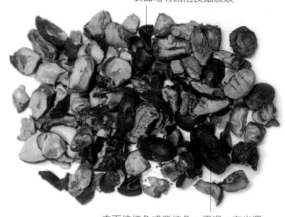

氣微，味微甘、苦、澀

表面略有凹陷及細波紋

表面棕紅色或紫棕色，平滑，有光澤

禁忌：《本草從新》：「無寒溼滯氣者勿服。」
別名：荔仁、枝核、大荔核。
性味：甘、微苦，溫。
功效主治：行氣散結，袪寒止痛。用於寒疝腹痛、睪丸腫痛。
用法用量：5～10克。

實用藥方

1. **寒疝腹痛、睪丸腫痛**：荔枝核、橘核、瓜蔞仁各15克，小茴香6克，水煎服。

2. **胃痛經、產後腹痛**：荔枝核、香附各15克，川芎、當歸各10克，水煎服。

香附

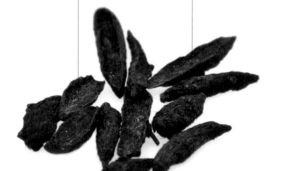

氣香，味微苦

切面白色或黃棕色

外表皮棕褐色或黑褐色，有時可見環節

禁忌：氣虛無滯、陰虛血熱者忌服。
藥材挑選：以個大、毛鬚去淨、質堅實、香氣濃者為佳。
別名：雀頭香、莎草根、香附子。
性味：辛、微苦、微甘，平。
功效主治：疏肝解鬱，理氣寬中，調經止痛。用於肝鬱氣滯、胸脇脹痛、疝氣疼痛、乳房脹痛、脾胃氣滯、脘腹痞悶，脹滿疼痛、月經不調、閉經、痛經。
用法用量：6～10克。

實用藥方

1. **胃痛**：金銀花15克，製香附10克，延胡索9克，川木香5克，山雞椒果實3克，水煎服。

2. **痛經**：製香附10克，川楝子、延胡索、烏藥各9克，丹參6克，水煎服。

佛手

果肉散有凹凸不平的
線狀或點狀維管束

禁忌：陰虛有火、無氣滯者慎服。
藥材挑選：廣佛手片以片大而薄、黃皮白
肉、氣味香甜者為佳；川佛手片以片張完
整、厚薄均勻、綠皮白肉、氣清香者為佳。
別名：佛手柑、佛手香櫞、蜜羅柑。
性味：辛、苦、酸，溫。
功效主治：疏肝理氣，和胃止痛，燥溼化
痰。用於肝胃氣滯、胸脇脹痛、胃脘痞
滿、食少嘔吐、咳嗽痰多。
用法用量：3 ～ 10克。

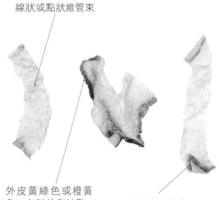

外皮黃綠色或橙黃
色，有皺紋和油點

常皺縮或捲曲

實 用 藥 方

食慾不振、脘腹痞滿：佛手、陳皮6克，麥芽、神麴各10克，水煎服。

香櫞

中果皮有不規則的網狀突起的維管束

禁忌：虛人慎服。
藥材挑選：以片色黃、香氣濃者為佳。
別名：枸櫞、鉤緣乾、香圓。
性味：辛、苦、酸，溫。
功效主治：疏肝理氣，寬中，化痰。用
於肝胃氣滯、胸脇脹痛、脘腹痞滿、嘔
吐噫氣、痰多咳嗽。
用法用量：3 ～ 10克。

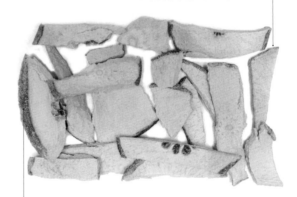

枸櫞橫切片邊緣呈波狀，
散有凹入的油點

實 用 藥 方

1. **脇肋脹痛**：香櫞、川楝子、柴胡、香附、川芎各9克，水煎服。
2. **咳嗽痰多**：香櫞9克，半夏、陳皮各8克，茯苓15克，紫蘇子12克，水煎服。

玫瑰花

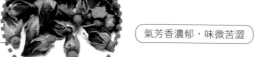

氣芳香濃郁，味微苦澀

禁忌：陰虛火旺者慎服。

藥材挑選：以花朵大、完整、瓣厚、色鮮紫、不露蕊、香氣濃者為佳。

別名：徘徊花、筆頭花、刺玫花。

性味：甘、微苦，溫。

功效主治：行氣解鬱，和血，止痛。用於肝胃氣痛，食少嘔噁，月經不調，跌撲傷痛。

用法用量：3～6克。

略呈半球形或不規則團狀

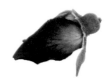
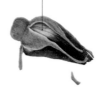

經典妙方

1. **噤口痢**：玫瑰花陰乾煎服。（《本草綱目拾遺》）
2. **乳癰**：玫瑰花七朵，母丁香七粒，無灰酒煎服。（《本草綱目拾遺》）

花瓣多皺縮，呈覆瓦狀排列

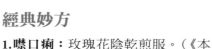
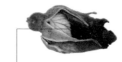

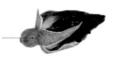

花托半球形，與花萼基部合生

實用藥方

1. **胃痛**：玫瑰花、川楝子、白芍各9克，香附12克，水煎服。
2. **月經不調**：玫瑰花、月季花各9克，益母草、丹參各15克，水煎服。
3. **腸炎**：玫瑰花9克，白頭翁15克，馬齒莧30克，茯苓12克，水煎服。
4. **痢疾**：玫瑰花、黃連各6克，蓮子9克，水煎服。
5. **腫毒初起**：玫瑰花3～6克，焙乾研末，和酒適量服。

梅花

氣清香，味微苦、澀

別名：白梅花、綠萼梅、綠梅花。
性味：微酸，平。
功效主治：疏肝和中，化痰散結。用於肝胃氣痛、鬱悶心煩、梅核氣、瘰癧瘡毒。
用法用量：3～5克。

苞片數層，鱗片狀，棕褐色

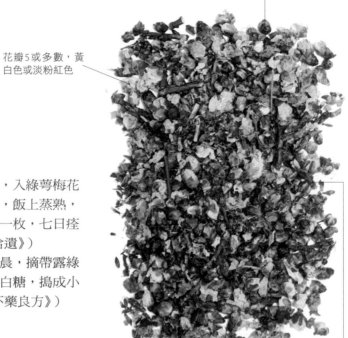

花瓣5或多數，黃白色或淡粉紅色

經典妙方

1. **瘰癧：**雞蛋開一孔，入綠萼梅花將開者七朵，封口，飯上蒸熟，去梅花食蛋，每日一枚，七日痊癒。（《本草綱目拾遺》）
2. **痘疹：**每年臘月清晨，摘帶露綠萼梅一百朵，加上白糖，搗成小餅，令食之。（《不藥良方》）

花萼5，灰綠色或棕紅色

實用藥方

1. **咽部自覺有異物感，但無陽性體徵：**梅花6克，橘餅2個，水煎服。

2. **暑熱煩渴：**梅花、白菊花各10克，玫瑰花15克，開水沖泡頻服。

3. **兩脇、胃脘脹痛：**梅花10克，綠茶4克，以沸水沖泡，代茶頻飲，續開水再飲，每日1劑。

4. **高血壓：**梅花3克，草決明10克，開水泡飲。

5. **痘已出未出，不起不發，隱在皮膚：**梅花30克，桃仁、朱砂、甘草各6克，絲瓜16克，共為末，每服1.5克，參蘇湯下。

娑羅子

氣微，味先苦後甜

切面黃白色或淡棕色

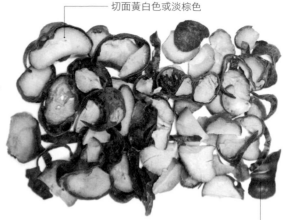

表面棕色或棕褐色，多皺縮，略具光澤

禁忌：氣陰虛患者慎服。

別名：莎婆子、蘇羅子、索羅果。

性味：甘，溫。

功效主治：疏肝理氣，和胃止痛。用於肝胃氣滯、胸腹脹悶、胃脘疼痛。

用法用量：3～9克。

實用藥方

1. 胃痛：娑羅子1枚，去殼，搗碎煎服。

2. 乳腺小葉增生：娑羅子9克，水煎代茶飲。

薤白

有蒜臭，味微辣

表面黃白色或淡黃棕色，皺縮

有類白色膜質鱗片包被，底部有突起的鱗莖盤

禁忌：氣虛者慎服。

藥材挑選：以個大、飽滿、堅實、黃白色、半透明者為佳。

別名：薤根、　頭、大頭菜子。

性味：辛、苦，溫。

功效主治：通陽散結，行氣導滯。用於胸痹心痛、脘腹痞滿脹痛、瀉痢後重。

用法用量：10～15克。

實用藥方

1. 消化不良、腹脹：薤白適量，炒作菜吃。

2. 甲溝炎：薤白適量，精鹽少許，搗爛敷患處。

3. 肺膿腫：雙蝴蝶12克，薤白、海金沙藤各6克，水煎服，連服15日。

天仙藤

氣清香，味淡

葉互生，多皺縮、破碎，暗綠色或淡黃褐色

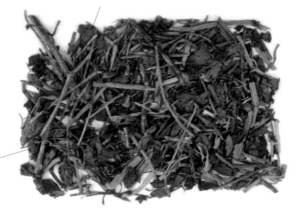

禁忌：《本草匯言》：「諸病屬虛損者勿用。」

別名：都淋藤、三百兩銀、兜鈴苗。

性味：苦，溫。

功效主治：行氣活血，通絡止痛。用於脘腹刺痛、風溼痺痛。

用法用量：3 ～ 6 克。

莖表面黃綠色或淡黃褐色，有縱棱及節

實用藥方

1.**胸悶、胸痛**：天仙藤藤葉60克，酒燉服。

2.**乳腺炎**：鮮天仙藤適量，揉軟外敷，每日換藥1次。

預知子

氣微香，味苦

種子扁長卵形，具光澤，有條狀紋理

果瓤淡黃色或黃棕色

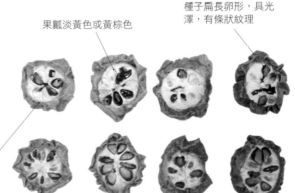

禁忌：《本草經疏》：「凡病人脾虛作泄瀉者勿服。」

別名：盍合子、仙沼子、壓驚子。

性味：苦，寒。

功效主治：疏肝理氣，活血止痛，散結，利尿。用於脘脇脹痛、痛經、閉經、痰核痞塊、小便不利。

用法用量：3 ～ 9 克。

表面黃棕色或黑褐色，有不規則的深皺紋

實用藥方

1.**肝癌所致肝痛**：預知子、石燕、馬鞭草各30克，每日1劑，水煎服。

2.**閉經、痛經**：預知子15克，益母草18克，水煎服。

3.**小便不利**：預知子、薏苡仁、冬瓜皮各15克，水煎服。

大腹皮

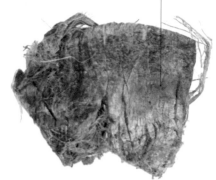

氣微，味微澀

禁忌：氣虛體弱者慎服。
藥材挑選：以色黃白、質柔韌者為佳。
別名：檳榔皮、大腹毛、檳榔衣。
性味：辛，微溫。
功效主治：行氣寬中，行水消腫。用於溼阻氣滯、脘腹脹悶、大便不爽、水腫脹滿、腳氣浮腫、小便不利。
用法用量：5～10克。

外果皮具不規則的縱皺紋及隆起的橫紋

經典妙方

1. **腳氣、腫滿腹脹、大小便祕澀**：大腹皮（銼）一兩，檳榔一兩，木香半兩，木通（銼）二兩，郁李仁（湯浸去皮，微炒）一兩，桑根白皮（銼）二兩，牽牛子（微炒）二兩，上藥搗篩為散，每服四錢，以水一中盞，入生薑半分，蔥白二七寸，煎至六分，去滓，不計時候，溫服，以利為度。（《太平聖惠方》）

2. **漏瘡惡穢**：大腹皮煎湯洗之。（《仁齋直指方》）

縱向撕裂後可見中果皮纖維

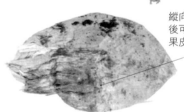

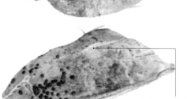

內果皮凹陷，光滑呈硬殼狀

實用藥方

1. **食積腹脹**：大腹皮、萊菔子各10克，麥芽、穀芽各15克，水煎服。

2. **溼阻氣滯、脘腹脹悶，或大便不爽**：大腹皮、厚朴各10克，廣藿香、陳皮各8克，水煎服。

3. **全身浮腫**：大腹皮12克，陳皮、薑皮各4.5克，茯苓皮15克，桑白皮10克，水煎服。

4. **下肢水腫**：大腹皮10克，茯苓皮15克，木通6克，水煎服。

5. **肝硬化腹水**：通草24克，半邊蓮30克，馬鞭草、車前草各15克，大腹皮10克，水煎服。

甘松

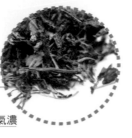

氣特異，味苦而辛

禁忌：氣虛血熱者忌服。

藥材挑選：以挑選主根肥壯、條長、香氣濃者為佳。

別名：香松。

性味：辛、甘，溫。

功效主治：理氣止痛，開鬱醒脾；外用祛溼消腫。用於脘腹脹滿、食慾不振、嘔吐；外用治牙痛、腳氣腫毒。

用法用量：3～6克。外用適量，泡湯漱口，或煎湯洗腳，或研末敷患處。

切面皮部深棕色，常成裂片狀

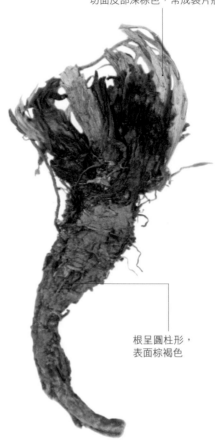

根呈圓柱形，表面棕褐色

經典妙方

1.**痰眩**：半夏曲、天南星各二兩，甘松一兩，陳橘皮一兩半，上為細末，水煮麵糊為丸，如梧桐子大，每服二十丸，生薑湯下，食後。(《雞峰普濟方》)

2.**腎虛牙痛**：甘松、硫黃各等份，為細末，百沸湯泡，漱口。(《普濟方》)

實用藥方

1.**胃痛**：甘松6克，木香3克，川楝子9克，神麴、穀芽、麥芽各15克，水煎服。

2.**足癬**：甘松、鬼針草、艾葉、一枝黃花各30克，水煎液浸患處。

3.**跌打腫痛**：甘松適量研粉，酒、水各半調敷患處。

4.**胸腹脹悶，鬱鬱寡歡**：甘松、柴胡各6克，香附、薄荷各8克，厚朴10克，水煎服。

九香蟲

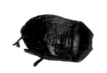

氣特異，味微鹹

禁忌：肝膽火旺、陰虛內熱者禁服。
別名：黑兜蟲、瓜黑蝽、屁板蟲。
性味：鹹，溫。
功效主治：理氣止痛，溫中助陽。用於胃寒脹痛、肝胃氣痛、腎虛陽痿、腰膝痠痛。
用法用量：3～9克。

腹部棕紅色至棕黑色，每節近邊緣處有突起的小點

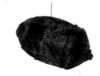

經典妙方

1. **膈間滯氣、肝腎虧損：**九香蟲（半生半熟）一兩，車前子（微炒）四錢，陳皮四錢，白术五錢，杜仲（酥炙）八錢，上為細末，煉蜜丸如梧桐子大，每服一錢五分，鹽白湯或鹽酒送下，空心服，臨臥仍服一次。（《攝生眾妙方》烏龍丸）
2. **胸脘脅痛：**九香蟲三兩，炙全蠍二兩，研末，蜜丸，每丸一錢重，每次半丸，日服二次。（《吉林中草藥》）

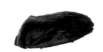

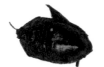

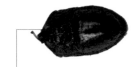

頭部小，複眼突出，卵圓狀

表面棕褐色或棕黑色，略有光澤

實用藥方

1. **慢性肝炎所致脅痛：**九香蟲150克，參三七200克，炙全蠍100克，研極細末，水泛為丸，如蘇子大。每服1.5克，早、晚各1次，開水送服。
2. **喘息型慢性支氣管炎：**九香蟲用火焙焦，研成粉與雞蛋攪勻，再用芝麻油煎雞蛋（不用豬油），每日1次，每次用雞蛋、九香蟲各1個。服藥期間，忌食豬油和吸菸。

柿蒂

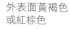

氣微，味澀

藥材挑選：以個大而厚、質硬、色黃褐者
為佳。

別名：柿錢、柿丁、柿子把。

性味：苦、澀，平。

功效主治：降逆止呃。用於呃逆、噫氣、
反胃。

用法用量：5～10克。

有果實脫落後的圓形疤痕

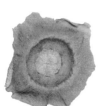

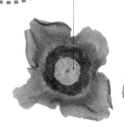

外表面黃褐色
或紅棕色

經典妙方

1. **呃逆**：柿錢、丁香、人參各等
   份，為細末，水煎，食後服。
   （《潔古家珍》柿錢散）
2. **血淋**：乾柿蒂（燒灰存性），為
   末，每服二錢，空心米飲調服。
   （《奇效良方》柿蒂散）

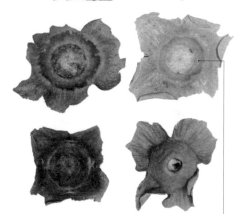

內表面黃棕色，密被細絨毛

實用藥方

1. **呃逆、噫氣**：屬寒者，柿蒂、丁香各8克，生薑、陳皮各6克，水煎熱服；
   屬熱者，柿蒂、竹茹各10克，黃連6克，赭石15克，水煎涼服；屬虛者，柿
   蒂、旋覆花各8克，黨參、大棗各15克，水煎服。

1. **噎膈反胃，食入即吐或納食不利**：柿蒂、半夏各8克，梅花、陳皮各6克，水
   煎少量頻服。

2. **尿血、尿痛**：柿蒂5克，燒灰存性，白茅根30克，煎湯送服。

3. **膈肌痙攣**：清半夏、神麴、穀芽、麥芽各10克，柿蒂9克，沉香3克，水煎服。

4. **腹瀉**：柿蒂15克，冰糖少許，水燉服。

山楂

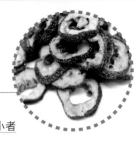

氣微清香，味酸、微甜

禁忌：脾胃虛弱者慎服。

藥材挑選：以片大、皮紅、肉厚、核小者為佳。

別名：梁梅、杋子、鼠查。

性味：酸、甘、微溫。

功效主治：消食健胃，行氣散瘀，化濁降脂。用於肉食積滯、胃脘脹滿、瀉痢腹痛、血瘀經閉、產後瘀阻、心腹刺痛、胸痹心痛、疝氣疼痛、高脂血症。

用法用量：9～12克。

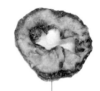

外皮紅色，具皺紋，有灰白色小斑點

經典妙方

1. **一切食積**：山楂四兩，白术四兩，神麴二兩，上為末，蒸餅丸，梧子大，服七十丸，白湯下。（《丹溪心法》）

2. **諸滯腹痛**：山楂一味煎湯飲。（《方脈正宗》）

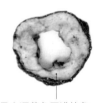

果肉深黃色至淺棕色

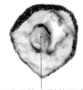

中部橫切片果核多脫落而中空

實用藥方

1. **肉食積滯、噯腐、便溏**：炒山楂、炒麥芽各12克，陳皮6克，水煎服。

2. **高脂血症**：山楂、玉米鬚各12克，水煎代茶飲。

3. **高血壓、冠心病**：生山楂、葛根、菊花各12克，水煎服。

4. **食積腹脹痛**：莪术、萊菔子、山楂各15克，水煎服。

5. **赤白痢、噤口痢**：地榆6克，炒烏梅5枚，山楂3克，水煎服，赤痢白糖為引，白痢紅糖為引。

麥芽

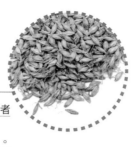

氣微，味微甘

禁忌：婦女哺乳期禁服，孕婦、無積滯者慎服。

藥材挑選：以色淡黃、胚芽完整者為佳。

別名：大麥蘗、麥蘗、大麥毛。

性味：甘，平。

功效主治：行氣消食，健脾開胃，回乳消脹。用於食積不消、脘腹脹痛、脾虛食少、乳汁鬱積、乳房脹痛、婦女斷乳、肝鬱脇痛、肝胃氣痛。

用法用量：10～15克；回乳炒用60克。

鬚根數條，纖細而彎曲

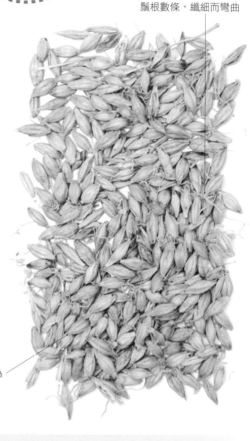

經典妙方

1. **產後腹中臟脹，不通轉，氣急，坐臥不安**：麥蘗一合，末，和酒服食，良久通轉。（《兵部手集方》）

2. **產後發熱，乳汁不通及膨，無子當消**：麥蘗二兩，炒，研細末，清湯調下，作四服。（《丹溪心法》）

表面淡黃色，背面為外稃包圍，具五脈

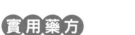 **實用藥方**

1. **腹脹**：鮮魚腥草根、鮮麥芽各適量，搗爛後，絞汁，加入少許蜂蜜，冷開水兌服。

2. **胃炎嘔吐**：竹茹、神麴、煮半夏各10克，陳皮6克，穀芽、麥芽各15克，水煎服。

3. **肉食積滯、噯腐、便溏**：炒山楂、炒麥芽各12克，陳皮6克，水煎服。

4. **小兒疳積**：鶴虱3克，銀柴胡、麥芽各9克，水煎服。

5. **急性腸炎腹瀉**：黃連、葛根各9克，神麴、穀芽、麥芽、鳳尾草各15克，水煎服。

稻芽

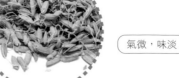

氣微，味淡

藥材挑選：以粒飽滿、大小均勻、色黃、
胚芽完整者為佳。
性味：甘，溫。
功效主治：消食和中，健脾開胃。用於食積
不消、腹脹口臭、脾胃虛弱、不饑食少。
用法用量：9～15克。

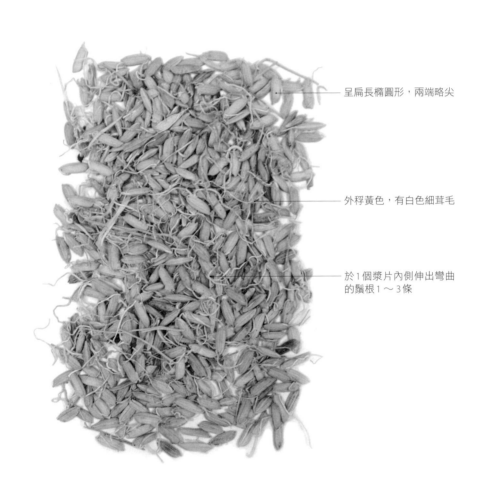

呈扁長橢圓形，兩端略尖

外稃黃色，有白色細茸毛

於1個漿片內側伸出彎曲
的鬚根1～3條

穀芽

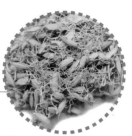

氣微，味微甘

禁忌：《四川中藥志》1960年版：
「胃下垂者忌用。」

藥材挑選：以質充實、色淡黃、芽完整者
為佳。

別名：蘖米、穀蘖、稻蘖。

性味：甘，溫。

功效主治：消食和中，健脾開胃。用於食
積不消、腹脹口臭、脾胃虛弱、不饑食少。

用法用量：9 ～ 15克。

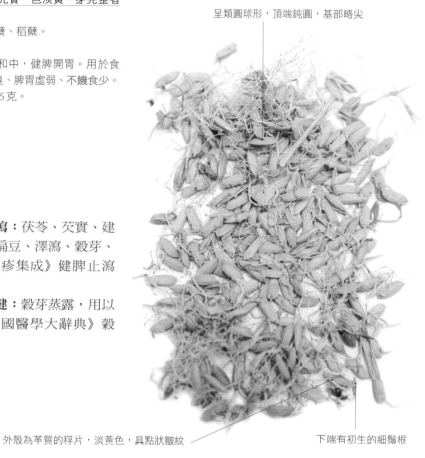

呈類圓球形，頂端鈍圓，基部略尖

經典妙方

1. **脾胃虛弱泄瀉**：茯苓、芡實、建
   曲、查肉、扁豆、澤瀉、穀芽、
   甘草。（《麻疹集成》健脾止瀉
   湯）

2. **病後脾土不健**：穀芽蒸露，用以
   代茶。（《中國醫學大辭典》穀
   芽露）

外殼為革質的稃片，淡黃色，具點狀皺紋

下端有初生的細鬚根

實用藥方

1. **食積腹脹**：大腹皮、萊菔子各10克，麥芽、穀芽各15克，水煎服。

2. **消化不良**：南山楂20 ～ 30粒，穀芽、麥芽、陳皮各9克，雞內金6克，水煎
   服。

3. **慢性胃炎**：沙參15克，石斛、穀芽各25克，白蜜30克，每日1劑，水煎，分
   3次服。

4. **飲食停滯、胸悶脹痛**：穀芽12克，陳皮9克，山楂、紅麴各6克，水煎服。

萊菔子

氣微，味淡、微苦辛

禁忌：**氣虛者慎服。**

藥材挑選：以**粒大、飽滿、堅實、色紅棕者**
為佳。

別名：蘿蔔子。

性味：辛、甘，平。

功效主治：消食除脹，降氣化痰。用於飲食
停滯、脘腹脹痛、大便祕結、積滯瀉痢、痰
壅喘咳。

用法用量：5～12克。

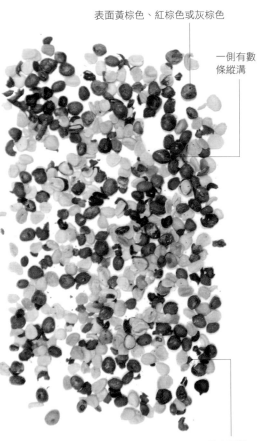

表面黃棕色、紅棕色或灰棕色

一側有數
條縱溝

一端有深棕
色圓形種臍

經典妙方

1.**跌打損傷、瘀血脹痛**：萊菔子二
兩，生研爛，熱酒調敷。（《方脈
正宗》）

2.**風頭痛及偏頭痛**：萊菔子半兩，
生薑汁半合，上相和研極細，
絞取汁，入麝香少許，滴鼻中嗅
入，偏頭痛隨左右用之。（《普濟
方》）

實用藥方

1.**食積腹脹**：炒萊菔子、炒麥芽、厚朴各9克，水煎服。

2.**便祕、腹脹痛**：生萊菔子（搗汁）9克，皂莢末6克，開水沖服。

3.**裡急後重，瀉而不爽**：萊菔子、木香各9克，大黃8克，水煎服。

4.**慢性支氣管炎**：牡荊子、鼠麴草各30克，一點紅、紫蘇子、萊菔子各15克，
水煎服。

雞內金

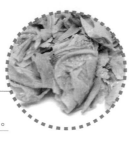

氣微腥，味微苦

禁忌：脾虛無積者慎服。

藥材挑選：以色黃、完整少破碎者為佳。

別名：雞肫胵、雞肫皮、雞黃皮。

性味：甘，平。

功效主治：健胃消食，澀精止遺，通淋化石。用於食積不消、嘔吐瀉痢、小兒疳積、遺尿、遺精、石淋澀痛、膽脹脅痛。

用法用量：3 ～ 10克。

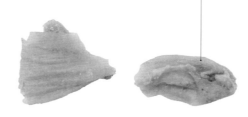

表面薄而半透明，具明顯的條狀皺紋

經典妙方

1.噤口痢：雞內金焙研，乳汁服之。（《本草綱目》）

2.一切口瘡：雞內金燒灰，敷之。（《活幼新書》）

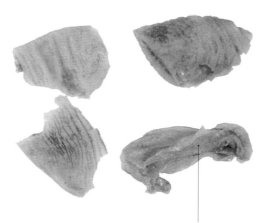

斷面角質樣，有光澤

實用藥方

1.小兒疳積：雞內金5個，炒乾，研末，加糖適量，分3次溫水送服。

2.食積不消，脘腹脹滿：炒雞內金5個，萊菔子6克，香附、蒼术各9克，麥芽16克，水煎服；或雞內金炒乾研末，每日2次，每次6克，開水送服。

3.慢性腸炎、腹瀉腹脹、食慾不振：炒雞內金、炒白术各90克，研末，混勻，每日服2次，每次6克，飯前開水送服。

4.反胃嘔吐：雞內金30克，燒存性，研末，每次3克，用酒調服。

5.遺精、遺尿：雞內金研末，每服3克，於晚上睡前以溫水送服，或配海螵9克，水煎服。

使君子

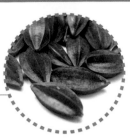

氣微香，味微甜

禁忌：服量過大或與熱茶同服，可引起呃逆、眩暈、嘔吐等反應。

藥材挑選：以個大、色紫黑、具光澤、仁飽滿、色黃白者為佳。

別名：留求子、史君子、五棱子。

性味：甘，溫。

功效主治：殺蟲消積。用於蛔蟲病、蟯蟲病、蟲積腹痛、小兒疳積。

用法用量：使君子9～12克，搗碎入煎劑；使君子仁6～9克，多入丸散或單用，作1～2次分服。小兒每歲1～1.5粒，炒香嚼服，1日總量不超過20粒。

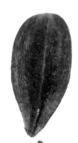
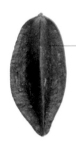

具5條縱棱，偶有4～9棱

經典妙方

1. **小兒蛔蟲咬痛，口吐清沫：**使君子（去殼）為極細末，用米飲調，五更早空心服。（《補要袖珍小兒方論》使君子散）

2. **小兒痞塊，腹大，肌瘦面黃，漸成疳疾：**使君子仁三錢，木鱉子仁五錢，為末，水丸，龍眼大，每以一丸，用雞子一個破頂，入藥在內，飯上蒸熟，空心食之。（《簡便單方》）

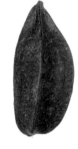
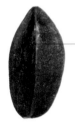

表面黑褐色至紫黑色，平滑，微具光澤

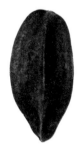
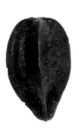

實用藥方

1. **蛔蟲病：**使君子15克，炒香嚼服，或研末服；或使君子、苦楝皮各10克，水煎服；或雷丸、使君子各10克，苦楝皮9克，水煎早晚分服；或雷丸10克，使君子、檳榔各9克，烏梅3枚，水煎服。

2. **蟯蟲病、滴蟲性陰道炎：**使君子、百部各10克，水煎服；或使君子10克，炒香研粉服。

3. **小兒疳積，面黃肌瘦：**炒使君子每歲1粒，嚼服。

苦楝皮 ▲有毒

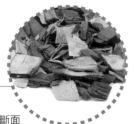

氣微，味苦

禁忌：體弱及脾胃虛寒者忌服。

藥材挑選：以皮厚、無粗皮、條塊大、斷面層次分明者為佳。

別名：楝皮、楝根木皮、雙白皮。

性味：苦，寒；有毒。

功效主治：殺蟲，療癬。用於蛔蟲病、蟯蟲病、蟲積腹痛；外治疥癬搔癢。

用法用量：3～6克。外用適量，研末，用豬脂調敷患處。

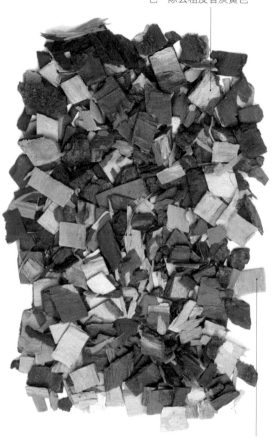

外表面灰棕色或灰褐色，除去粗皮者淡黃色

內表面類白色或淡黃色

經典妙方

1. **瘰癧**：楝樹白皮、鼠肉、當歸各二兩，薤白三兩，生地黃五兩，臘月豬脂三升，煎膏成，敷之孔上，令生肉。（《劉涓子鬼遺方》坐肉膏）
2. **癮疹**：楝皮濃煎浴。（《斗門方》）

實用藥方

1. **股癬**：苦楝皮、羊蹄根各適量，浸75%酒精2週，取藥液塗患處。
2. **頭癬**：苦楝皮、羊蹄根、烏　木根皮各適量，共研細粉，調茶油塗患處。
3. **痔瘡出血**：苦楝皮、一點紅、野菊花、木芙蓉葉各適量，水煎薰洗患處。
4. **蛔蟲病**：使君子15克，炒香嚼服，或研末服；或使君子、苦楝皮各10克，水煎服。

檳榔

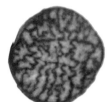

禁忌：氣虛下陷慎服。

藥材挑選：以個大、堅實、身重、斷面顏色鮮豔、無破裂者為佳。

別名：仁頻、賓門、賓門藥餞。

性味：苦、辛，溫。

功效主治：殺蟲，消積，行氣，利水，截瘧。用於絛蟲病、蛔蟲病、薑片蟲病、蟲積腹痛、積滯瀉痢、裡急後重、水腫腳氣、瘧疾。

用法用量：3～10克；驅絛蟲、薑片蟲，30～60克。

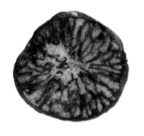

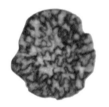

經典妙方

1. **小兒頭瘡，積年不瘥**：檳榔水磨，以紙襯，晒乾，以生油調塗之。（《太平聖惠方》）

2. **聤耳出膿**：檳榔研末吹之。（《鮑氏小兒方》）

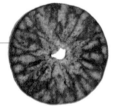

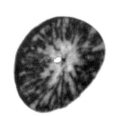

切面可見棕色種皮與白色胚乳相間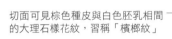
的大理石樣花紋，習稱「檳榔紋」

實用藥方

1. **食積腹脹**：檳榔1～2粒，嚼食。

2. **便祕腹痛，瀉痢後重，瀉而不爽**：檳榔10克，生大黃8克，木香6克，水煎服。

3. **小兒疳積，面黃肌瘦**：檳榔5克，神麴8克，麥芽10克，水煎服。

4. **膽道蛔蟲病**：雷丸10克，使君子、檳榔各9克，烏梅3枚，水煎服。

鶴虱 ▲有小毒

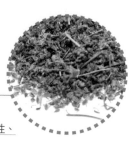

氣特異，味微苦

禁忌：孕婦慎服。

藥材挑選：以粒均勻、飽滿、嚼之有粒性、表面有光澤者為佳。

別名：鵠虱、鬼虱、北鶴虱。

性味：苦、辛，平。

功效主治：殺蟲消積。用於蛔蟲病、蟯蟲病、絛蟲病、蟲積腹痛、小兒疳積。

用法用量：3～9克。

經典妙方

1. **蛔咬心痛**：鶴虱十兩，搗篩，蜜和，丸如梧子，以蜜湯空腹吞四十丸，日增至五十丸。慎酒肉。（《古今錄驗方》）

2. **牙痛**：鶴虱一枚，擢置齒中；或鶴虱煎米醋漱口。（《本草綱目》）

基部稍尖，有著生痕跡

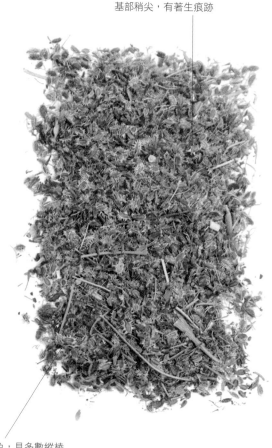

表面黃褐色或暗褐色，具多數縱棱

榧子

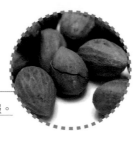

氣微，味微甜而澀

禁忌：脾虛泄瀉及腸滑大便不實者慎服。

別名：彼子、榧實、羆子。

性味：甘，平。

功效主治：殺蟲消積，潤肺止咳，潤燥通便。用於鉤蟲病、蛔蟲病、條蟲病、蟲積腹痛、小兒疳積、肺燥咳嗽、大便祕結。

用法用量：9～15克。

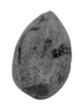

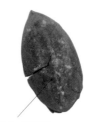

表面灰黃色或淡黃棕色，有縱皺紋

經典妙方

1.白蟲：榧子一百枚，去皮，火燃啖之，能食盡佳。不能者，但啖五十枚亦得，經宿蟲消自下。（《救急方》）

2.卒吐血出：先食蒸餅兩三個，以榧子為末，白湯服三錢，日三服。（《聖濟總錄》）

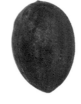

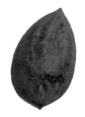

一端鈍圓，可見橢圓形的種臍，另端稍尖

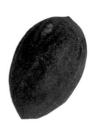

實用藥方

1.十二指腸鉤蟲病、蛔蟲病、蟯蟲病：榧子（切碎）、使君子仁（切細）、大蒜瓣（切細）各30克，水煎去滓，每日3次，食前空腹服。

2.乾咳少痰或無痰：榧子、川貝母各10克，研末服。

3.小兒食積、便祕腹瀉：炒榧子10克，嚼服。

南瓜子

禁忌：《本草綱目拾遺》：「多食壅氣滯膈。」

藥材挑選：以乾燥、粒飽滿、外殼黃白色者為佳。

別名：南瓜仁、白瓜子、金瓜米。

性味：甘，平。

功效主治：殺蟲，下乳，利水消腫。用於條蟲病、蛔蟲病、血吸蟲病、鉤蟲病、蟯蟲病、產後缺乳、產後手足浮腫、百日咳、痔瘡。

用法用量：30 ～ 60克，研末或製成乳劑。外用適量，煎水薰洗。

實用藥方

1. **條蟲病**：南瓜子90克，去皮研粉，冷開水調成糊狀，早晨空腹服，30分鐘後用檳榔60克，水煎服，再過30分鐘用芒硝15克，開水沖服，通便以利蟲體排出；或南瓜子30克，研末，以檳榔30克煎湯送服。

2. **蟯蟲病**：檳榔15克，石榴皮、南瓜子各10克，水煎空腹服。

3. **營養不良，面色萎黃**：南瓜子、花生仁、胡桃仁同服。

4. **內痔**：南瓜子1千克，煎水薰之，每日2次，連薰數日。

雷丸

禁忌：有蟲積而脾胃虛寒者慎服。

別名：雷矢、雷實、竹苓。

性味：微苦，寒。

功效主治：殺蟲消積。用於條蟲病、鉤蟲病、蛔蟲病、蟲積腹痛、小兒疳積。

用法用量：15 ～ 21克，不宜入煎劑，一般研粉服，每次5 ～ 7克，飯後用溫水調服，每日3次，連服3日。

經典妙方

少小有熱不汗：雷丸四兩，粉半斤，搗和下篩，以粉兒身。（《千金方》二物通汗散）

實用藥方

1. **膽道蛔蟲病**：雷丸10克，使君子、檳榔各9克，烏梅3枚，水煎服；或雷丸、使君子各10克，苦楝皮9克，水煎早晚分服。

2. **蟯蟲病**：雷丸、大蒜各10克，同浸入醋內，每晚取藥液塗於肛門口。

3. **條蟲病**：以雷丸製成粉劑，每次服20克，每日3次，連服3日。

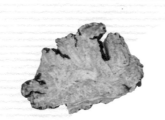

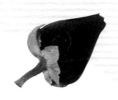

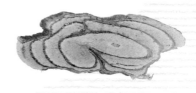

卷 4

止血·活血化瘀
化痰止咳平喘

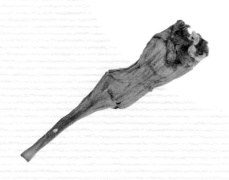

小薊

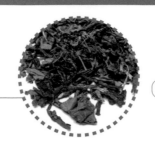

氣微，味苦

禁忌：**虛寒出血及脾胃虛寒者禁服。**
藥材挑選：**以色灰綠、葉多者為佳。**
別名：貓薊、青刺薊、刺薊菜。
性味：甘、苦，涼。
功效主治：涼血止血，散瘀解毒消癰。用於衄血、吐血、尿血、血淋、便血、崩漏、外傷出血、癰腫瘡毒。
用法用量：5～12克。

莖表面灰綠色或帶紫色，具縱棱和白色柔毛

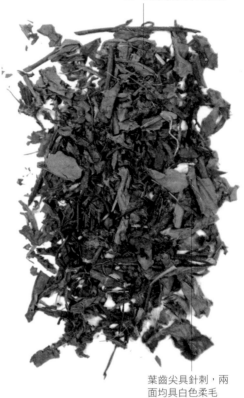

葉齒尖具針刺，兩面均具白色柔毛

經典妙方

1. **心熱吐血口乾**：生藕汁、生牛蒡汁、生地黃汁、小薊根汁各二合，白蜜一匙，上藥相和，攪令勻，不計時候，細細呷之。（《太平聖惠方》）
2. **崩中下血**：小薊莖葉（洗，切）研汁一盞，入生地黃汁一盞，白术半兩，煎減半，溫服。（《千金方》）

實用藥方

1. **吐血、便血**：小薊12克，赭石、生地黃各16克，白茅根30克，水煎服。
2. **高血壓**：小薊、夏枯草各15克，水煎代茶飲。
3. **婦人陰癢**：小薊煎湯，每日洗3次。
4. **鼻衄**：鮮小薊全草150～300克，洗淨，搗爛如泥，再將藥泥用紗布包好，壓榨取汁，加紅糖15克，分早晚2次服下。

大薊

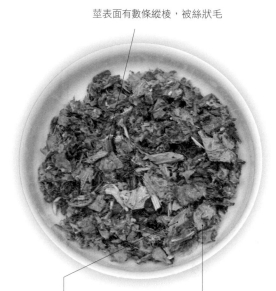

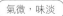
氣微，味淡

禁忌：虛寒出血及脾胃虛寒者禁服。
藥材挑選：地上部分以色灰綠，葉多者為佳；
根以條粗、乾燥者為佳。
別名：馬薊、虎薊、刺薊。
性味：甘、苦，涼。
功效主治：涼血止血，散瘀解毒消癰。用於衄血、吐血、尿血、便血、崩漏、外傷出血、癰腫瘡毒。
用法用量：9～15克。

莖表面有數條縱棱，被絲狀毛

經典妙方

1. **心熱吐血，口乾**：刺薊葉及根，搗，絞取汁，每服一小盞，頻服。（《太平聖惠方》）
2. **吐血衄血，崩中下血**：大薊一握，搗，絞取汁，服半升。（《本草匯言》）

葉皺縮，多破碎，邊緣具不等長的針刺

兩面均具灰白色絲狀毛

實用藥方

1. **蛇咬傷**：白花大薊根、木香各適量，磨白酒塗患處。
2. **燒燙傷**：鮮大薊根洗淨切細，搗爛取汁，與食用菜油調勻，裝瓶備用，治療時取藥油塗抹患處。
3. **急性扁桃腺炎**：鮮大薊根、鮮土牛膝、鮮酢漿草各60克，水煎服。
4. **急性黃疸型肝炎**：鮮大薊根30～60克，水煎服。
5. **痔瘡出血**：大薊根15克，槐米30克，水煎服。

紫珠葉

氣微，味微苦澀

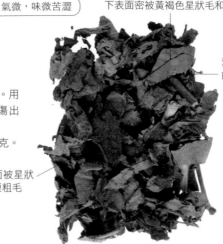

下表面密被黃褐色星狀毛和金黃色腺點

葉邊緣有細鋸齒，近基部全緣

上表面被星狀毛和短粗毛

別名：大風葉、白狗腸。

性味：苦、澀，涼。

功效主治：涼血收斂止血，散瘀解毒消腫。用於衄血、咯血、吐血、便血、崩漏、外傷出血、熱毒瘡瘍，水火燙傷。

用法用量：3 ～ 15克；研末吞服1.5 ～ 3克。外用適量，敷於患處。

實用藥方

1. **扁桃腺炎、支氣管炎**：紫珠葉、矮地茶各15克，秦皮9克，水煎服。
2. **創傷出血**：鮮紫珠葉適量，洗淨，搗爛敷創口；或用紫珠葉粉末撒敷患處。

地榆

氣微，味微苦澀

切面較平坦，粉紅色、淡黃色或黃棕色

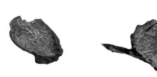

外表皮灰褐色至深褐色

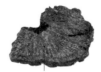

皮部有多數黃棕色綿狀纖維

禁忌：虛寒者忌服。

藥材挑選：以條粗、質硬、斷面色紅者為佳。

別名：白地榆、鼠尾地榆、澀地榆。

性味：苦、酸、澀，微寒。

功效主治：涼血止血，解毒斂瘡。用於便血、痔血、血痢、崩漏、水火燙傷、癰腫瘡毒。

用法用量：9 ～ 15克。外用適量，研末塗敷患處。

實用藥方

1. **尿血**：地榆10克，車前草、墨旱蓮、半邊蓮各15克，水煎服。
2. **赤痢、便血**：地榆15 ～ 21克，水煎服。

槐花

氣微，味微苦澀

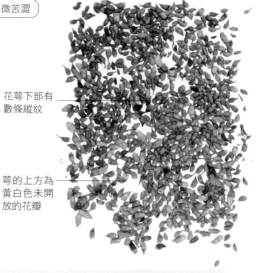

呈卵形或橢圓形

花萼下部有數條縱紋

萼的上方為黃白色未開放的花瓣

禁忌：**脾胃虛寒者慎服。**
藥材挑選：以粒大、緊實、黃綠色者為佳。
別名：槐蕊。
性味：苦，微寒。
功效主治：涼血止血，清肝瀉火。用於便血、痔血、血痢、崩漏、吐血、衄血，肝熱目赤，頭痛眩暈。
用法用量：5～10克。

實用藥方

1. **銀屑病：**槐花炒黃，研成細粉，每次5克，每日2次，飯後溫水送服。

2. **急性乳腺炎：**槐花30克，重樓、生甘草各15克，烘乾研末，分早晚2次，以水、酒送服，並配合局部熱敷。

槐角

果肉氣微，味苦，種子嚼之有豆腥氣

表面黃綠色或黃褐色，皺縮而粗糙

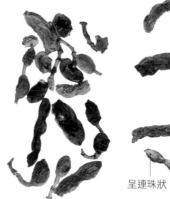
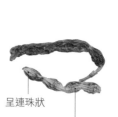

呈連珠狀

背縫線一側呈黃色

禁忌：**脾胃虛寒及孕婦忌服。**
藥材挑選：以飽滿、色黃綠、質柔韌者為佳。
別名：槐實、槐子、槐豆。
性味：苦，寒。
功效主治：清熱瀉火，涼血止血。用於腸熱便血，痔腫出血，肝熱頭痛，眩暈目赤。
用法用量：6～9克。

實用藥方

1. **痔瘡腫痛：**槐角、地榆各12克，黃芩9克，水煎服；或槐角、苦參各16克，白礬6克，水煎薰洗。

2. **高血壓：**槐角125克，墨旱蓮、桑椹、女貞子各70克，煎水濃縮成50克，烘乾製成顆粒，加適量賦形劑，壓成100片，每服3～4片，每日3次。

側柏葉

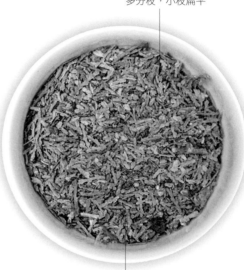

氣清香，味苦澀、微辛

禁忌：《本草述》：「多食亦能倒胃。」
藥材挑選：以枝嫩、葉深綠色、無碎末者
為佳。
別名：柏葉、叢柏葉、扁柏葉。
性味：苦、澀，寒。
功效主治：涼血止血，化痰止咳，生髮烏髮。
用於吐血、衄血、咯血、便血，崩漏下血，肺
熱咳嗽，血熱脫髮，鬚髮早白。
用法用量：6～12克。外用適量。

多分枝，小枝扁平

葉細小鱗片狀，交互
對生，貼伏於枝上

經典妙方

1. **吐血不止**：柏葉、乾薑各三兩，艾
   三把，上三味以水五升，取馬通汁
   一升，合煮，取一升，分溫再服。
   （《金匱要略》柏葉湯）
2. **風痹歷節作痛**：側柏葉煮汁，同麴
   米釀酒飲。（《本草綱目》柏葉酒）

實用藥方

1. **肺結核**：側柏葉45克，製成水丸，分3次，1日服完。
2. **百日咳**：側柏葉、百部、麥冬各9克，炙甘草3克，水煎服。
3. **急慢性痢疾**：側柏葉晒乾研成粗粉，加入酒精，以浸沒藥粉為度，4晝夜後
   濾取浸液，每次50毫升，日服3次，7～10日為1個療程。
4. **燒傷**：鮮側柏葉300～500克，洗淨，搗成泥，加75%酒精少許調成糊狀，
   外敷。
5. **便血**：側柏葉炭12克，荷葉、生地黃、百草霜各9克，水煎服。

白茅根

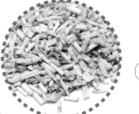

氣微，味微甜

禁忌：脾胃虛寒、溲多不渴者忌服。
藥材挑選：以條粗、色白、味甜者為佳。
別名：茅根、蘭根、茹根。
性味：甘，寒。
功效主治：涼血止血，清熱利尿。用於血熱吐血、衄血、尿血，熱病煩渴，濕熱黃疸，水腫尿少，熱淋澀痛。
用法用量：9 ～ 30 克。

外表面黃白色或淡黃色，微有光澤，具縱皺紋

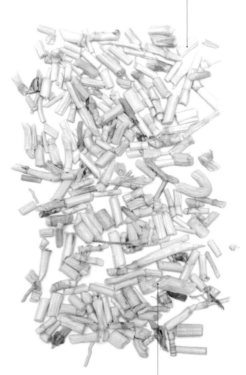

經典妙方

1. **喘**：茅根（生用旋採）一握，桑白皮等份，水二盞，煎至一盞，去滓溫服，食後。（《太平聖惠方》如神湯）

2. **尿血**：茅根一把，切，以水一大盞，煎至五分，去滓，溫溫頻服。（《太平聖惠方》）

切面皮部白色，多有裂隙，放射狀排列

實用藥方

1. **急性病毒性肝炎**：白茅根、白英各30克，茵陳蒿15克，水煎服。

2. **尿血**：白茅根30克，車前草、蒲公英各15克，水煎服。

3. **支氣管擴張咯血**：白茅根30克，葦莖、魚腥草、側柏葉各15克，水煎服。

4. **肺結核咯血**：雙蝴蝶、白茅根各30克，桑白皮、地骨皮各10克，水煎服。

5. **痛風**：萆薢35克，土茯苓、白茅根、車前草、薏苡仁各30克，威靈仙、爵床各18克，水煎服。

瓦松

氣微，味酸

禁忌：**脾胃虛寒者慎服。**

別名：瓦花、屋上無根草、向天草。

性味：酸、苦，涼。

功效主治：涼血止血，解毒，斂瘡。用於血痢、便血、痔血、瘡口久不癒合。

用法用量：3～9克。外用適量，研末塗敷患處。

莖表面具殘留葉基，有明顯的縱棱線

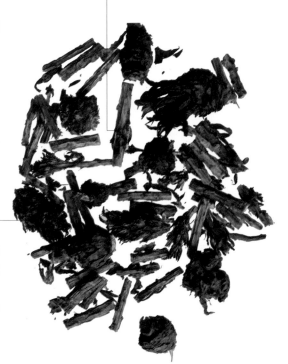

葉多脫落，破碎或捲曲，灰綠色

經典妙方

1. **白屑：**瓦松（曝乾），燒作灰，淋取汁，熱暖，洗頭。（《太平聖惠方》）
2. **唇裂生瘡：**瓦花、生薑，入鹽少許搗塗。（《摘元方》）

實用藥方

1. **風火牙痛、牙齦腫痛：**瓦松、白礬各等份，水煎，取汁漱口，日數次。
2. **肩疔：**鮮瓦松適量，百草霜少許，搗爛敷患處。
3. **溼疹：**瓦松用開水燙後晒乾，燒灰存性，研末，調麻油或茶油塗患處。
4. **痔瘡：**鮮瓦松60～120克，洗淨，水煎，薰洗患處，另取瓦松60克，豬大腸120克，水煎服。
5. **小兒驚風：**瓦松15～20克，水煎服。

三七

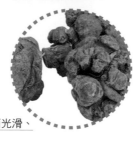

氣微，味苦回甜

禁忌：孕婦忌服。

藥材挑選：以個大、體重、質堅、表面光滑、「銅皮鐵骨」者為佳。

別名：山漆、金不換、田七。

性味：甘、微苦，溫。

功效主治：散瘀止血，消腫定痛。用於咯血、吐血、衄血、便血、崩漏，外傷出血，胸腹刺痛，跌撲腫痛。

用法用量：3～9克；研粉吞服，一次1～3克。外用適量。

藥材質堅硬如骨，體重而堅實不易折斷，內部似鐵色，習稱「鐵骨」

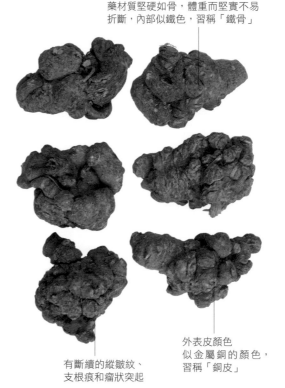

經典妙方

1. **無名癰腫，疼痛不止：**山漆磨米醋調塗。已破者，研末乾塗。（《本草綱目》）

2. **吐血、衄血：**山漆一錢，自嚼，米湯送下。（《瀕湖集簡方》）

有斷續的縱皺紋、支根痕和瘤狀突起

外表皮顏色似金屬銅的顏色，習稱「銅皮」

245

實用藥方

1. **胃出血：**三七粉1克，生大黃粉2克，水調服。

2. **胃及十二指腸潰瘍：**三七粉1克，白及粉6克，水調服。

3. **跌打損傷瘀腫：**三七粉、生大黃粉各適量，水、酒各半，調敷患處。

4. **冠心病心絞痛：**三七粉、丹參粉各5克，水調服。

茜草

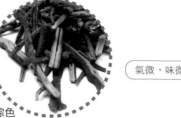

氣微，味微苦，久嚼刺舌

禁忌：脾胃虛寒及無瘀滯者慎服。
藥材挑選：以條粗、外皮紅棕色、斷面黃棕色
者為佳。
別名：四輪草、拉拉蔓、小活血。
性味：苦，寒。
功效主治：涼血、袪瘀、止血、通經。用於吐
血、衄血、崩漏，外傷出血，瘀阻經閉，關節
痹痛，跌撲腫痛。
用法用量：6 ～ 10克。

外表皮紅棕色或暗棕色，具細縱紋

皮部脫落處呈黃紅色

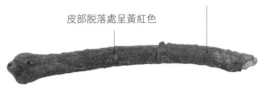

經典妙方

1. **吐血不定**：茜草一兩，生搗羅為
   散，每服二錢，水一中盞，煎至七
   分，放冷，飯後服之良。（《簡要濟
   眾方》）
2. **女子經水不通**：茜草一兩，黃酒
   煎，空心服。（《經驗廣集》）

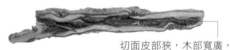

切面皮部狹，木部寬廣，
導管孔多數

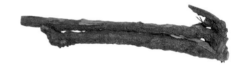

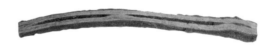

實用藥方

1. **低血壓**：茜草根 15 ～ 30克，豬心1個，黃酒適量，水燉服。

2. **胃痛**：茜草根6克，豬瘦肉少許，水燉，老酒兌服。

3. **吐血**：茜草根 15 ～ 30克，白米酒適量，水燉服，每日1次。

4. **夜晚睡時，小腿抽筋**：茜草根 15克，豬瘦肉適量，黃酒少許，水煎服。

5. **風溼關節痛**：茜草根 15 ～ 30克，燉雞服。

蒲黃

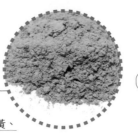

氣微，味淡

禁忌：孕婦慎服。

藥材挑選：以純淨、細粉、體輕、色鮮黃、滑膩感強者為佳。

別名：蒲厘花粉、蒲棒花粉、蒲草黃。

性味：甘，平。

功效主治：止血、化瘀、通淋。用於吐血、衄血、咯血、崩漏、外傷出血、閉經、痛經、胸腹刺痛、跌撲腫痛、血淋、澀痛。

用法用量：5～10克，包煎。外用適量，敷患處。

手撚有滑膩感，易附著手指上

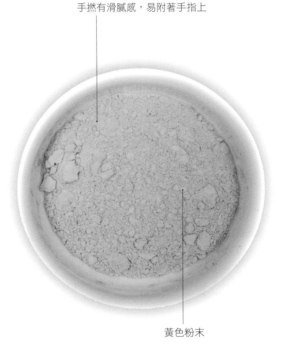

黃色粉末

經典妙方

1. **耳中出血**：蒲黃炒黑研末，摻入。（《簡便單方》）

2. **脫肛**：蒲黃二兩，以豬脂和敷肛上，納之。（《千金方》）

實用藥方

1. **肺熱咯血**：蒲黃、青黛各3克，新汲水送服。

2. **男子陰下溼癢**：蒲黃末適量，撒敷患處。

3. **閉經**：蒲黃45克，紅糖15克，米酒少許，燉服。

降香

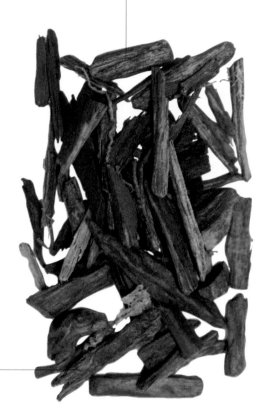

氣微香，味微苦

呈類圓柱形或不規細塊
狀，表面紫紅色或紅褐色

禁忌：陰虛火旺、血熱妄行者禁服。

藥材挑選：以色紫紅、質堅實、富油性、香
氣濃者為佳。

別名：降真香、紫藤香、花梨母。

性味：辛，溫。

功效主治：化瘀止血，理氣止痛。用於吐血、
衄血、外傷出血、肝鬱脅痛、胸痹刺痛、跌撲
傷痛、嘔吐腹痛。

用法用量：9～15克，後下。外用適量，研
細末敷患處。

經典妙方

金刃或打撲傷損，血出不止：降真香
末、五倍子末、銅末（是削下鏡面上
銅，於乳缽內研細）各等份或隨意加
減用之，上拌勻散。（《百一選方》）

切面有緻密的紋理

實用藥方

1. **氣血瘀滯所致胸脅、心腹痛**：降香1～2克，研末服。

2. **跌打損傷**：降香、紅木香、補骨脂、無名異（酒淬）、川續斷、琥珀（另
   研）、牛膝（酒浸一宿）、桃仁、當歸、蒲黃各30克，大黃（溼紙裹煨）、朴
   硝（另研）各45克，上藥共研細末，過篩，裝瓶備用，每服6克，以蘇木、
   當歸煎湯，加酒適量送服。

3. **癭疽惡毒**：降香、楓香脂各適量研末，外敷。

白及

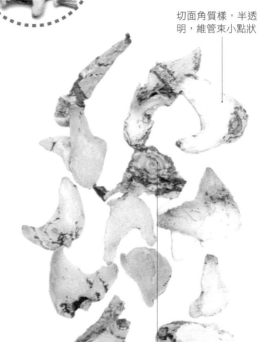

氣微，味苦，嚼之有黏性

禁忌：《本草經疏》：「癰疽已潰，不宜同苦寒藥服。」

藥材挑選：以個大、飽滿、色白、半透明、質堅實者為佳。

別名：甘根、白根、白給。

性味：苦、甘、澀，微寒。

功效主治：收斂止血，消腫生肌。用於咯血、吐血、外傷出血、瘡瘍腫毒、皮膚皸裂。

用法用量：6～15克；研末吞服3～6克。外用適量。

切面角質樣，半透明，維管束小點狀

經典妙方

1. **肺熱吐血不止**：白及研細末，每服二錢，白湯下。（《本草發明》）

2. **疔瘡腫毒**：白及末半錢，以水澄之，去水，攤於厚紙上貼之。（《袖珍方》）

表面可見數圈同心環節，習稱「同心環紋」

實用藥方

1. **胃潰瘍出血**：白及粉、海螵蛸粉各6克，水調服。

2. **支氣管擴張咯血**：白及、白茶花、石榴花各10克，仙鶴草15克，百合9克，水煎服。

3. **跌打腫痛**：白及粉、生大黃粉各適量，用水調成糊狀，再加入白酒少許拌勻，塗敷患處。

4. **消化性潰瘍**：天仙子0.1克，烏賊骨1.5克，延胡索1.8克，烏藥1.2克，白及1克，水煎服。

5. **胃及十二指腸潰瘍**：牡蠣5份，白及4份，研細，混勻，過篩，裝瓶，避光保存，每日3次，每次3～6克，飯後溫水送服。服藥期間忌辣椒、菸、酒。

仙鶴草

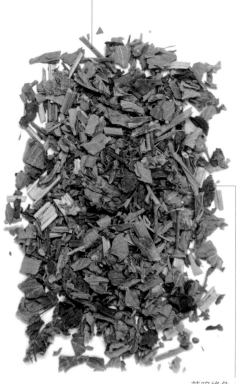

氣微，味微苦

禁忌：《四川中藥志》1960年版：「外感初起、泄瀉發熱者忌用。」

藥材挑選：以梗紫紅色，葉青綠、多而完整，無雜質者為佳。

別名：龍芽草、瓜香草、黃龍尾。

性味：苦、澀，平。

功效主治：收斂止血，截瘧、止痢、解毒、補虛。用於咯血、吐血、崩漏下血、瘧疾、血痢、癰腫瘡毒、陰癢帶下、脱力勞傷。

用法用量：6～12克。外用適量。

莖多數方柱形，有縱溝和棱線，有節

經典妙方

1. **虛損、唾血、咯血：**龍芽草六錢，紅棗五枚，水煎服。（《文堂集驗方》）

2. **赤白痢、咯血、吐血：**龍芽草三錢至六錢，水煎服。（《嶺南採藥錄》）

葉暗綠色，邊緣有鋸齒

實用藥方

1. **消化性潰瘍急性出血：**仙鶴草、生地黃各30克，烏賊骨9克，水煎服，同時控制飲食，適當補液及酌情輸血。

2. **癰癤疔瘡，炎性外痔：**仙鶴草全草適量，洗淨，水煎，藥液濃縮成膏狀，塗患處。

3. **功能失調性子宮出血：**仙鶴草40克，炒焦貫眾、草血竭各30克，炒艾葉15克，加水600毫升，煎至200毫升，頓服。

4. **痔瘡出血：**秦皮10克，仙鶴草、木槿花各15克，瓜蔞30克，水煎服。

藕節

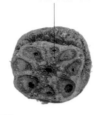

禁忌：忌鐵器。

別名：光藕節、藕節疤。

性味：甘、澀，平。

功效主治：收斂止血，化瘀。用於吐血、咯血、衄血、尿血、崩漏。

用法用量：9～15克。

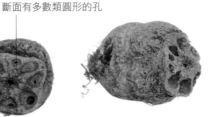

斷面有多數類圓形的孔

表面有殘存的鬚根和鬚根痕

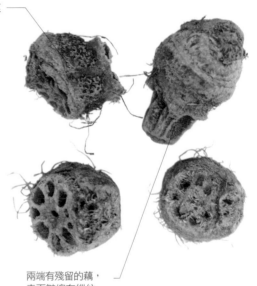

兩端有殘留的藕，
表面皺縮有縱紋

經典妙方

1. **卒暴吐血**：藕節七個，荷葉頂七個，上同蜜擂細，水二盅，煎八分，去滓溫服，或研末蜜調下。（《太平聖惠方》雙荷散）

2. **鼻衄不止**：藕節搗汁飲，並滴鼻中。（《本草綱目》）

實用藥方

1. **肺熱咯血**：鮮藕節30～60克，水煎服。

2. **腳氣水腫**：藕節、紫蘇各20克，生薑、白茅根各9克，水煎沖酒服。

3. **肺熱咳嗽**：藕節、竹茹、魚腥草各30克，川貝母、桔梗各10克，水煎服。

4. **大便下血**：藕節（晒乾）7個，白蜜7茶匙，以水2碗煎至1碗服。

荊芥炭

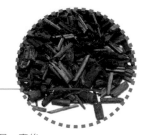

略具焦香氣，味苦而辛

禁忌：表虛自汗、陰虛頭痛者忌服。

性味：辛、澀，微溫。

功效主治：收斂止血。用於便血、崩漏、產後血暈。

用法用量：5 ～ 10克。

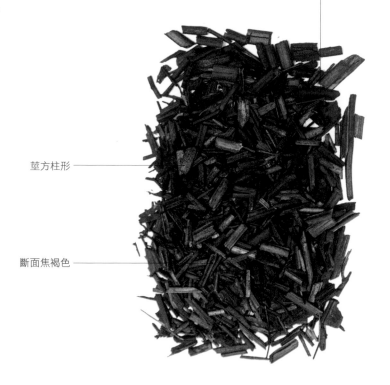

全體黑褐色

莖方柱形

斷面焦褐色

實用藥方

1. **功能失調性子宮出血、尿血**：蓮房炭、荊芥炭、牡丹皮各9克，小薊12克，白茅根30克，水煎服。

2. **便血、子宮出血**：卷柏炭、地榆炭、側柏炭、荊芥炭、槐花各9克，研粉，每服4.5克，開水送服，每日2 ～ 3次。

艾葉 ▲有小毒

氣清香，味苦

禁忌：陰虛血熱者慎用。

藥材挑選：以色青、背面灰白色、絨毛多、葉厚、質柔而韌、香氣濃郁者為佳。

別名：艾、醫草、灸草。

性味：辛、苦，溫；有小毒。

功效主治：溫經止血，散寒止痛；外用祛溼止癢。用於吐血、衄血、崩漏、月經過多、胎漏下血、少腹冷痛、經寒不調、宮冷不孕；外治皮膚搔癢。

用法用量：3～9克。外用適量，供灸治或薰洗用。

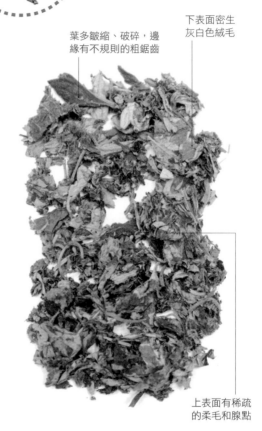

葉多皺縮、破碎，邊緣有不規則的粗鋸齒

下表面密生灰白色絨毛

上表面有稀疏的柔毛和腺點

經典妙方

1. **卒心痛**：白艾成熟者三升，以水三升，煮取一升，去滓，頓服之。若為客氣所中者，當吐出蟲物。（《肘後備急方》）

2. **脾胃冷痛**：白艾末煎湯服二錢。（《衛生易簡方》）

實用藥方

1. **膝關節痛**：鮮野艾葉適量，置鍋內用文火烤軟，酌加白酒，趁熱在患處先擦後敷。

2. **痛經**：生艾葉10克，紅花5克，加開水300毫升沖服，經前1日或經值時服2劑。

3. **老年性皮膚搔癢**：艾葉30克，花椒9克，地膚子、白鮮皮各15克，水煎薰洗患處，每日1劑，每劑薰洗2次，一般用藥3～6劑。

4. **感冒發熱**：鮮廣藿香、艾葉各適量，搗爛絞汁服。

5. **鼻衄不止**：艾灰吹之，亦可用艾葉煎服。

炮薑

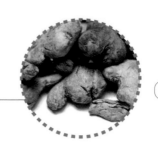

氣香、特異，味微辛、辣

禁忌：孕婦及陰虛有熱者禁服。

別名：黑薑。

性味：辛，熱。

功效主治：溫經止血，溫中止痛。用於陽虛失血、吐衄崩漏、脾胃虛寒、腹痛吐瀉。

用法用量：3～9克。

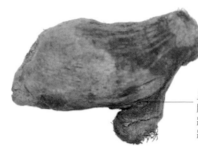

呈不規則膨脹的塊狀，具指狀分枝

經典妙方

1. **婦人血瘕★痛：** 乾薑（炮裂，銼）一兩，烏賊魚骨一兩，桃仁（湯浸，去皮、尖、雙仁，微炒）一兩，上件藥搗細羅為散，每服空心以溫酒調下二錢。（《太平聖惠方》）

   ★瘕：腹中結有硬塊的病症。

2. **休息痢：** 乾薑（炮）、建茶各一兩，上為末，以烏梅取肉，丸如梧桐子大，每服三十丸，食前米飲下。（《續易簡方論》薑茶丸）

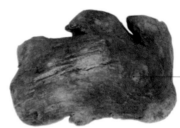

表面棕黑色或棕褐色

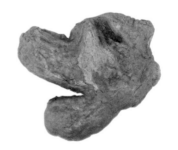

實用藥方

1. **牙痛：** 川薑（炮裂）、川椒（去目）各等份，共為細末，每用以指蘸藥，擦牙痛處，後用鹽湯漱口。

2. **久瀉久痢：** 炮薑9克，黃連6克，研末服。

伏龍肝

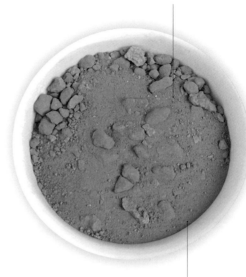

具煙燻氣,味淡

橙黃色或紅褐色

有吸溼性

禁忌:**出血、嘔吐、泄瀉屬熱證者禁服。**

別名:灶心土、灶中黃土、釜下土。

性味:辛,溫。

功效主治:溫中止血,止嘔,止瀉。用於虛寒失血、嘔吐、泄瀉。

用法用量:15~30克。外用適量,研末調敷。

經典妙方

1. **泄痢後,脫肛不收:**伏龍肝、赤石脂各等份,上末之,敷腸頭上,或以槐花炒末陳米湯下。(《丹溪摘玄》赤石脂散)

2. **癰腫:**伏龍肝以大酢和作泥,塗布上貼之,乾則易之。(《千金方》)

實用藥方

1. **功能失調性子宮出血:**香附適量,炒黑存性,研末,每次9克,用伏龍肝(灶心土)60克水煎過濾送下,早、晚飯前各服1次。

2. **寒證出血:**伏龍肝30克,仙鶴草、紫珠根各15克,墨旱蓮、炒大薊根、舊棕灰、百草霜、仙桃草各10克,水煎服。

川芎

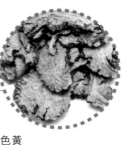

氣濃香，味苦、辛，微甜

具有明顯波狀環紋或多角形紋理

禁忌：陰虛火旺、上盛下虛及氣弱之人忌服。

藥材挑選：以個大飽滿、質堅實、斷面色黃白、油性大、香氣濃者為佳。

別名：山鞠藭、香果、胡藭。

性味：辛，溫。

功效主治：活血行氣，祛風止痛。用於胸痹心痛、胸脅刺痛、跌撲腫痛、月經不調、閉經、痛經、癥瘕腹痛、頭痛、風溼痹痛。

用法用量：3～10克。

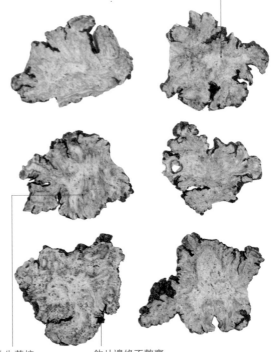

散生黃棕色油點

飲片邊緣不整齊

經典妙方

1. **風熱頭痛**：川芎一錢，茶葉二錢，水一鐘，煎五分，食前熱服。（《簡便單方》）
2. **產後血暈**：當歸一兩，川芎五錢，荊芥穗（炒黑）二錢，水煎服。（《奇方類編》）

實用藥方

1. **冠心病心絞痛**：川芎、丹參、薤白各10克，三七6克，瓜蔞15克，鬱金9克，水煎服。

2. **痛經**：川芎、延胡索、烏藥各9克，水煎服。

3. **偏頭痛**：川芎適量，研細，酒浸服用。

4. **產後瘀阻腹痛**：桃仁、川芎、赤芍各9克，益母草15克，紅花3克，水煎服。

5. **肝脾腫大**：桃仁、川芎各9克，鱉甲15克，丹參12克，水煎服。

延胡索

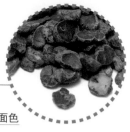

氣微，味苦

禁忌：孕婦忌服，體虛者慎服。

藥材挑選：以個大、飽滿、質堅實、斷面色黃者為佳。

別名：延胡、玄胡索、元胡索。

性味：辛、苦，溫。

功效主治：活血，行氣，止痛。用於胸脇、脘腹疼痛、胸痺心痛、閉經、痛經、產後瘀阻、跌撲腫痛。

用法用量：3～10克；研末吞服，一次1.5～3克。

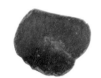

經典妙方

1. **熱厥心痛，或發或止，久不癒，身熱足寒**：玄胡索、金鈴子肉各等份，為末，溫酒或白湯，每服二錢。（《素問病機氣宜保命集》金鈴子散）

2. **下痢腹痛**：延胡索三錢，米飲服之，痛即減，調理而安。（《本草綱目》）

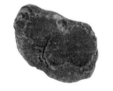

切面角質樣，具蠟樣光澤

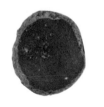

外表皮有不規則細皺紋

實用藥方

1. **胃痛**：延胡索、製香附各10克，川木香5克，神麴15克，水煎服。

2. **痛經**：延胡索10克，川楝子、白芍、烏藥各9克，丹參、川芎各6克，水煎服；或牡丹皮、延胡索各10克，川芎、川楝子、烏藥各9克，水煎服。

3. **腹痛**：延胡索10克，川楝子、娑羅子、烏藥各9克，水煎服。

4. **諸般氣痛**：炒延胡索45克，芫花（醋製）15克，為末，每服3克。

鬱金

氣微香，味微苦

禁忌：陰虛失血及無氣滯血瘀者忌服，
孕婦慎服。

藥材挑選：以質堅實、斷面色黃者為佳。

別名：馬蒁、黃鬱、五帝足。

性味：辛、苦，寒。

功效主治：活血止痛，行氣解鬱，清心涼血，
利膽退黃。用於胸脅刺痛、胸痹心痛、閉經、
痛經、乳房脹痛、熱病神昏、癲癇發狂、血熱
吐衄、黃疸尿赤。

用法用量：3 ～ 10 克。

切面灰棕色、橙黃色至灰黑色

經典妙方

1. **婦人脇肋脹滿，因氣逆者**：鬱金、
   木香、莪术、牡丹皮，白湯磨服。
   （《女科方要》）

2. **產後心痛，血氣上衝欲死**：鬱金燒
   存性為末二錢，米醋一呷，調灌。
   （《袖珍方》）

角質樣，內皮層環明顯

外表皮灰黃色、
灰褐色至灰棕色

實用藥方

1. **胸悶**：鬱金、絲瓜絡各10克，枳殼、紫蘇梗各9克，水煎服。

2. **心煩脇痛不眠**：鬱金、千里光各10克，炒梔子9克，陰地蕨15克，水煎服。

3. **尿道出血**：鬱金10克，側柏葉、藕片、白茅根各15克，水煎服。

4. **膽道疾患**：茵陳20 ～ 50克，鬱金10 ～ 15克，柴胡、黃芩、枳殼、木香各10
   克，大黃（後下）6 ～ 10克，水煎服。

5. **癲癇**：全蠍、鬱金、明礬各等份，研粉，混勻，每日3次，每次服1.5克。

薑黃

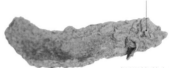

氣香特異，味苦、辛

禁忌：血虛而無氣滯血瘀者忌服。
藥材挑選：以質堅實、斷面金黃色、氣香濃者為佳。
別名：寶鼎香、黃薑。
性味：辛、苦，溫。
功效主治：破血行氣，通經止痛。用於胸脇刺痛、胸痺心痛、痛經、閉經、癥瘕、風溼肩臂疼痛、跌撲腫痛。
用法用量：3～10克。外用適量。

外表皮深黃色，有時可見環節

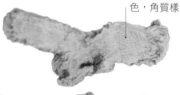

切面棕黃色至金黃色，角質樣

內皮層環紋明顯，維管束呈點狀散在

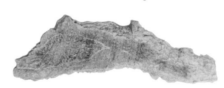

經典妙方

1. **心痛不可忍：**薑黃（微炒）、當歸（切，焙）各一兩，木香、烏藥（微炒）各半兩，上四味搗羅為散，每服二錢匕，煎茱萸醋湯調下。（《聖濟總錄》薑黃散）
2. **牙痛不可忍：**薑黃、細辛、白芷各等份，上為細末，並擦二三次，鹽湯漱。（《百一選方》薑黃散）

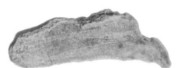

實用藥方

1. **閉經：**薑黃、莪朮、川芎各9克，桃仁10克，雞血藤20克，水煎服。

2. **痛經：**薑黃、製香附、烏藥、延胡索各9克，水煎服。

3. **跌打腫痛：**薑黃（研粉）、生大黃粉各適量，調茶水敷患處。

4. **黃疸：**鬱金、薑黃各10克，茵陳蒿15克，水煎，取藥液沖服熊膽末0.5克，日服2次。

5. **冠心病、高血壓、高脂血症：**生蒲黃15克，黨參9克，紅花6克，片薑黃、降香各4.5克，為1日量，上藥煎煮濃縮成浸膏，製成糖衣片，每日3次，飯後溫水送服。

乳香

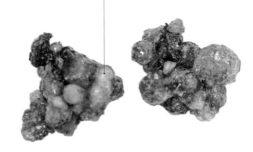

具特異香氣，味微苦

禁忌：胃弱者慎服，孕婦及無瘀滯者禁服。

別名：薰陸香、馬尾香、乳頭香。

性味：辛、苦，溫。

功效主治：活血定痛，消腫生肌。用於胸痹心痛、胃脘疼痛、痛經、閉經、產後瘀阻、癥瘕腹痛、風溼痹痛、筋脈拘攣、跌打損傷、癰腫瘡瘍。

用法用量：3～5克，煎湯或入丸散。外用適量，研末調敷。

半透明，被有黃白色粉末

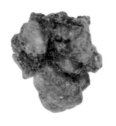

經典妙方

1. **急心痛：**胡椒四十九粒，乳香一錢，為末，男用薑湯下，女用當歸湯下。（《攝生眾妙方》抽刀散）

2. **跌撲折傷筋骨：**乳香、真沒藥各一錢五分，當歸尾，紅花、桃仁各三錢，水煎服。（《本草匯言》）

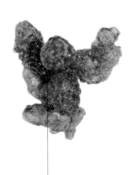

表面黃白色，久存則顏色加深

實用藥方

1. **跌打損傷，紅腫作痛：**乳香、沒藥、炙馬錢子、麻黃各30克，共為細粉，每服2.2～2.8克，每日2次，溫水或黃酒送服，外以白酒調敷患處。

2. **急性乳腺炎：**乳香16克，白礬、花椒各6克，蔥白數根，水煎外洗。

3. **瘡瘍疼痛不可忍：**乳香、沒藥各6克，寒水石（煅）、滑石各12克，冰片0.3克，為細末，搽患處。

4. **風氣頭痛，痛不可忍：**乳香、蓖麻子各等份，搗爛為餅，隨左右貼太陽穴。

沒藥

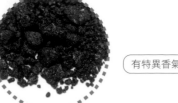

有特異香氣，味苦而有黏性

禁忌：胃弱者慎服，孕婦及虛證無瘀者禁服。

別名：末藥。

性味：辛、苦，平。

功效主治：散瘀定痛，消腫生肌。用於胸痺心痛、胃脘疼痛、痛經、閉經、產後瘀阻、癥瘕腹痛、風濕痺痛、跌打損傷、癰腫瘡瘍。

用法用量：3～5克，炮製去油，多入丸散用。

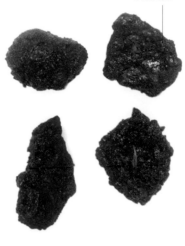

多黏結成大小不等的團塊

經典妙方

1. **筋骨損傷：**米粉（炒黃）四兩，入沒藥、乳香末各半，酒調成膏，攤貼之。（《禦藥院方》）

2. **血塊：**滑石二錢，沒藥一錢，麒麟竭一錢，為末，醋糊為丸。（《金匱鉤玄》）

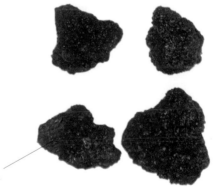

表面棕黃色至棕褐色，不透明

實用藥方

1. **口瘡：**乳香、沒藥、雄黃各3克，輕粉1.5克，巴豆霜少許，為末摻之。

2. **腸癰腹痛：**瓜蔞1個，甘草12克，沒藥6克，乳香4.5克，研末，酒調服。

3. **小兒盤腸氣痛、腰曲、乾啼：**沒藥、乳香末各等份，為末，木香磨水煎沸，調3克服。

馬鞭草

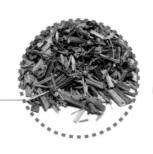

氣微，味苦

禁忌：孕婦慎服。

別名：鳳頸草、紫頂龍芽、鐵馬鞭。

性味：苦，涼。

功效主治：活血散瘀，解毒，利水，退黃，截瘧。用於癥瘕積聚、痛經、閉經、喉痺、癰腫、水腫、黃疸、瘧疾。

用法用量：5～10克。

葉多破碎，綠褐色，邊緣有鋸齒

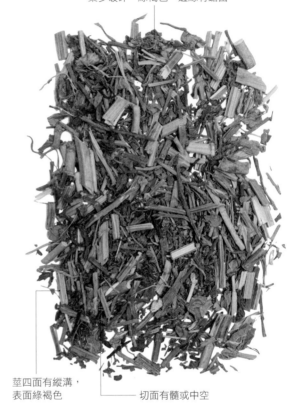

莖四面有縱溝，表面綠褐色

切面有髓或中空

經典妙方

1. **婦人疝痛**：馬鞭草一兩，酒煎滾服，以湯浴身，取汗甚妙。（《纂要奇方》）

2. **乳癰腫痛**：馬鞭草一握，酒一碗，生薑一塊，擂汁服，渣敷之。（《衛生易簡方》）

實用藥方

1. **流行性感冒、上呼吸道感染**：馬鞭草、一枝黃花鮮品各50克，水煎服。

2. **小兒急性腎炎**：馬鞭草6～10克，浮萍6～12克，地膽草10克，益母草15克，水煎分4～5次服，以上為5歲小兒的用量。

3. **痛經**：馬鞭草30克，香附、益母草各15克，水煎服。

4. **念珠菌陰道炎**：馬鞭草30克，水煎，濾取藥液，待溫坐浴，每次10分鐘，同時用手指套以消毒紗布清洗陰道皺褶，每日1次，5日為1個療程。

5. **急性扁桃腺炎**：馬鞭草50克，加水500毫升，慢火濃煎成300毫升，每次100毫升，加食鹽少許，緩緩咽下，每日3次。

夏天無

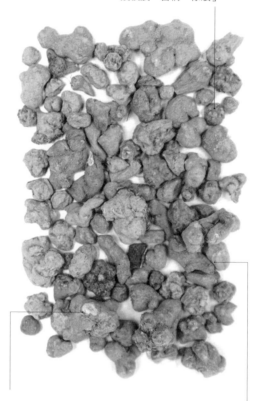

氣微,味苦

別名:一粒金丹、洞裡神仙、飛來牡丹。

性味:苦、微辛,溫。

功效主治:活血止痛,舒筋活絡,祛風除溼。用於中風偏癱、頭痛、跌撲損傷、風溼痺痛、腰腿疼痛。

用法用量:6～12克,研末分3次服。

莖痕四周有多數點麻狀鬚根痕,習稱「棕眼」

表面有瘤狀突起和不明顯的細皺紋

呈類球形、長圓形或不規則塊狀

經典妙方

1. **高血壓、腦瘤或腦栓塞所致偏癱**:鮮夏天無搗爛,每次大粒四至五粒,小粒八至九粒,每日一至三次,米酒或開水送服,連服三至十二個月。(《浙江民間常用草藥》)

2. **風溼性關節炎**:夏天無粉每次服三錢,日二次。(《江西中草藥》)

實用藥方

1. **風溼關節痛**:夏天無1.5～3克,水煎服或研末開水沖服,每日2次。

2. **腦血栓所致偏癱**:鮮夏天無4～5粒,洗淨,搗爛,開水送服,每日1～3次,連服3個月。

3. **高血壓**:夏天無、鉤藤、桑白皮、夏枯草各9克,水煎服;或夏天無研末沖服,每次2～4克。

兩面針 ▲有小毒

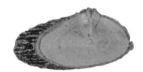

氣微香，味辛辣麻舌而苦

禁忌：**不能過量服用。忌與酸味食物同服。**
藥材挑選：**以根皮厚、味濃者為佳。**
別名：入地金牛、兩背針、雙面針。
性味：苦、辛，平；有小毒。
功效主治：活血化瘀，行氣止痛，祛風通絡，
解毒消腫。用於跌撲損傷、胃痛、牙痛、風溼
痺痛、毒蛇咬傷；外治燒燙傷。
用法用量：5～10克。外用適量，研末調敷
或煎水洗患處。

切面有數輪同心排
列環紋的異型構
造，形似羅盤，習
稱「羅盤紋」

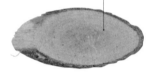
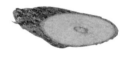
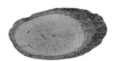
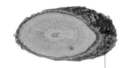
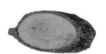

表面有鮮黃色或黃褐
色類圓形皮孔樣斑痕

實用藥方

1. **胃痛：**兩面針15克，製香附9克，山雞椒果實6克，水煎服。

2. **咽喉痛：**兩面針適量，水煎，加食鹽少許，取湯含漱。

3. **跌打損傷：**兩面針50克，積雪草30克，水煎擦患處。

4. **風溼性關節炎：**千斤拔30克，兩面針根10～15克，水煎服。

5. **膽道蛔蟲病：**葽芝、兩面針、闊葉十大功勞根各15克，水煎服。

五靈脂

氣腥臭，帶有柏樹葉
樣氣味，味苦、辛

禁忌：孕婦慎服。

別名：藥本、寒號蟲糞、寒雀糞。

性味：苦、甘，溫。

功效主治：活血止痛，化瘀止血，消積解毒。用於心腹血氣諸痛、閉經、產後瘀滯腹痛、崩漏下血、小兒疳積、蛇蟲咬傷。

用法用量：5～10克，或入丸散。外用適量，研末撒或調敷。

表面黑棕色、紅棕色或灰棕色

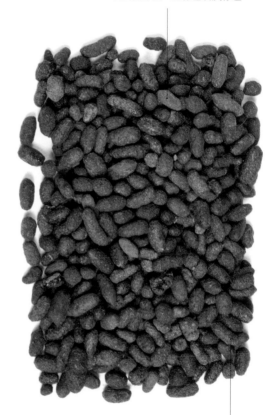

凹凸不平，有油潤性光澤

經典妙方

1. **血崩不止**：五靈脂十兩，搗羅為末，以水五大盞，煎至三盞，去滓澄清，再煎為膏，入神麴末二兩，合和丸如梧子大，每服二十丸，溫酒下，空心服。（《本草圖經》）

2. **消渴**：五靈脂、黑豆（去皮臍），上各等份為細末，每服三錢，冬瓜湯調下，無冬瓜，苗葉皆可，日二服，小渴二三服效，渴定不可服熱藥。（《保命集》竹籠散）

實用藥方

1. **產後瘀血腹痛**：蒲黃、五靈脂各等份，研細末，每次3克，黃酒或米醋送服，每日2次。

2. **胃痛**：豔山薑、五靈脂各6克，共研末，每次3克，溫開水送服。

3. **胸痹**：五靈脂、醋炒延胡索各3克，煆沒藥、甘草各2克，上藥共研末，泡酒服。

丹參

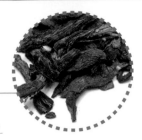

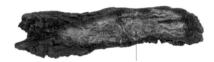
氣微，味微苦澀

禁忌：無瘀血者慎服。
藥材挑選：以條粗壯、色紫紅者為佳。
別名：亦參、木羊乳、逐馬。
性味：苦，微寒。
功效主治：活血祛瘀，通經止痛，清心除煩，涼血消癰。用於胸痹心痛、脘腹脇痛、癥瘕積聚、熱痹疼痛、心煩不眠、月經不調、痛經、閉經、瘡瘍腫痛。
用法用量：10～15克。

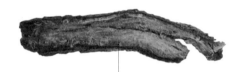
木部有黃白色放射狀紋理

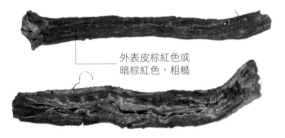
切面有裂隙或略平整而緻密

外表皮棕紅色或暗棕紅色，粗糙

經典妙方

1. **妊娠胎墮，下血不止**：丹參十二兩，細切，以清酒五升，煮取三升，溫服一升，日三服。（《千金方》）
2. **心腹諸痛，屬半虛半實**：丹參一兩，白檀香、砂仁各一錢半，水煎服。（《醫學金針》丹參飲）

實用藥方

1. **冠心病心絞痛**：丹參15克，三七6克，薤白10克，瓜蔞24克，水煎服。
2. **肝腫大**：丹參15克，積雪草、葉下珠各24克，雞內金10克，枳殼9克，水煎服。
3. **脾腫大**：丹參、馬鞭草各15克，赤芍、雞內金、桃仁各10克，水煎服。
4. **血瘀經閉、痛經**：桃仁、紅花各9克，丹參15克，牛膝12克，水煎服。
5. **高血壓**：五嶺龍膽、夏枯草、南山楂、丹參各30～50克，水煎代茶。

紅花

禁忌：孕婦忌服。

藥材挑選：以挑選花冠長、顏色鮮豔、質柔軟者為佳。

別名：紅藍花、刺紅花、草紅花。

性味：辛，溫。

功效主治：活血通經，散瘀止痛。用於閉經、痛經、惡露不行、癥瘕痞塊、胸痹心痛、瘀滯腹痛、胸脇刺痛、跌撲損傷、瘡瘍腫痛。

用法用量：3～10克。

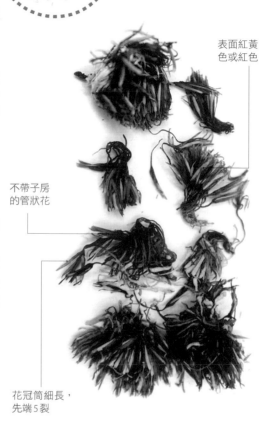

氣微香，味微苦

表面紅黃色或紅色

不帶子房的管狀花

花冠筒細長，先端5裂

經典妙方

1. **一切腫：**紅藍花熟揉搗取汁服之。（《外台秘要》）

2. **聤耳，累年膿水不絕，臭穢：**紅花一分，白礬（燒灰）一兩，上件藥細研為末，每用少許，納耳中。（《太平聖惠方》）

實用藥方

1. **角化型足癬：**紅花、當歸、桃仁各30克，青木香60克，泡入米醋1千克中，1週後以之浸泡患處，每日1次，每次20分鐘。

2. **痛經：**紅花6克，雞血藤24克，水煎調酒服用。

3. **接觸性皮炎：**紅花、大黃、黃柏、牡丹皮各100克，加水1升，浸泡1小時後煎沸10分鐘，改文火煎至250毫升，濾取藥汁分服。

4. **閉經：**桃仁14粒，紅花、當歸各6克，川芎、熟地黃、赤芍各9克，水煎服。

5. **急性腰扭傷：**紅花10克，雞蛋2個，以紅花拌雞蛋加油炒熟（不加鹽）食用。

桃仁

氣微香，味微苦

呈扁長卵形，邊緣較薄

表面淺黃白色

禁忌：孕婦忌服。
<u>**藥材挑選**：以紅棕色、顆粒均勻、飽滿質充實者為佳。</u>
別名：桃核仁。
性味：苦、甘，平。
功效主治：活血祛瘀，潤腸通便，止咳平喘。用於閉經、痛經、癥瘕痞塊、肺癰腸癰、跌撲損傷、腸燥便祕、咳嗽氣喘。
用法用量：5～10克。

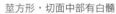

實用藥方

> 1. **血瘀經閉、痛經**：桃仁、紅花各9克，丹參15克，牛膝12克，水煎服。
>
> 2. **產後瘀阻腹痛**：桃仁、川芎、赤芍各9克，益母草15克，紅花3克，水煎服。

益母草

氣微，味微苦

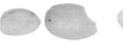
莖方形，切面中部有白髓

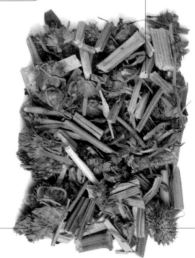
輪傘花序腋生，花黃棕色，花萼筒狀

葉片灰綠色，多皺縮、破碎

禁忌：陰虛血少者忌服。
<u>**藥材挑選**：以身乾、枝嫩、色黃綠、帶葉花者為佳。</u>
別名：益母、茺蔚、益明。
性味：苦、辛，微寒。
功效主治：活血調經，利尿消腫，清熱解毒。用於月經不調、痛經、閉經、惡露不盡、水腫尿少、瘡瘍腫毒。
用法用量：9～30克；鮮品12～40克。

實用藥方

> 1. **產後瘀血腹痛**：益母草、澤蘭、紅番莧各30克，加白酒120毫升，水煎服。
>
> 2. **風濕關節痛**：葉底紅根15～30克，益母草、九節茶各10～15克，豬蹄1只，水燉，酌加酒調服。

澤蘭

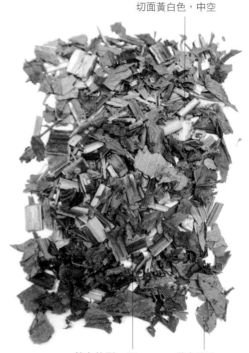

氣微，味淡

禁忌：**無瘀血者慎服。**

藥材挑選：**以質嫩、葉多、色綠者為佳。**

別名：虎蘭、龍大棗、虎蒲。

性味：苦、辛，微溫。

功效主治：活血調經，祛瘀消癰，利水消腫。用於月經不調、閉經、痛經、產後瘀血腹痛、瘡癰腫毒、水腫腹水。

用法用量：6～12克。

切面黃白色，中空

莖方柱形，四
面均有淺縱溝

葉多破碎，
邊緣有鋸齒

經典妙方

1. **產後水腫，血虛浮腫：**澤蘭、防己各等份為末，每服二錢，酸湯下。（《隨身備急方》）

2. **瘡腫初起及損傷瘀腫：**澤蘭搗封之。（《瀕湖集簡方》）

實用藥方

1. **水腫：**澤蘭、積雪草各30克，一點紅25克，水煎服。

2. **產後子宮復位不良：**澤蘭30克，水煎服，白糖為引。

3. **產後瘀血腹痛：**澤蘭、赤芍、延胡索、蒲黃各9克，丹參12克，水煎服。

4. **跌打腫痛：**鬼箭羽、積雪草各30克，北細辛9克，澤蘭15克，川芎10克，水煎薰洗患處。

5. **痛經：**熟地黃、黨參各20克，北柴胡、當歸、川楝子、延胡索各9克，白芍、白朮、茯苓各15克，川芎、澤蘭各6克，炙甘草3克，每日1劑，煎2次，混勻，分次飯前服。

牛膝

氣微，味微甜而稍苦澀

禁忌：中氣下陷、脾虛泄瀉、下元不固、夢遺失精、月經過多者及孕婦均忌服。

藥材挑選：以挑選根長、肉肥、皮細、黃白色者為佳。

別名：百倍、懷牛膝、雞膠骨。

性味：苦、甘、酸，平。

功效主治：逐瘀通經，補肝腎，強筋骨，利尿通淋，引血下行。用於閉經、痛經、腰膝痠痛、筋骨無力、淋證、水腫、頭痛、眩暈、牙痛、口瘡、吐血、衄血。

用法用量：5～12克。

外表皮有微細的縱皺紋及橫長皮孔

週邊點狀維管束斷續排列成2～4輪

切面平坦，略呈角質樣而油潤

經典妙方

1. **口中及舌上生瘡**：牛膝酒漬含漱之，無酒者空含亦佳。（《肘後備急方》）

2. **風溼痹，腰痛少力**：牛膝（去苗）一兩，桂心三分，山茱萸一兩，上件藥搗細羅為散，每於食前，以溫酒調下二錢。（《太平聖惠方》）

實用藥方

1. **高血壓**：石決明30克，鉤藤、牛膝、白芍各12克，茯苓、蒺藜、杭菊各9克，水煎服。

2. **中風半身不遂**：地龍、紅花各9克，全蠍6克，赤芍、牛膝各12克，水煎服。

3. **肺結核**：鹿茸、人參各10克，黃芪、熟地黃、肉蓯蓉各50克，牛膝、當歸各25克，共為細末，煉蜜為丸，每丸重15克，每服1丸，日服2次。

4. **血瘀經閉、痛經**：桃仁、紅花各9克，丹參15克，牛膝12克，水煎服。

川牛膝

多數排列成數輪同心環的黃色點狀維管束

氣微，味甜

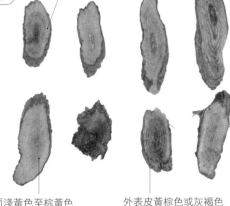

禁忌：孕婦及月經過多者禁服。

藥材挑選：以根粗壯、分枝少、質柔韌、斷面淺黃色者為佳。

別名：甜川牛膝、甜牛膝、天全牛膝。

性味：甘、微苦，平。

功效主治：逐瘀通經，通利關節，利尿通淋。用於閉經癥瘕、胞衣不下、跌撲損傷、風溼痹痛、足痿筋攣、尿血血淋。

用法用量：5 ～ 10 克。

切面淺黃色至棕黃色

外表皮黃棕色或灰褐色

實用藥方

1. **膝關節腫痛**：川牛膝、千年健、川木瓜各10克，雞血藤24克，桑寄生15克，水煎服。

2. **風溼腰痛**：川牛膝、炒杜仲各10克，骨碎補、狗脊各15克，鹽膚木根30克，水煎服。

第十二章 **活血化瘀藥** 活血調經藥

雞血藤

氣微，味澀

切面木部紅棕色或棕色，導管孔多數

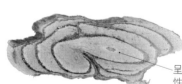

禁忌：陰虛火亢者慎用。

藥材挑選：以樹脂狀分泌物多者為佳。

別名：血風藤、馬鹿藤、活血藤。

性味：苦、甘，溫。

功效主治：活血補血，調經止痛，舒筋活絡。用於月經不調、痛經、閉經、風溼痹痛、麻木癱瘓、血虛萎黃。

用法用量：9 ～ 15 克。

呈數個同心性橢圓形環或偏心性半圓形環

韌皮部有樹脂狀分泌物呈紅棕色至黑棕色

實用藥方

1. **風溼性關節炎**：雞血藤30克，狗脊、骨碎補各15克，川牛膝10克，穿山龍24克，防風9克，水煎服。

2. **閉經**：雞血藤30克，桃仁、王不留行各10克，川芎、莪术各9克，紅花6克，水煎服。

王不留行

禁忌：孕婦忌服。

藥材挑選：以粒飽滿，色黑者為佳。

別名：不留行、禁宮花、剪金花。

性味：苦，平。

功效主治：活血通經，下乳消腫，利尿通淋。用於閉經、痛經、乳汁不下、乳癰腫痛、淋證澀痛。

用法用量：5～10克。

表面略有光澤有細密顆粒狀突起

經典妙方

1. **鼻衄不止**：剪金花連莖葉，陰乾，濃煎汁，溫服。（《指南方》）

2. **疔腫初起**：王不留行子為末，蟾酥丸黍米大，每服一丸，酒下，汗出即癒。（《瀕湖集簡方》）

一側有一凹陷的縱溝

實用藥方

1. **經行不暢、痛經**：王不留行、當歸、川芎各9克，水煎服。

2. **乳癰初起**：王不留行、蒲公英、瓜蔞各15克，水煎服。

3. **產後乳汁不足**：穿山甲（炮）、王不留行、通草各9克，當歸16克，水煎服。

4. **閉經**：大血藤30克，雞血藤24克，桃仁10克，王不留行、川芎、丹參各9克，水煎服。

茺蔚子

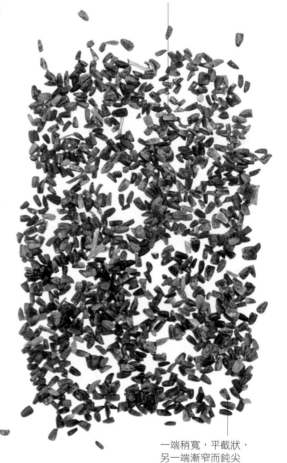

氣微，味苦

禁忌：瞳孔散大者及孕婦禁服。

藥材挑選：以粒大、飽滿者為佳。

別名：益母草子、苦草子、小胡麻。

性味：辛、苦，微寒。

功效主治：活血調經，清肝明目。用於月經不調、閉經、痛經、目赤翳障、頭暈脹痛。

用法用量：5～10克。

表面灰棕色至灰褐色，有深色斑點

經典妙方

1. **乳癰惡痛**：用茺蔚子搗敷及取汁服。（《普濟方》）

2. **小兒疳痢痔疾**：茺蔚子煮食之。（《普濟方》）

一端稍寬，平截狀，另一端漸窄而鈍尖

實用藥方

1. **高血壓**：桑枝、桑葉、茺蔚子各16克，加水1升，煎取600毫升，睡前泡腳30～40分鐘。

2. **子宮脫垂**：茺蔚子15克，枳殼12克，水煎服。

3. **頭昏暈、目赤腫痛**：茺蔚子、菊花、白蒺藜、川牛膝各10克，水煎服。

月季花

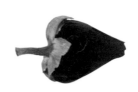

氣清香，味淡、微苦

禁忌：本品不宜久服；脾胃虛寒者及孕婦慎用。

藥材挑選：以完整、色紫紅、半開放、氣清香者為佳。

別名：四季花、月月紅、勝春。

性味：甘，溫。

功效主治：活血調經，疏肝解鬱。用於氣滯血瘀，月經不調，痛經，閉經，胸脇脹痛。

用法用量：3～6克。

花托長圓形，萼片5，暗綠色

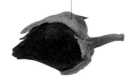
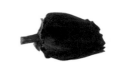
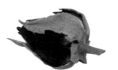

經典妙方

1. **月經不調**：鮮月季花每次五至七錢，開水泡服，連服數次。（《泉州本草》）
2. **產後陰挺**：月季花一兩，燉紅酒服。（《閩東本草》）

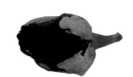

花瓣呈覆瓦狀排列，紫紅色或淡紫紅色

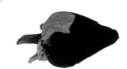

實用藥方

1. **高血壓**：月季花9～15克，開水泡服。
2. **肺虛咳嗽、咯血**：月季花15克，冰糖適量，燉服。
3. **筋骨疼痛、足膝腫痛、跌打損傷**：月季花瓣研末，每服3克，酒沖服。
4. **閉經、痛經、不孕**：月季花30～90克，燉雞服，每月行經期服1劑。
5. **癰腫瘡毒**：鮮月季花適量，搗爛外敷。

凌霄花

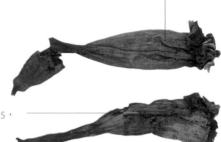

氣清香，味微苦、酸

禁忌：氣血虛弱者及孕婦忌服。

藥材挑選：以完整、朵大、色黃棕、無花梗者為佳。

別名：菱華、墮胎花、藤羅花。

性味：甘、酸，寒。

功效主治：活血通經，涼血祛風。用於月經不調、閉經癥瘕、產後乳腫、風疹發紅、皮膚搔癢、痤瘡。

用法用量：5～9克。

多皺縮捲曲，黃褐色或棕褐色

萼筒鐘狀，裂片5，裂至中部

經典妙方

1. **月經不行**：凌霄花為末，每服二錢，食前溫酒下。（《徐氏胎產方》）

2. **崩中漏下血**：凌霄花末，溫酒服方寸匕，日三服。（《廣利方》）

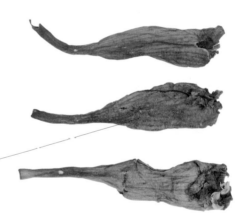

花冠先端5裂，下部聯合呈漏斗狀

實用藥方

1. **月經不調、瘀血閉經**：凌霄花、月季花各9克，益母草、丹參各15克，紅花6克，水煎服。

2. **渾身風疹作癢**：凌霄花3～6克，研細末，酒調服或水煎服，也可配合白蒺藜、蟬蛻、防風、生地黃等涼血散風之品同用。

3. **便後下血**：凌霄花3～6克，浸酒飲服。

4. **癲癇**：凌霄花研為細末，每服9克，空腹溫酒調服。

卷柏

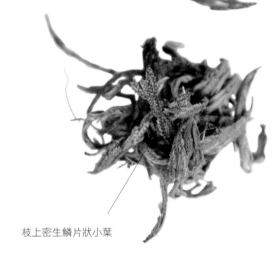

氣微，味淡

枝扁而有分枝，向內捲曲

禁忌：孕婦忌服。

藥材挑選：以色綠、葉多完整不碎者為佳。

別名：豹足、交時、石蓮花。

性味：辛，平。

功效主治：活血通經。用於閉經、痛經、癥瘕痞塊、跌撲損傷。

用法用量：5 ～ 10 克。

葉緣膜質，有不整齊的細鋸齒或全緣

經典妙方

1.大腸下血：卷柏、側柏、棕櫚各等份，燒存性為末，每服三錢，酒下，也可飯丸服。（《仁存堂經驗方》）

2.腸毒下血：卷柏、嫩黃芪各等份，為末，米飲調，每服三錢。（《本草匯言》）

枝上密生鱗片狀小葉

 實用藥方

1.吐血、鼻衄：鮮卷柏、白茅根各30克，水煎調蜜服。

2.跌打損傷：鮮卷柏30克，水煎服。

3.血崩：卷柏16克，水煎服。

4.閉經腹痛或月經不調：卷柏炒黑，研末，每次9克，酒沖服；或卷柏30 ～ 60克，水煎，調紅糖或酒服。

土鱉蟲 ▲有小毒

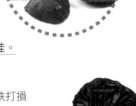

氣腥臭，味微鹹

禁忌：年老體弱及月經期者慎服。孕婦禁服。

藥材挑選：以完整、體肥、色紫褐者為佳。

別名：地鱉蟲、土元、蟅蟲。

性味：鹹，寒；有小毒。

功效主治：破血逐瘀，續筋接骨。用於跌打損傷、筋傷骨折、血瘀經閉、產後瘀阻腹痛、癥瘕痞塊。

用法用量：3～10克。

胸部有足3對，具細毛和刺

背部紫褐色，具光澤，無翅

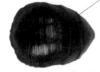

腹面紅棕色，頭部較小，腹部有橫環節

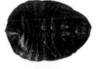

經典妙方

1. **舌腫滿口，不得語**：䗪蟲五枚，炙，研細末，以水二盞，煎十沸，去滓，熱含吐去，以瘥為度。（《奇效良方》䗪蟲散）

2. **瘰瘡腫**：乾地鱉末、麝香各研少許，上二味研末，乾摻或貼，隨乾溼治之。（《聖濟總錄》）

實用藥方

1. **閉經、痛經**：土鱉蟲6克，丹參、赤芍、香附各12克，桃仁、延胡索各9克，水煎服。

2. **跌打損傷、傷處疼痛**：土鱉蟲30克，焙乾研末，每服3克，黃酒沖服，每日2次。

3. **急性腰扭傷**：土鱉蟲4個，焙黃研細末，黃酒送服，早晚各服1次，連服2～3日。

4. **黑色素瘤**：土鱉蟲、金銀花各1千克，大棗、核桃仁各500克，製馬錢子250克，冰片18克，豬膽汁750克，除豬膽汁外，共研細末，將豬膽汁煮沸1小時，加入藥粉，用適量蜂蜜為丸，每丸重§2.5克，每日早晚各服1丸。

蘇木

禁忌：血虛無瘀滯、月經過多者及孕婦禁服。

藥材挑選：以粗大、質堅硬、色黃紅者為佳。

別名：蘇枋、蘇方、蘇方木。

性味：甘、鹹，平。

功效主治：活血祛瘀，消腫止痛。用於跌打損傷、骨折筋傷、瘀滯腫痛、閉經、痛經、產後瘀阻、胸腹刺痛、癰疽腫痛。

用法用量：3～9克。

切面略具光澤，可見暗棕色、質鬆、帶亮星的髓部

表面具刀削痕，常見縱向裂縫

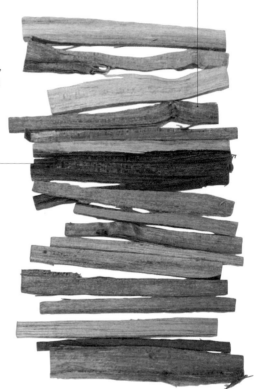

經典妙方

1. **產後血暈**：用蘇木三兩銼碎，水五盞，煎二盅入少酒，分作二服。（《衛生易簡方》）

2. **偏墜腫痛**：用蘇木二兩，好酒一壺，煮熟頻飲。（《瀕湖集簡方》）

實用藥方

1. **外傷出血**：蘇木適量，研成細粉，清創後敷於患處。

2. **風溼性關節炎**：蘇木30克，水煎服。

3. **瘀血腫痛**：蘇木9克，桃仁6～9克，水煎服。

4. **痛經**：蘇木6克，黑豆125克，加紅糖適量，燉服。

5. **產後瘀血腹痛**：蘇木9克，益母草15～20克，水煎服。

骨碎補

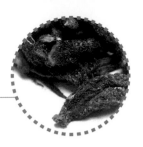

禁忌：陰虛及無瘀血者慎服。
藥材挑選：以條粗大、棕色者為佳。
別名：猴薑、胡猻薑、槲蕨。
性味：苦，溫。
功效主治：療傷止痛，補腎強骨；外用消風祛斑。用於跌撲閃挫、筋骨折傷、腎虛腰痛、筋骨痿軟、耳鳴耳聾、牙齒鬆動；外治斑禿、白斑。
用法用量：3～9克。

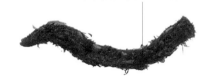

表面密被深棕色至暗棕色的小鱗片

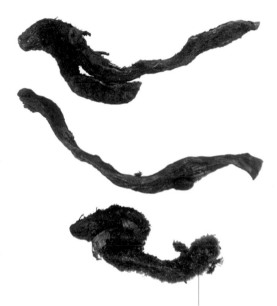

經典妙方

1. **耳鳴**：骨碎補去毛細切後，用生蜜拌，蒸，從巳至亥，暴乾，搗末，用炮豬腎空心吃。（《雷公炮炙論》）

2. **打撲傷損**：胡猻薑不以多少，生薑半之，上同搗爛，以罨損*處，用片帛包，乾即易之。（《百一選方》）
   ★罨損：發霉變壞。

兩側及上表面均具突起或凹下的圓形葉痕

實用藥方

1. **風溼性關節炎**：骨碎補、忍冬藤、薜荔各30克，穿山龍24克，水煎服。

2. **風溼腰痛**：骨碎補、肖梵天花各30克，炒杜仲、山雞椒各15克，水煎服。

3. **斑禿**：骨碎補、陳皮、生薑各適量，浸入酒精度60度的白酒內2週，取藥酒塗搽患處。

4. **跌打損傷、扭傷**：鮮骨碎補適量，去毛，搗爛，炒熱，酌加松節油調勻敷患處。

5. **風寒脊背痠痛**：藁本、防風、骨碎補、桑枝各10克，桂枝6克，威靈仙9克，水煎服。

兒茶

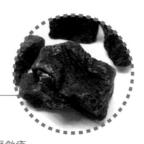

氣微，味澀、苦、略回甜

別名：兒茶膏、孩兒茶、黑兒茶。

性味：苦、澀，微寒。

功效主治：活血止痛，止血生肌，收濕斂瘡，清肺化痰。用於跌撲傷痛、外傷出血、吐血衄血、瘡瘍不斂、濕疹、濕瘡、肺熱咳嗽。

用法用量：1～3克，包煎；多入丸散用適量。

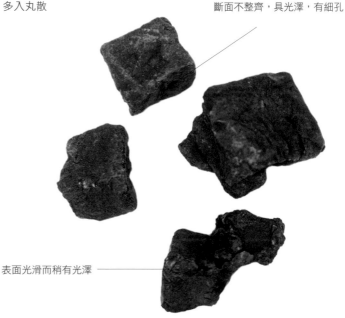

斷面不整齊，具光澤，有細孔

表面光滑而稍有光澤

實用藥方

1. **肺結核咯血：**兒茶30克，明礬25克，共研細末。少量咯血者每次0.1～0.2克，每日3次；中等咯血者每次服0.2～0.3克，每4小時1次；大咯血者不宜採用。

2. **瘡瘍久不收口、濕疹：**兒茶、龍骨各3克，冰片0.3克，共研細粉，敷患處。

3. **口腔糜爛：**兒茶3克，硼砂1.6克，研粉，塗患處。

4. **子宮頸炎：**兒茶適量，碾成粉末，均勻撒布於炎症潰瘍面，每日1次。有效者4～5次即可痊癒。

5. **咳嗽：**兒茶60克，細辛12克，豬膽1個，前兩味藥共研末，取豬膽汁煉熟，三者共為丸，每丸重3克，每日4次，每次1丸，空腹含化。

莪术

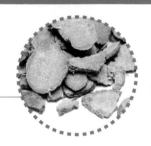

氣微香，味微苦而辛

禁忌：月經過多者及孕婦禁服。
藥材挑選：以質堅實、氣香者為佳。
別名：藍心薑、黑心薑、薑七。
性味：辛、苦、溫。
功效主治：行氣破血，消積止痛。用於癥瘕
痞塊、瘀血閉經、胸痹心痛、食積脹痛。
用法用量：6～9克。

切面黃色，內皮層環紋明顯，
散在「筋脈」小點

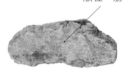

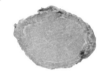

經典妙方

1. **婦人血積血塊、閉經**：莪术、三
   棱各一兩，熟大黃一兩，丸如綠
   豆大，每服一二十丸，白湯下。
   （《慎齋遺書》）
2. **吞酸吐酸**：蓬莪术一兩，川黃連
   五錢（吳茱萸五錢同煮，去吳茱
   萸），水煎服。（《丹溪心法》）

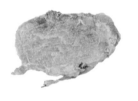

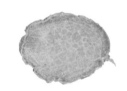

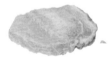

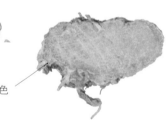

外表皮灰黃色或灰棕色

實用藥方

1. **閉經**：莪术、王不留行、桃仁各10克，丹參、川芎各9克，水煎服。
2. **慢性胃炎腹脹**：莪术10克，枳殼、大腹皮各9克，蒲公英15克，水煎服。
3. **跌打損傷腫痛**：莪术適量研粉，桃仁適量搗爛，調莪术粉敷患處。
4. **癥瘕痞塊、老痰結積**：瓦楞子16克，三棱、莪术、半夏、桃仁各9克，木香
   （後下）6克，鱉甲12克，水煎服。孕婦忌用。
5. **婦科囊腫**：蒲公英90克，三棱、莪术、赤芍、丹參各20克，陳皮、肉桂各
   15克，薏苡仁50克，水煎取汁400毫升，分2次，1日服完。

三棱

氣微，味淡，嚼之微有麻辣感

禁忌：氣虛體弱、血枯經閉、月經過多者及孕婦忌服。

藥材挑選：以體重、質堅實、去淨外皮、黃白色者為佳。

別名：葦根、京三棱、光三棱。

性味：辛、苦，平。

功效主治：破血行氣，消積止痛。用於癥瘕痞塊、痛經、血瘀經閉、胸痹心痛、食積脹痛。

用法用量：5 ～ 10克。

切面粗糙，有多數明顯的細筋脈點

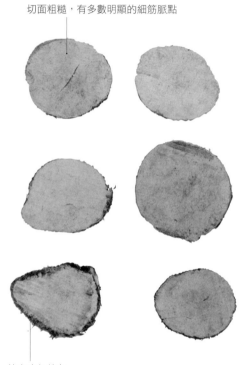

外表皮灰棕色

經典妙方

1. **癥瘕**：三棱草（切）一石，以水五石，煮取一石，去渣，更煎取三斗，於銅器中重釜煎如稠糖，出，納密器中，旦以酒一盞服一匕，日二服，每服常令酒氣相續。（《千金翼方》三棱草煎）

2. **小兒陰㿗核腫**：京三棱麵裹煨焦，去麵，為末，三歲半錢，空心鹽湯下，人小加減。（《全嬰方》三棱散）

實用藥方

1. **血瘀經閉、小腹疼痛**：三棱、當歸各9克，紅花4.5克，生地黃12克，水煎服。

2. **食積腹脹**：三棱、萊菔子9克，水煎服。

3. **慢性肝炎**：三棱、莪朮、當歸各9克，赤芍12克，丹參25克，白茅根31克，青皮9克，水煎服。

4. **肝脾腫大**：三棱、紅花各9克，莪朮6克，赤芍、香附各12克，水煎服。

5. **癥瘕痞塊、老痰結積**：瓦楞子16克，三棱、莪朮、半夏、桃仁各9克，木香（後下）6克，鱉甲12克，水煎服。

水蛭 ▲有小毒

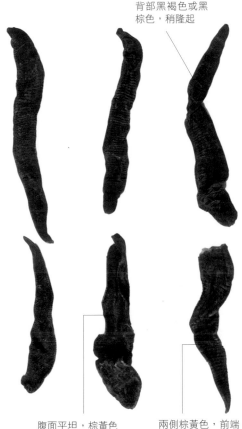

氣微腥

背部黑褐色或黑棕色，稍隆起

禁忌：體弱血虛、無瘀血停聚者及孕婦忌服。

藥材挑選：以體小、條整齊、黑褐色、完整者為佳。

別名：蛭蟒、馬蜞、馬蛭。

性味：鹹，苦，平；有小毒。

功效主治：破血通經，逐瘀消癥。用於血瘀經閉、癥瘕痞塊、中風偏癱、跌撲損傷。

用法用量：1～3克。

經典妙方

1. 月經不行，或產後惡露，臍腹作痛：熟地黃四兩，虻蟲（去頭、翅，炒）、水蛭（糯米同炒黃，去糯米）、桃仁（去皮、尖）各五十枚上為末，蜜丸，桐子大，每服五七丸，空心溫酒下（《婦人良方》地黃通經丸）

2. 婦人經水不利下，男子膀胱滿急有瘀血：水蛭（熬）、虻蟲（去翅、足，熬）各三十個，桃仁（去皮、尖）二十個，大黃（酒浸）三兩上四味為末，以水五升，煮取三升，去滓，溫服一升。（《金匱要略》抵當湯）

腹面平坦，棕黃色

兩側棕黃色，前端略尖，後端鈍圓

實用藥方

1. **血瘀經閉腹痛**：水蛭4.5克，丹參、赤芍各15克，川芎6克，香附12克，紅花9克，水煎服。

2. **跌打損傷**：水蛭、朴硝各等份，研末調敷患處；或水蛭6克，焙乾研末，黃酒沖服。

3. **神經性皮炎、牛皮癬**：水蛭（焙存性）、硫黃各30克，冰片3克，共研成細末，加菜油拌成糊狀，外敷患處，覆蓋不吸水紙。

4. **無名腫毒**：水蛭3克，芒硝、大黃各15克，共研末，食醋調勻外敷。

急性子 ▲有小毒

氣微，味淡、微苦

禁忌：內無瘀積者及孕婦忌服。

別名：金鳳花子、鳳仙子。

性味：微苦、辛，溫；有小毒。

功效主治：破血，軟堅，消積。用於癥瘕痞塊、閉經、噎膈。

用法用量：3～5克。

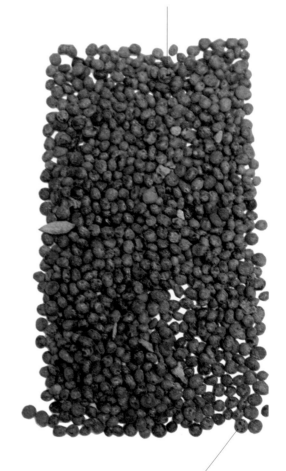

表面棕褐色或灰褐色，粗糙

種臍位於狹端，稍突出

經典妙方

1. **噎食不下**：鳳仙花子，酒浸三宿，晒乾為末，酒丸綠豆大，每服八粒，溫酒下，不可多用。（《摘元方》）

2. **骨鯁**：金鳳花子，嚼爛嚥化下，無子用根亦可，口中骨自下，便用溫水灌漱，免損齒。雞骨尤效。一方擂碎，水化服。（《世醫得效方》）

實用藥方

1. **閉經腹痛、產後瘀血未盡**：急性子9克，搗碎，水煎，加紅糖適量服。

2. **跌打損傷、疝氣疼痛**：急性子、沉香各1.5克，研末，溫水送服。

鬼箭羽

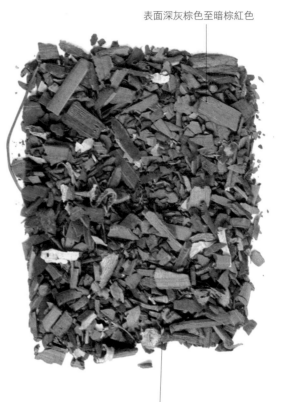

氣微，味微苦

禁忌：<u>腎虛小便不利或不禁、虛寒滑精者慎服。</u>

別名：鬼箭、四面鋒、四面戟。

性味：苦、辛，寒。

功效主治：破血通經，解毒消腫，殺蟲。用於癥瘕結塊、心腹疼痛、閉經、痛經、崩中漏下、產後瘀滯腹痛、惡露不下、產後無乳、疝氣、歷節痹痛、瘡腫、跌打傷痛、蟲積腹痛、燙傷、毒蛇咬傷、風溼痛、乾咳感冒。

用法用量：4～9克，或浸酒，或入丸散。外用適量，或搗敷，或煎水洗，或研末調敷。

表面深灰棕色至暗棕紅色

翅狀物扁平狀，靠近基部處稍厚，向外漸薄

經典妙方

1. **產後敗血不散，兒枕塊硬，疼痛發歇，及新產乘虛，風寒內搏，惡露不快，臍腹堅痛**：紅藍花、鬼箭（去中心木）、當歸（去苗，炒）各一兩，上為粗散，每服三錢，酒一大盞，煎至七分，去滓，粥食前溫服。（《太平惠民和劑局方》當歸散）

2. **風入心腹攣急**：鬼箭羽如雞子大一塊，甘草（炙，銼）一尺，麻黃（去根節煎，掠去沫，焙乾）四兩，石膏如雞卵一塊，上四味粗搗篩，每服五錢匕，水一盞半，煎至八分去滓，空心、臨臥各一服。慎外風。（《聖濟總錄》鬼箭湯）

實用藥方

1. **腹內包塊**：鬼箭羽6克，赤芍、紅花各9克，赤木3克，水煎服。

2. **月經不調**：鬼箭羽15克，水煎，兌紅糖服。

3. **血崩**：鬼箭羽、當歸、甘草各10克，水煎，日服2次。

4. **腎炎**：鬼箭羽莖皮60克，水煎取汁，用藥汁打雞蛋茶喝。

5. **全身時痛時癢**：鬼箭羽9～12克，穿山甲6克，大蒜500克，水煎服。

半夏 ▲有小毒

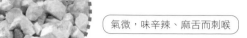

氣微，味辛辣、麻舌而刺喉

禁忌：一切血證及陰虛燥咳、津傷口渴者忌服。

藥材挑選：以個大、色白、質堅實、粉性足者為佳。

別名：地文、水玉、守田。

性味：辛、溫；有毒。

功效主治：燥溼化痰，降逆止嘔，消痞散結。用於溼痰寒痰、咳喘痰多、痰飲眩悸、風痰眩暈、痰厥頭痛、嘔吐反胃、胸脘痞悶、梅核氣；外治癰腫痰核。

用法用量：內服一般炮製後使用，3～9克。外用適量，磨汁塗或研末以酒調敷患處。

斷面潔白，富粉性

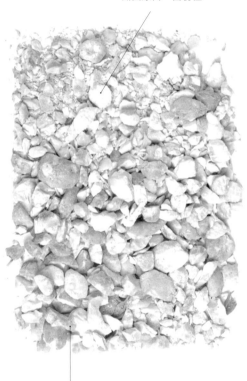

表面白色或淺黃色

經典妙方

1. **喉痹腫塞**：生半夏末嗅鼻內，涎出效。（《瀕湖集簡方》）
2. **小兒驚風**：生半夏一錢，皂角半錢，為末，吹少許入鼻。（《仁齋直指方》嚏驚散）

實用藥方

1. **咳嗽痰稀**：煮半夏、茯苓各10克，陳皮、甘草各6克，水煎服。

2. **嘔吐**：煮半夏、薑竹茹各10克，大棗3枚，水煎服。

3. **胃炎嘔吐**：竹茹、神麴、煮半夏各10克，穀芽、麥芽各15克，陳皮6克，水煎服。

4. **嘔吐、噫氣**：赭石16克，旋覆花、半夏各9克，竹茹12克，生薑6克，水煎服。

法半夏

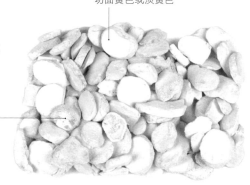

氣微，味淡略甘、微有麻舌感

切面黃色或淡黃色

表面淡黃白色、黃色或棕黃色

性味：辛，溫。

功效主治：燥溼化痰。用於痰多咳喘、痰飲眩悸、風痰眩暈、痰厥頭痛。

用法用量：3～9克。

實用藥方

1. **跌打腫痛**：菁草6克，法半夏、生白芷各9克，研成細末，每服1克，開水送服。

2. **神經性嘔吐**：朱砂（水飛，另研）30克，冰片（另研）0.6克，法半夏15克，丁香、生甘草各6克，上藥共研末，混勻，每次3克，每日2次，飯前30分鐘服用，或裝入膠囊吞服。

製天南星 ▲有毒

氣微，味澀，微麻

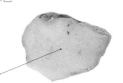

外表皮黃色或淡棕色

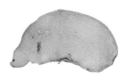

切面角質狀

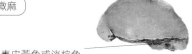

性味：苦、辛，溫；有毒。

功效主治：燥溼化痰，祛風止痙，散結消腫。用於頑痰咳嗽、風痰眩暈、中風痰壅、口眼喎斜、半身不遂、癲癇、驚風、破傷風；外用治癰腫、蛇蟲咬傷。

用法用量：3～9克。

實用藥方

咳嗽痰多：製天南星、浙貝母、桔梗各10克，魚腥草15克，水煎服。

天南星 ▲有毒

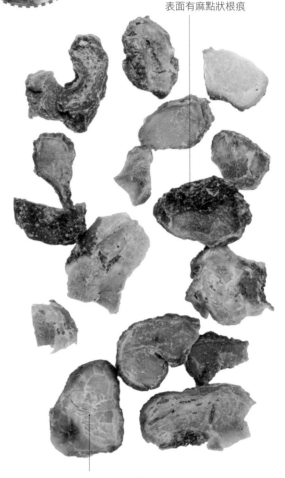

氣微辛，味麻辣

禁忌：陰虛燥痰者及孕婦忌服。
藥材挑選：以個大、色白、粉性足者為佳。
別名：虎掌、南星、虎掌南星。
性味：苦、辛，溫；有毒。
功效主治：散結消腫。用於癰腫、蛇蟲咬傷。
用法用量：外用生品適量，研末以醋或酒調敷患處。

表面有麻點狀根痕

第十三章 化痰止咳平喘藥　溫化寒痰藥

經典妙方

1. **風痰頭痛不可忍**：天南星（大者，去皮）、茴香（炒），上各等份，為細末，入鹽少許在麵內，用淡醋打糊為丸，如梧桐子大，每服三五十丸，食後薑湯下。（《魏氏家藏方》上清丹）

2. **諸風口噤**：天南星（炮，銼），大人三錢，小兒三字，生薑五片，蘇葉一錢，水煎減半，入雄豬膽汁少許，溫服。（《仁齋直指方》）

切面不平坦，白色，粉性

實用藥方

1. **癬**：生天南星磨醋，塗患處。

2. **小兒流涎**：生天南星磨醋，塗敷湧泉穴。

3. **中風猝然昏迷、癲癇痰盛**：豬牙皂、細辛各6克，天南星、薄荷、半夏、雄黃各16克，共研細粉，吹鼻取嚏。

4. **顏面神經麻痹**：殭蠶、全蠍、白附子、天南星各15克，共研細末，每服5克，日服3次。

白附子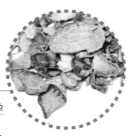

▲有毒

氣微，味淡、有辣舌感

禁忌：血虛生風、內熱生驚者，以及孕婦禁服。

藥材挑選：以個大、質堅實、色白、粉性足者為佳。

別名：禹白附子、牛奶白附、雞心白附。

性味：辛，溫；有毒。

功效主治：祛風痰，定驚搐，解毒散結，止痛。用於中風痰壅、口眼喎斜、語言謇澀、驚風癲癇、破傷風、痰厥頭痛、偏正頭痛、瘰癧痰核、毒蛇咬傷。

用法用量：3～6克。一般炮製後用，外用生品適量搗爛，熬膏或研末以酒調敷患處。

切面黃白色

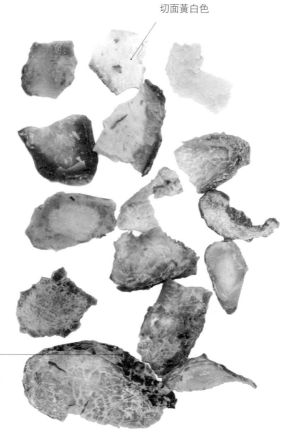

外表皮黃白色或淡棕色，略粗糙

實用藥方

1. **頸淋巴結核：**白附子研粉，加大黃粉，水調敷患處。

2. **癰腫：**白附子研粉，調豬膽汁敷患處。

3. **蛇咬傷：**白附子、生南星各等份，研末，水酒調塗。

4. **顏面神經麻痹：**全蠍、僵蠶、白附子各等份，共為細末，每服2克，日服2次。

5. **多年障翳：**花蕊石（水飛，焙）、防風、川芎、菊花、白附子、牛蒡子各30克，炙甘草15克，為末，每服1.5克，臘茶下。

芥子

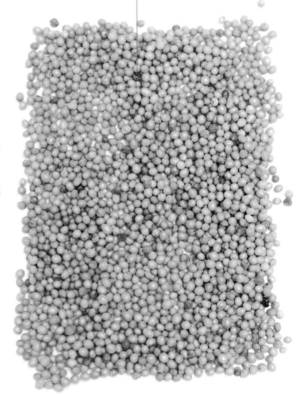

氣微，味辛辣

禁忌：肺虛咳嗽、陰虛火旺者禁服。

藥材挑選：以粒大、飽滿、色黃白、純淨者
為佳。

別名：芥菜子、青菜子、黃芥子。

性味：辛，溫。

功效主治：溫肺豁痰利氣，散結通絡止痛。用
於寒痰咳嗽，胸脅脹痛，痰滯經絡，關節麻
木、疼痛，痰溼流注，陰疽腫毒。

用法用量：3～9克。外用適量。

表面黃色至棕黃色，
少數呈暗紅棕色

經典妙方

1. **陰證傷寒、腹痛厥逆**：芥菜子研
   末，水調貼臍上。（《生生編》）
2. **大人小兒癰腫**：芥子末，湯和敷紙
   上貼之。（《千金方》）

實用藥方

1. **跌打損傷**：乳香、沒藥、芥子各10克，薑炭25克，紅花3克，共研細末，調
   雞蛋清、白胡椒粉敷患處。
2. **偏頭痛**：川芎30克，白芍15克，芥子、香附各9克，當歸、柴胡、郁李仁、
   甘草各6克，白芷、全蠍各3克，水煎服。
3. **肢節腫痛**：芥子、桂枝各6克，乳香、沒藥各8克，威靈仙12克，水煎服。

大皂角 ▲有小毒

氣特異，有刺
激性，味辛辣

禁忌：**體虛、咯血者及孕婦禁服。**
別名：皂莢、皂角、懸刀。
性味：辛、鹹，溫；有小毒。
功效主治：祛痰開竅，散結消腫。用於中風口噤、昏迷不醒、癲癇痰盛、關竅不通、喉痹痰阻、頑痰喘咳、咳痰不爽、大便燥結；外治癰腫。
用法用量：1～1.5克，多入丸散用。外用適量，研末吹鼻取嚏或研末調敷患處。

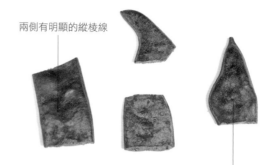

兩側有明顯的縱棱線

表面被灰色粉霜，種子所在處隆起

實用藥方

中風昏迷、口噤不開：大皂角、半夏各4.5克，細辛1.5克，研粉，吹鼻內，引起噴嚏，促使甦醒。

皂角刺

氣微，味淡

切片常帶有
尖細的刺端

木部黃白色，髓部
疏鬆，淡紅棕色

禁忌：**瘡癰已潰者及孕婦禁服。**
藥材挑選：以無枝梗、色紫棕、切片髓部紅棕色鬆軟者為佳。
別名：皂莢刺、皂角針、皂針。
性味：辛，溫。
功效主治：消腫托毒，排膿，殺蟲。用於癰疽初起或膿成不潰；外治疥癬麻風。
用法用量：3～10克。外用適量，醋蒸取汁塗患處。

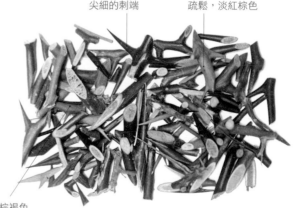

表面紫棕色或棕褐色

實用藥方

1. **乳腺炎初起：**皂角刺、炮穿山甲、赤芍各10克，筋骨草30克，金銀花15克，水煎服。
2. **痔瘡出血：**皂角刺10克，側柏葉15克，一枝黃花24克，水煎服。

豬牙皂 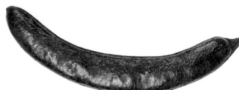 ▲有小毒

氣微，有刺激性，味先甜而後辣

禁忌：**體弱者及孕婦忌服。**

藥材挑選：以**個小、飽滿、色紫褐、有光澤、無果梗者為佳。**

別名：皂莢、雞棲子、皂角。

性味：辛、鹹，溫；有小毒。

功效主治：祛痰開竅，散結消腫。用於中風口噤、昏迷不醒、癲癇痰盛、關竅不通、喉痹痰阻、頑痰喘咳、咯痰不爽、大便燥結；外治癰腫。

用法用量：1～1.5克，多入丸散用。外用適量，研末吹鼻取嚏或研末調敷患處。

表面被灰白色蠟質粉霜

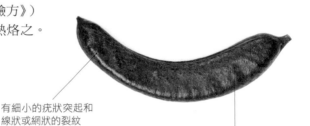

經典妙方

1.**霍亂轉筋：**皂莢末，吹一小豆入鼻中，得嚏便瘥。（《梅師集驗方》）
2.**足上風瘡作癢甚：**皂角炙熱烙之。（《本草綱目》）

有細小的疣狀突起和線狀或網狀的裂紋

頂端有鳥喙狀花柱殘基，基部具果梗殘痕

實用藥方

1.**中風猝然昏迷、癲癇痰盛：**豬牙皂、細辛各6克，天南星、薄荷、半夏、雄黃各16克，共研細粉，吹鼻取嚏。

2.**急性腸梗阻：**豬牙皂60克，搗開，放文火上燒煙，薰肛門10～15分鐘，即有腸鳴聲；如未見效，再薰1～2次。

3.**咽喉腫痛：**豬牙皂（去皮，米醋浸炙7次，勿令太焦）一挺，為末，每吹少許，入咽吐涎即止。

4.**癰疽無頭：**穿山甲、豬牙皂（去皮、弦）各30克，共炙焦黃，為末，每用3克，熱酒調下，其瘡破，以冬瓜藤為末敷，瘡乾即水調敷之。

旋覆花

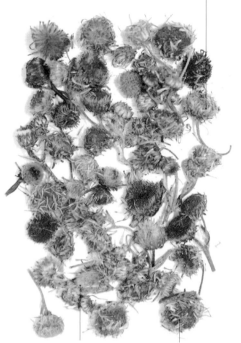

氣微，味微苦

禁忌：陰虛勞嗽，風熱燥咳者禁服。

藥材挑選：以挑選完整、朵大、色黃、無枝梗者為佳。

別名：金福花、金佛花、小黃花子。

性味：苦、辛、鹹，微溫。

功效主治：降氣，消痰，行水，止嘔。用於風寒咳嗽、痰飲蓄結、胸膈痞悶、喘咳痰多、嘔吐噫氣、心下痞硬。

用法用量：3～9克，包煎。

總苞由多數苞片組成，呈覆瓦狀排列

經典妙方

1. **風痰嘔逆、飲食不下、頭目昏悶**：旋覆花、枇杷葉、川芎、細辛、赤茯苓各一錢，前胡一錢五分，薑、大棗水煎服。（《婦人良方》旋覆花湯）

2. **痰飲在胸膈，嘔不止，心下痞**：旋覆花、半夏、茯苓、青皮，水煎服。（《產科發蒙》旋覆半夏湯）

苞片及花梗表面被白色茸毛

管狀花多數，棕黃色

實用藥方

1. **咳嗽氣逆**：旋覆花、蘇子、生薑各9克，半夏、前胡各6克，水煎服。

2. **急慢性支氣管炎、支氣管哮喘**：旋覆花、百部各18克，黃芪50克，加水煎煮，取藥液分3次沖地龍粉12克服。

3. **頑固性呃逆**：旋覆花、白术、附子各6克，生黨參、粉葛根各9克，茯苓4.5克，豆蔻、半夏、橘核各3克，公丁香1.5克，煨薑3片為引，水煎服。

4. **神經性嘔吐**：旋覆花、赭石、製半夏各9克，黨參、生甘草各6克，生薑3片，大棗5枚，水煎服。

5. **咳嗽痰多**：浙貝母、桔梗、旋覆花各10克，魚腥草15克，水煎服。

白前

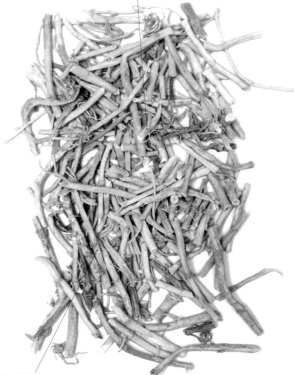

氣微，味微甜

禁忌：肺虛喘咳者慎用。

藥材挑選：以根莖粗、鬚根長、斷面粉白色、粉性足者為佳。

別名：石藍、嗽藥、鵝管白前。

性味：辛、苦，微溫。

功效主治：降氣，消痰，止咳。用於肺氣壅實、咳嗽痰多、胸滿喘急。

用法用量：3～10克。

節處簇生纖細彎曲的根

經典妙方

1. **久患暇呷咳嗽，喉中作聲，不得眠**：取白前搗為末，溫酒調二錢匕服。（《梅師集驗方》）

2. **久咳兼唾血**：白前三兩，桑白皮、桔梗各二兩，炙甘草一兩，上四味切，以水二大升，煮取半大升，空腹頓服。若重者，十數劑。忌豬肉、海藻、菘菜。（《近效方》）

表面黃白色或黃棕色，節明顯

實用藥方

1. **慢性支氣管炎**：鼠麴草、鹽膚木、胡頹子各15克，枇杷葉、白前各9克，水煎服。

2. **肺熱咳嗽**：線蕨20克，白前15克，水煎服。

3. **跌打損傷**：白前15克，米酒1杯，水燉，酌加白糖調服。

4. **百日咳**：白前10克，百部6～9克，水煎服。

貓爪草

別名：小毛茛、貓爪兒草、三散草。

性味：甘、辛，溫。

功效主治：化痰散結，解毒消腫。用於瘰癧痰核、疔瘡腫毒、蛇蟲咬傷。

用法用量：15 ～ 30 克，單味藥可用至 120 克。

氣微，味微甘

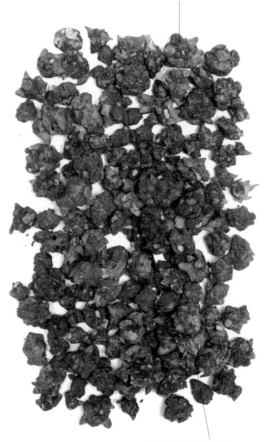

由數個至數十個紡錘形的塊根簇生，形似貓爪

表面黃褐色或灰黃色，微有縱皺紋

經典妙方

1. **瘰癧**：貓爪草四兩，加水煮沸後，改用文火煎半小時，過濾取汁，加黃酒或江米甜酒（忌用白酒）為引，分四次服。第二日用上法將原藥再煎，不加黃酒服。二日一劑，連服四劑，間隔三至五日再續服。（《河南中草藥手冊》）

2. **肺結核**：貓爪草二兩，水煎，分二次服。（《河南中草藥手冊》）

實用藥方

1. **男子乳房發育**：貓爪草、生麥芽各 50 克，煎水代茶飲，每日 1 劑。

2. **惡性淋巴瘤、甲狀腺腫瘤、乳腺腫瘤**：貓爪草、蛇莓、牡蠣各 30 克，夏枯草 9 克，水煎服，每日 1 劑。

九節菖蒲

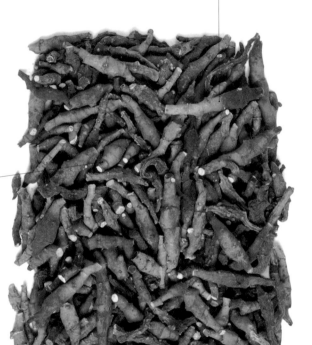

氣微，味微酸，稍麻舌

禁忌：**陰虛陽亢、煩躁汗多、精滑者，須慎服。**

別名：小菖蒲、外菖蒲、節菖蒲。

性味：辛，溫。

功效主治：化痰開竅，祛風除溼，消食醒脾，解毒。用於熱病神昏，癲癇、氣閉耳聾、多夢健忘、風溼痹痛、胸悶脘脹、癰疽、疥癬。

用法用量：1.5～6克，或入丸散，或鮮品搗汁服。外用適量，煎水洗，或鮮品搗敷，或研末調敷。

表面棕黃色至暗棕色

具多數半環狀突起的節，其上有鱗葉痕

節上有1～3個突起的根痕

實用藥方

1. **小兒急驚風，高熱抽搐：**鮮九節菖蒲9克，搗爛濾汁，加薑汁數滴灌服。

2. **耳聾：**九節菖蒲12克，水煎服。

3. **胸腹悶脹，消化不良：**九節菖蒲9克，萊菔子15克，神麴12克，水煎服。

川貝母

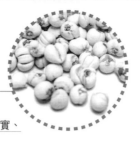

氣微，味微苦

禁忌：脾胃虛寒及有溼痰者不宜。
藥材挑選：以個小、完整、色白、質堅實、粉性足者為佳。
別名：貝母、空草、貝父。
性味：苦、甘，微寒。
功效主治：清熱潤肺，化痰止咳，散結消癰。用於肺熱燥咳、乾咳少痰、陰虛勞嗽、痰中帶血、瘰癧、乳癰、肺癰。
用法用量：3～10克；研粉沖服，一次1～2克。

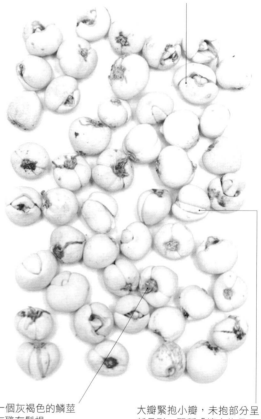

外層鱗葉2瓣，大小懸殊

中心有一個灰褐色的鱗莖盤，偶有殘存鬚根

大瓣緊抱小瓣，未抱部分呈新月形，習稱「懷中抱月」

經典妙方

1. **吐血衄血，或發或止，皆心藏積熱所致**：貝母（炮令黃）一兩，搗細羅為散，不計時候，以溫漿調下二錢。（《太平聖惠方》）
2. **乳汁不通**：牡蠣、知母、貝母，三物為細末，同豬蹄湯調下。（《湯液本草》三母散）

實用藥方

1. **久咳肺燥**：川貝母10克，梨1個，冰糖適量，燉服。
2. **大便乾燥**：川貝母10克，生地黃30克，大棗15克，水煎服。
3. **肺燥咯血**：川貝母、山茶花、藕節各10克，生地黃15克，水煎服。
4. **肺熱咳嗽**：竹茹、藕節、魚腥草各30克，川貝母、桔梗各10克，水煎服。
5. **咳嗽痰多**：珠子參9克，川貝母6克，鼠麴草、藕節各15克，水煎服。

浙貝母

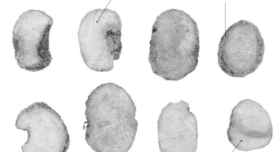

為鱗莖外層的單瓣鱗葉切成的片

邊緣表面淡黃色　　　　切面平坦，粉白色

禁忌：寒痰、溼痰及脾胃虛寒者慎服。

藥材挑選：以鱗葉肥厚、質堅實、粉性足、斷面色白者為佳。

別名：土貝母、象貝、浙貝。

性味：苦，寒。

功效主治：清熱化痰止咳，解毒散結消癰。用於風熱咳嗽、痰火咳嗽、肺癰、乳癰、瘰癧、瘡毒。

用法用量：5 ～ 10 克。

實用藥方

1. **咳嗽痰多**：浙貝母、桔梗、旋覆花各10克，魚腥草15克，水煎服。

2. **瘰癧**：浙貝母、射干、玄參、雞內金各10克，金銀花15克，水煎服。

瓜蔞

具焦糖氣，味微酸、甜

果瓤橙黃色，與多數種子黏結成團

內表面黃白色，有紅黃色絲絡

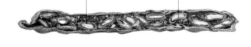
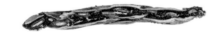
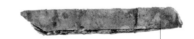

外表面橙紅色或橙黃色

禁忌：脾胃虛寒，便溏及寒痰、溼痰者慎服。

藥材挑選：以完整不破、皺縮、皮厚、糖性足者為佳。

別名：栝樓、山金炮、藥瓜。

性味：甘、微苦，寒。

功效主治：清熱滌痰，寬胸散結，潤燥滑腸。用於肺熱咳嗽、痰濁黃稠、胸痺心痛、結胸痞滿、乳癰、肺癰、腸癰、大便祕結。

用法用量：9 ～ 15 克。

實用藥方

1. **痰熱咳喘、咳痰黃稠**：瓜蔞、浙貝母、桑白皮各10克，膽南星6克，魚腥草15克，水煎服。

2. **胸悶心痛**：瓜蔞、薤白、丹參各12克，川芎、赤芍各10克，水煎服。

瓜蔞子

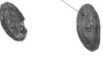

氣微，味淡

表面淺棕色至棕褐色，平滑

禁忌：脾胃虛冷作泄者禁服。
藥材挑選：以挑選均勻、飽滿、油性足、味甘
者為佳。
別名：栝樓子、瓜米、栝樓仁。
性味：甘，寒。
功效主治：潤肺化痰，滑腸通便。用於燥咳痰
黏、腸燥便祕。
用法用量：9 ～ 15克。

沿邊緣有1圈溝紋

實用藥方

大便祕結：瓜蔞子、火麻仁各9克，水煎服。

甜瓜子

氣微，味淡

呈扁平長卵形，
平滑，微有光澤

禁忌：脾胃虛寒、腹瀉者忌服。
別名：甘瓜子、甜瓜仁、甜瓜瓣。
性味：甘，寒。
功效主治：清肺，潤腸，化痰，排膿，療傷止
痛。用於肺熱咳嗽、便祕、肺癰、腸癰、跌打
損傷、筋骨折傷。
用法用量：9 ～ 30克。

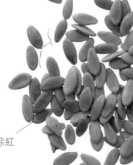

表面黃白色、淺棕紅
色或棕黃色

實用藥方

1. **腰腿疼痛**：甜瓜子90克，酒浸10日，為末，每次9克，空腹服，每日3次。
2. **滲出性胸膜炎**：冬瓜子、甜瓜子各120克，打碎煮湯代茶飲。
3. **心煩口渴**：甜瓜子9克，麥冬、天花粉各12克，水煎服。

竹茹

禁忌：《本草經疏》：「胃寒嘔吐及感寒挾食作吐忌用。」

藥材挑選：以身乾、色黃綠、絲細均勻、質柔軟者為佳。

別名：竹皮、青竹茹、淡竹茹。

性味：甘，微寒。

功效主治：清熱化痰，除煩，止嘔。用於痰熱咳嗽、膽火挾痰、驚悸不寧、心煩失眠、中風痰迷、舌強不語、胃熱嘔吐、妊娠惡阻、胎動不安。

用法用量：5 ～ 10 克。

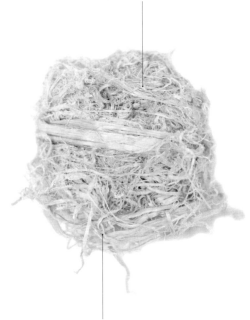

捲曲成團的不規則絲條或呈長條形薄片狀

寬窄厚薄不等，淺綠色、黃綠色或黃白色

經典妙方

1. **小兒癇**：青竹茹三兩，醋三升，煎一升，去滓，服一合，兼治小兒口噤體熱病。（《子母秘錄》）

2. **噦逆**：橘皮二斤，竹茹二升，大棗三十枚，生薑半斤，甘草五兩，人參一兩，上六味以水一斗，煮取三升，溫服一升，日三服。（《金匱要略》橘皮竹茹湯）

實用藥方

1. **胃炎嘔吐**：竹茹、神麴、煮半夏各10克，穀芽、麥芽各15克，陳皮6克，水煎服。

2. **肺熱咳嗽**：竹茹、魚腥草、藕節各30克，川貝母、桔梗各10克，水煎服。

3. **咯血**：竹茹、紫珠草各24克，側柏葉15克，水煎服。

4. **感冒、咳嗽**：淡竹葉、竹茹各6克，菖蒲葉10克，水煎服。

前胡

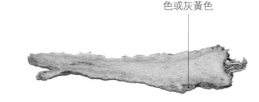

氣芳香，味微苦、辛

禁忌：陰虛咳嗽、寒飲咳嗽者慎服。
藥材挑選：以根粗壯、皮部肉質厚、質柔軟、斷面油點多、香氣濃者為佳。
性味：苦、辛，微寒。
功效主治：降氣化痰，散風清熱。用於痰熱喘滿、咯痰黃稠、風熱咳嗽痰多。
用法用量：3～10克。

外表皮黑褐
色或灰黃色

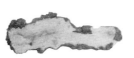

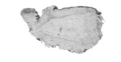

經典妙方

肺熱咳嗽、痰壅、氣喘不安：前胡（去蘆頭）、麥門冬（去心，焙）、芍藥（赤者）、麻黃（去根節）各一兩半，貝母（去心）、大黃（蒸）、白前、枳殼（去瓤、麩炒）各一兩，上八味細切，如麻豆，每服三錢匕，以水一盞，煎取七分，去滓，食後溫服，日二服。（《聖濟總錄》前胡飲）

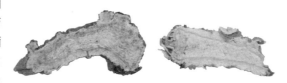

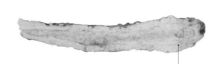

切面皮部散有多
數棕黃色油點

實用藥方

1. **感冒咳嗽：**前胡、浙貝母各10克，桔梗、杏仁各9克，連錢草15克，水煎服。

2. **足癬：**鮮前胡、一枝黃花各適量，水煎，浸泡局部約30分鐘，每日1～2次。

3. **小兒腹瀉：**麻黃2～4克，前胡4～8克，水煎取汁300毫升，稍加白糖，頻頻口服。

4. **咳嗽：**金蕎麥30克，酸棗仁9克，魚腥草15克，前胡、桔梗各10克，連錢草5克，水煎服。

5. **急性支氣管炎：**連錢草、魚腥草各15克，射干、桔梗、前胡、浙貝母各10克，化橘紅、杏仁各9克，水煎服。

桔梗

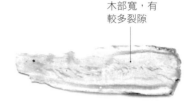

氣微，味微甜後苦

禁忌：陰虛久嗽及咯血者禁服；胃潰瘍者
慎服。

藥材挑選：以條肥大、色白、體堅實、味苦者
為佳。

別名：白藥、梗草、盧茹。

性味：苦、辛，平。

功效主治：宣肺，利咽，祛痰，排膿。用於咳
嗽痰多、胸悶不暢、咽痛音啞、肺癰吐膿。

用法用量：3～10克。

木部寬，有
較多裂隙

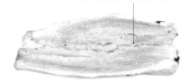

切面形成層環紋明顯，棕色

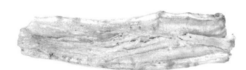

經典妙方

1. **肺癰，咳而胸滿，振寒脈數，咽乾
不渴，時出濁唾腥臭，久久吐膿如
米粥：**桔梗一兩，甘草二兩，上二
味以水三升，煮取一升，分溫再
服，則吐膿血也。（《金匱要略》桔
梗湯）

2. **傷寒痞氣，胸滿欲死：**桔梗、枳殼
（炙，去瓤）各一兩，上銼如米豆
大，用水一升半，煎減半，去滓，
分二服。（《蘇沈良方》枳殼湯）

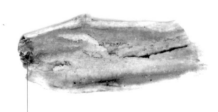

外皮多已除去
或偶有殘留

實用藥方

1. **急性咽炎：**桔梗10克，馬蘭、一枝黃花各15克，水煎服。

2. **咳嗽：**桔梗、前胡各10克，石仙桃15克，水煎服。

3. **慢性咽喉炎：**桔梗10克，胖大海6克，玄參9克，一點紅15克，水煎服。

4. **口腔潰瘍：**黃柏、桔梗、牛蒡子各9克，鹵地菊15克，水煎服。

5. **肺熱咳嗽：**竹茹、藕節、魚腥草各30克，川貝母、桔梗各10克，水煎服。

胖大海

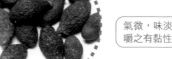

氣微，味淡，嚼之有黏性

禁忌：脾胃虛寒泄瀉者慎服。

藥材挑選：以個大、質堅、色黃棕、有細皺紋及光澤、不破皮、膨脹性能強者為佳。

別名：安南子、大洞果、胡大海。

性味：甘，寒。

功效主治：清熱潤肺，利咽開音，潤腸通便。用於肺熱聲啞、乾咳無痰、咽喉乾痛、熱結便閉、頭痛目赤。

用法用量：2～3枚，沸水泡服或煎服。

呈紡錘形或橢圓形

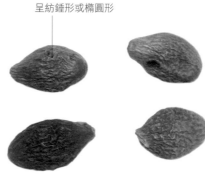

經典妙方

1. **乾咳失音、咽喉燥痛、牙齦腫痛，因於外感：**胖大海五枚，甘草一錢，燉茶飲服，老幼者可加入冰糖少許。（《慎德堂方》）
2. **因熱便血：**胖大海數枚，開水泡發，去核，加冰糖調服。（《醫界春秋》）

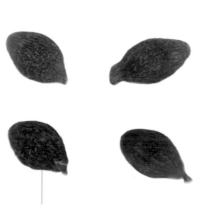

表面微有光澤，具不規則的乾縮皺紋

實用藥方

1. **風熱感冒咳嗽、咽痛聲啞：**胖大海2枚，桔梗6克，桑葉、薄荷各8克，蟬蛻3克，牛蒡子10克，水煎服。

2. **急性扁桃腺炎：**胖大海2枚，沸水泡代茶飲；或胖大海1枚，金銀花6克，菊花5克，人參葉8克，甘草3克，沸水泡代茶，慢慢含咽，可續水多次泡，至味淡為止。

3. **大便燥結難解，或伴頭痛目赤、牙齦腫痛：**胖大海4枚，沸水泡，濃服。

4. **慢性咽炎：**玉竹10克，玄參10克，胖大海3克，水煎服。

5. **急性咽喉炎：**黃芩10克，馬蘭15克，胖大海6克，水煎服。

第十三章 化痰止咳平喘藥 清化熱痰藥

超實用！中藥材圖鑑

海藻

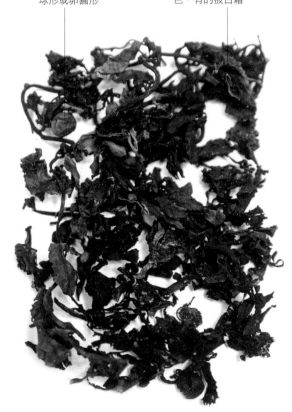

氣腥，味微鹹

禁忌：**脾胃虛寒者禁服。**

藥材挑選：**以色黑褐、白霜少、枝嫩者為佳。**

別名：落首、海蘿、海帶花。

性味：苦、鹹，寒。

功效主治：消痰軟堅散結，利水消腫。用於癭瘤、瘰癧、睾丸腫痛、痰飲水腫。

用法用量：6～12克。

氣囊黑褐色，球形或卵圓形

皺縮捲曲，黑褐色，有的被白霜

經典妙方

1. **頸下卒結囊，漸大欲成癭：**海藻（去鹹）一斤，清酒二升，上二味以絹袋盛海藻酒漬，春夏二日，一服二合，稍稍含咽之，日三，酒盡更以酒二升漬，飲之如前，渣曝乾，末服方寸匕，日三，盡更作，三劑佳。（《肘後備急方》）

2. **蛇盤瘰癧，頭項交接：**海藻菜（以蕎麥麵粉炒過）、白殭蠶（炒）各等份，為末，以白梅泡湯，和丸，如梧桐子大，每服六十丸，米飲下，必泄出毒氣。（《世醫得效方》）

實用藥方

1. **疝氣：**海藻、昆布各15克，小茴香30克，水煎服。

2. **腎炎蛋白尿：**海藻、蟬衣、昆布各適量，水煎服。

3. **冠心病心絞痛：**海藻、昆布各15克，桃仁、川芎、紅花各6克，山楂12克，水煎服。

4. **水腫、小便不利：**海藻15克，豬苓、澤瀉各12克，水煎服。

昆布

禁忌：**脾胃虛寒者慎服。**

藥材挑選：以片大、體厚、色青綠者為佳。

別名：綸布、海昆布。

性味：鹹，寒。

功效主治：消痰軟堅散結，利水消腫。用於癭瘤、瘰癧、睾丸腫痛、痰飲水腫。

用法用量：6～12克。

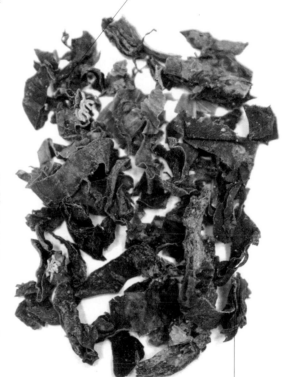

全體呈黑色，較薄

兩側呈羽狀深裂，邊緣有小齒或全緣

經典妙方

1. **癭氣初結，咽喉中壅悶，不治即漸漸腫大**：檳榔三兩，海藻（洗去鹹水）二兩，昆布（洗去鹹水）三兩，上藥搗羅為末，煉蜜和丸，如小彈子大，常含一丸咽津。（《太平聖惠方》）

2. **膈氣噎塞不下食**：昆布（洗淨，焙，末）一兩，椿杵頭細糠一合，共研，用老牛涎一合，生百合汁一合，慢煎入蜜攪成膏，與末杵丸，如芡實大，每服一丸，含化咽下。（《聖濟總錄》昆布方）

實用藥方

1. **肝硬化腹水**：昆布15克，薏苡根、半邊蓮各30克，貓鬚草24克，水煎服。

2. **單純性甲狀腺腫**：夏枯草、全當歸、珍珠母、生牡蠣各30克，昆布、丹參各15克，共研末，製蜜丸，每丸9克，每日2次，每次1丸。

3. **淋巴結核**：匐匐堇15克，扛板歸、爵床、夏枯草各20克，金毛耳草25克，昆布、海藻各10克，水煎服。

瓦楞子

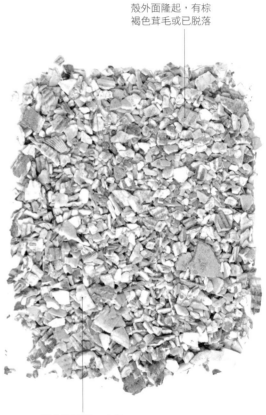

氣微,味淡

殼外面隆起,有棕褐色茸毛或已脫落

禁忌:《本草用法研究》:「無瘀血痰積者勿用。」

藥材挑選:以挑選大小均勻、殼內色白潔淨者為佳。

別名:蚶殼、瓦壟子、蚶子殼。

性味:鹹,平。

功效主治:消痰化瘀,軟堅散結,制酸止痛。用於頑痰膠結、黏稠難咯、癭瘤、瘰癧、癥瘕痞塊、胃痛泛酸。

用法用量:9～15克,先煎。

經典妙方

1. **胃痛吐酸水,噫氣,甚則吐血**:瓦楞子(醋煅七次)九兩,烏賊骨六兩,廣皮(炒)三兩,研極細末,每日三次,每次服二錢,食後開水送下。(《經驗方》)

2. **一切氣血癥瘕**:瓦壟子燒,以醋淬三度,埋令壞,醋膏丸。(《萬氏家抄方》瓦壟子丸)

殼內面平滑,白色

實用藥方

1. **胃及十二指腸潰瘍**:瓦楞子(煅)150克,甘草30克,共研細末,每次服10克,每日3次,飯前服;或每次20克,於節律性疼痛發作前20分鐘服。

2. **胃痛、胃酸過多**:瓦楞子100克,海螵蛸50克,甘草25克,先將瓦楞子煅製,分別粉碎過篩,混勻,於餐前20分鐘服藥粉5克,每日2次。

3. **燒燙傷**:將煅瓦楞子研成細末,加冰片少許,用香油調勻,塗患處。

4. **癥瘕痞塊、老痰結積**:瓦楞子16克,三棱、莪术、半夏、桃仁各9克,木香(後下)6克,鱉甲12克,水煎服。孕婦忌用。

膽南星

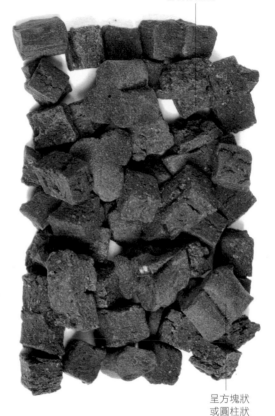

氣微腥，味苦

別名：膽星。

性味：苦、微辛，涼。

功效主治：清熱化痰，息風定驚。用於痰熱咳嗽、咯痰黃稠、中風痰迷、癲狂驚癇。

用法用量：3～6克。

棕黃色、灰棕色或棕黑色

呈方塊狀或圓柱狀

經典妙方

小兒驚風：牛膽南星半兩，朱砂、防風各二錢，麝一字，上藥用臘月黃牛膽汁和南星末作餅子，掛當風處四十九日，和藥末研細，浸牛膽皮湯為丸，如梧桐子大，每服一丸，井花水調下。（《直指小兒方》膽星丸）

實用藥方

1. **痰熱咳喘、咳痰黃稠**：瓜蔞、浙貝母、桑白皮各10克，膽南星6克，魚腥草15克，水煎服。

2. **小兒急性支氣管炎**：紫蘇子、萊菔子、葶藶子、地龍各10克，杏仁、竹茹、枳殼、膽南星各9克，炙麻黃5克，甘草6克，每日1劑，加水300毫升，煎至100毫升，分2次服。如久咳1週以上或反覆易咳者，加當歸3～5克，若發熱加石膏15克。本方用於2歲以上患兒。

冬瓜子

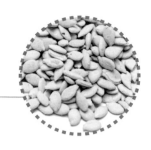

氣無，味微甜

禁忌：**脾胃虛寒者慎服。**

別名：冬瓜仁、瓜犀、瓜瓣。

性味：甘，微寒。

功效主治：清肺化痰，消癰排膿，利溼。用於
痰熱咳嗽、肺癰、腸癰、帶下、水腫、淋證。

用法用量：10～15克，或研末服。外用適
量，研膏塗敷。

邊緣光滑或兩面
外緣各有1環紋

經典妙方

1. **肺癰，吐如膿**：銼葦一升，薏苡仁
   半升，桃仁（去皮、尖、兩仁者）
   五十個，瓜瓣半升，上㕮咀，以水
   一斗，先煮葦令得五升，去滓，
   悉納諸藥，煮取二升，分二次服。
   （《古今錄驗方》葦莖湯）

2. **消渴不止，小便多**：乾冬瓜子、麥
   門冬、黃連各二兩，水煎飲之。
   （《摘玄方》）

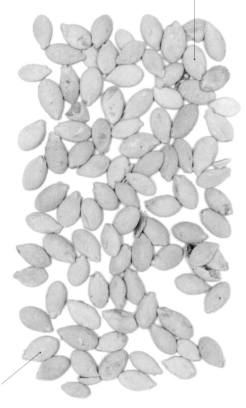

一端稍尖，有兩
個小突起，另一
端圓鈍

實用藥方

1. **糖尿病**：冬瓜子60克，麥冬30克，黃連6克，水煎服，每日1劑，7日為1個
   療程。

2. **脾虛**：冬瓜子250克，赤小豆30克，水煮，分2～3次服。

3. **痔瘡**：冬瓜子適量，搗爛，水煎薰洗患處，每日2～3次。

石見穿

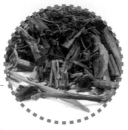

氣微，味微苦、澀

別名：紫參、五鳳花、石大川。

性味：辛、苦，微寒。

功效主治：化痰散結，清熱利溼。用於
噎膈、痰喘、瘰癧、癰腫、痛經、閉
經、溼熱黃疸、痢疾、帶下。

用法用量：6～15克，或絞汁服。外用
適量，搗敷。

經典妙方

帶狀皰疹：紫參鮮葉搗汁，加
燒酒外搽。(《浙江民間常用草
藥》)

葉多捲曲，破碎，
兩面被白色柔毛

莖方柱形，表面
有白色長柔毛

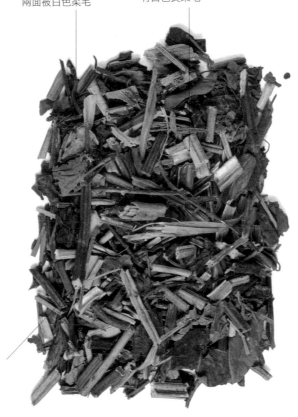

莖切面髓部白
色或褐黃色

實用藥方

1. **肝炎**：石見穿、糯稻根各60克，紅糖15克，水煎2次，每日分2次服。

2. **痛經**：石見穿30克，生薑2片，紅棗5枚，每日1劑，水煎服。

3. **赤白帶下**：石見穿60克，每日1劑，煎3次服，連服5～7日。

4. **顏面神經麻痺、乳腺炎、癭腫**：石見穿、六月雪各15克，水煎服，另取鮮石
   見穿根30克，加適量米飯及紅糖同搗爛敷患處。

苦杏仁 ▲有小毒

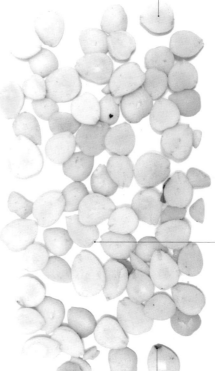

氣微，味苦

呈扁心形，表面
黃棕色至深棕色

圓端合點處向
上具多數深棕
色的脈紋

尖端一側有
短線形種臍

禁忌：陰虛咳嗽及大便溏瀉者禁服，嬰兒慎服。

藥材挑選：以顆粒均勻、飽滿、完整、味苦者為佳。

別名：杏仁、木落子、杏核仁。

性味：苦，微溫；有小毒。

功效主治：降氣止咳平喘，潤腸通便。用於咳嗽氣喘、胸滿痰多、腸燥便祕。

用法用量：5～10克，生品入煎劑後下。

經典妙方

1. **瘰癧初起，已潰未潰並治**：苦杏仁（去皮、尖）三十粒，蓖麻仁（去衣）四十九粒，松香（研細末）一兩，先將杏仁搗至無白星為度，再入蓖麻仁搗如泥，方下松香再搗十下，攤貼。(《瘍醫大全》)

2. **氣喘促浮腫，小便澀**：杏仁一兩，去皮、尖，熬研，和米煮粥極熟，空心吃二合。(《食醫心鑑》)

實用藥方

1. **風寒咳喘**：苦杏仁、麻黃各6克，荊芥、防風各10克，甘草3克，水煎服。

2. **百日咳**：苦杏仁3克，沙參、麥冬各8克，紫菀、款冬花各6克，水煎服。

3. **燥咳**：苦杏仁、百部各9克，川貝母8克，百合、生地黃各15克，水煎服。

4. **小兒疳積**：苦杏仁、皮硝、山梔子各9克，共研末，加入蔥白、艾頭各3根，麵粉、白酒適量同搗為泥，於睡前敷於臍部，白天除掉。第二日，再製1劑敷臍。

紫蘇子

壓碎有香氣，味微辛

基部有灰白色點狀果梗痕

表面有微隆起的暗紫色網紋

禁忌：《本草逢原》：「氣虛久嗽、陰虛喘逆、脾虛便滑者皆不可用。」

藥材挑選：以粒均勻、飽滿、色灰褐、油性足者為佳。

別名：蘇子、黑蘇子、鐵蘇子。

性味：辛，溫。

功效主治：降氣化痰，止咳平喘，潤腸通便。用於痰壅氣逆、咳嗽氣喘、腸燥便祕。

用法用量：3～10克。

經典妙方

1. **小兒久咳嗽，喉內痰聲如拉鋸，老人咳嗽吼喘**：蘇子一錢，八達杏仁（去皮、尖）一兩，年老人加白蜜二錢，共為末，大人每服三錢，小兒服一錢，白滾水送下。（《滇南本草》蘇子散）

2. **便祕**：紫蘇子、麻子仁，上二味不拘多少，研爛，水濾取汁，煮粥食之。（《濟生方》紫蘇麻仁粥）

實用藥方

1. **支氣管哮喘**：紫蘇子、白果、杏仁、桑白皮、黃芩、半夏、款冬花、麻黃、葶藶子各10克，魚腥草、生石膏各30克，甘草5克，每日1劑，水煎，早晚分服，2週為1個療程。

2. **小兒急性支氣管炎**：紫蘇子、萊菔子、葶藶子、地龍各10克，杏仁、竹茹、枳殼、膽南星各9克，炙麻黃5克，甘草6克，加水300毫升，煎至100毫升，每日1劑，分2次服。如久咳1週以上或反覆易咳者，加當歸3～5克，若發熱加石膏15克。本方用於2歲以上患兒。

3. **痰飲咳喘，不得平臥**：炒牽牛子9克，紫蘇子10克，葶藶子6克，杏仁8克，水煎服。

4. **腸燥便祕**：亞麻子、決明子、紫蘇子各12克，水煎服。

百部

氣微，味甘、苦

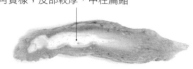

切面角質樣；皮部較厚，中柱扁縮

表面灰白色、棕黃色，有深縱皺紋

禁忌：《得配本草》：「熱嗽、水虧火炎者禁用。」
藥材挑選：以根粗壯、質堅實、色黃白者為佳。
別名：嗽藥、百條根、九叢根。
性味：甘、苦，微溫。
功效主治：潤肺下氣止咳，殺蟲滅虱。用於新久咳嗽、肺癆咳嗽、頓咳；外用於頭蝨、體蝨、蟯蟲病、陰癢。
用法用量：3～9克。外用適量，水煎或酒浸。

實用藥方

1. **咳嗽**：百部10克，連錢草、積雪草、枇杷葉各15克，甘草5克，水煎服。
2. **股癬**：百部50克，一枝黃花30克，用白醋浸泡1週，取藥液塗患處。

切面中心具棕黃色的木心

紫菀

氣微香，味甜，微苦

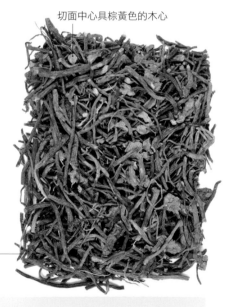

外表皮紫紅色或灰紅色

禁忌：實熱者忌服。
藥材挑選：以無雜質、根長、色紫紅、質柔韌者為佳。
別名：青菀、夜牽牛、紫菀茸。
性味：辛、苦，溫。
功效主治：潤肺下氣，消痰止咳。用於痰多喘咳，新久咳嗽，勞嗽咯血。
用法用量：5～10克。

實用藥方

1. **咳嗽**：紫菀10克，枇杷葉、連錢草各15克，水煎服。
2. **慢性支氣管炎**：紫菀、黨參、芙蓉花各10克，款冬花9克，陳皮6克，水煎服。

款冬花

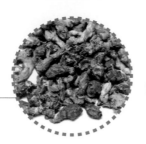

氣香，味微苦而辛

禁忌：陰虛者慎服。

別名：冬花、款花、九九花。

性味：辛、微苦，溫。

功效主治：潤肺下氣，止咳化痰。用於新久咳嗽、喘咳痰多、勞嗽咯血。

用法用量：5 ～ 10克。

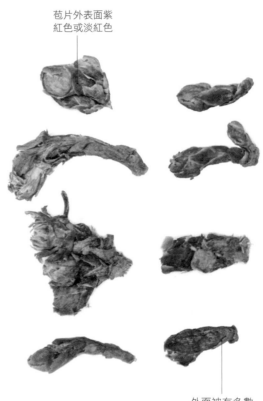

苞片外表面紫紅色或淡紅色

外面被有多數魚鱗狀苞片

經典妙方

1. **暴發咳嗽**：款冬花二兩，桑根白皮（銼）、貝母（去心）、五味子、甘草（炙，銼）各半兩，知母一分，杏仁（去皮、尖，炒，研）三分，上七味粗搗篩，每服三錢匕，水一盞，煎至七分，去滓溫服。（《聖濟總錄》款冬花湯）

2. **喘嗽不已，或痰中有血**：款冬花、百合（蒸，焙），上各等份為細末，煉蜜為丸，如龍眼大，每服一丸，食後臨臥細嚼，薑湯咽下，嚥化尤佳。（《濟生方》百花膏）

實用藥方

1. **支氣管炎、哮喘**：鼠麴草、款冬花各60克，胡桃肉、松子仁120克，水煎混合濃縮，用白蜂蜜50毫升作膏，每次服1食匙，每日3次。

2. **慢性支氣管炎**：鼠麴草、款冬花、杏仁、前胡各9克，浙貝母、麻黃各3克，水煎服。

3. **風寒感冒咳嗽**：款冬花10克，紫菀8克，麻黃6克，杏仁5克，甘草3克，水煎服。

4. **久咳咽乾**：山麥冬、北沙參、玄參各10克，款冬花9克，水煎服。

馬兜鈴

氣特異，味微苦

禁忌：虛寒咳喘及脾弱便泄者禁服，胃弱者慎服。

藥材挑選：以個大、結實、飽滿、色黃綠、不破裂者為佳。

別名：馬兜零、馬兜苓、兜鈴。

性味：苦，微寒。

功效主治：清肺降氣，止咳平喘，清腸消痔。用於肺熱咳喘、痰中帶血、腸熱痔血、痔瘡腫痛。

用法用量：3～9克。

經典妙方

1. **肺氣喘嗽**：馬兜鈴（只用裡面子，去卻殼，酥半兩，入碗內拌和勻，慢火炒乾）二兩，炙甘草一兩，二味為末，每服一錢，水一盞，煎六分，溫呷，或以藥末含咽津亦得。（《簡要濟眾方》）

2. **小兒肺虛，氣粗喘促**：阿膠（麩炒）一兩五錢，鼠粘子（炒香）、炙甘草各二錢五分，馬兜鈴（焙）五錢，杏仁（去皮、尖）七個，糯米（炒）一兩，上為末，每服一二錢，水一盞，煎至六分，食後溫服。（《小兒藥證直訣》阿膠散）

由棱線分出多數橫向平行的細脈紋

內表面平滑而帶光澤，有較密的橫向脈紋

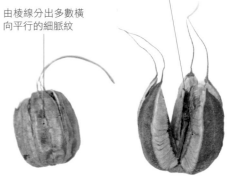

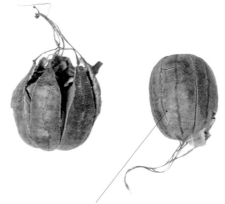

表面有縱棱線12條

實用藥方

1. **久咳音啞**：馬兜鈴、紫菀各9克，五味子5克，馬勃、天竺黃各6克，冰糖15克，水燉服。

2. **肺氣熱閉、小便癃閉或淋瀝**：馬兜鈴、生地黃各9克，生甘草3克，茯苓、木通、燈心草各4.5克，水煎服。

3. **瘰癧**：馬兜鈴6克，甘草3克，生地黃、乾白朮各12克，水煎服。

枇杷葉

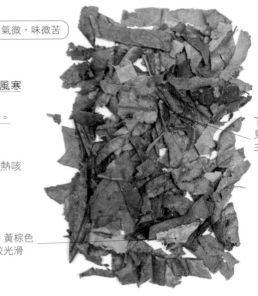

氣微，味微苦

下表面可
見絨毛，
主脈突出

表面灰綠色、黃棕色
或紅棕色，較光滑

禁忌：《本草經疏》：「胃寒嘔吐及肺感風寒咳嗽者，法並忌之。」
藥材挑選：以葉完整、色綠、葉厚者為佳。
別名：巴葉、蘆桔葉。
性味：苦，微寒。
功效主治：清肺止咳，降逆止嘔。用於肺熱咳嗽、氣逆喘急、胃熱嘔逆、煩熱口渴。
用法用量：6～10克。

實用藥方

1. **嘔吐**：枇杷葉、鮮竹茹各15克，灶心土60克，水煎服。
2. **感冒音啞**：枇杷葉5～6片，鮮石菖蒲根15克，大蒜梗30克，水煎服。
3. **痤瘡**：枇杷葉、桑白皮、黃柏各9克，黃連、甘草、人參各6克，水煎服。

枇杷花

氣微清香，味
微甘、澀

別名：土冬花。
性味：淡，平。
功效主治：疏風止咳。用於頭風、鼻塞流涕、虛勞久嗽、痰中帶血。
用法用量：6～12克，或研末吞服3～6克，或入丸散。外用適量，搗敷。

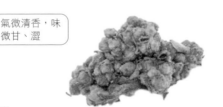

苞片鱉狀，
有褐色絨毛

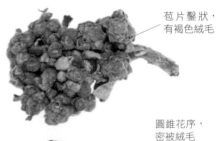

圓錐花序，
密被絨毛

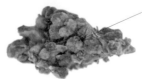

桑白皮

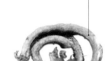

禁忌：肺虛無火、小便多及風寒咳嗽者忌服。

藥材挑選：以身乾、色白、肉厚、質柔韌者為佳。

別名：桑根白皮、桑根皮、桑皮。

性味：甘，寒。

功效主治：瀉肺平喘，利水消腫。用於肺熱喘咳，水腫脹滿尿少，面目肌膚浮腫。

用法用量：6～12克。

外表面白色或淡黃白色，較平坦

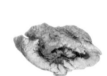

經典妙方

1. **產後下血不止**：炙桑白皮，煮水飲之。（《肘後備急方》）
2. **石癰堅如石，不作膿**：蜀桑根白皮，陰乾搗末，烊膠，以酒和敷腫。（《千金方》）

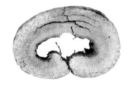

內表面黃白色或灰黃色，有細縱紋

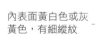

實用藥方

1. **急性支氣管炎**：桑白皮、杏仁、黃芩、貝母、枇杷葉、桔梗、地骨皮各9克，水煎服。

2. **水腫脹滿**：桑白皮、地骨皮、大腹皮各9克，茯苓皮12克，冬瓜皮30克，水煎服。

3. **小便不利，面目浮腫**：桑白皮12克，冬瓜仁16克，葶藶子9克，煎湯服。

4. **病毒性肝炎**：鮮桑白60克，白糖適量，水煎，分2次服。

5. **咳嗽氣喘**：桑白皮16克，胡頹子葉12克，桑葉、枇杷葉各9克，水煎，分2次服。

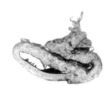

葶藶子

氣微，味微辛、苦或辣，帶黏性

禁忌：肺虛喘咳、脾虛腫滿者忌服。
藥材挑選：以子粒充實、均勻、色紅棕者為佳。
別名：大適、大室、丁歷。
性味：辛、苦，大寒。
功效主治：瀉肺平喘，行水消腫。用於痰涎壅肺，喘咳痰多，胸脇脹滿，不得平臥，胸腹水腫，小便不利。
用法用量：3～10克，包煎。

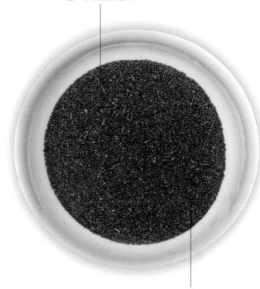

表面棕色或紅棕色，具縱溝兩條

種臍類白色，位於凹入端或平截處

經典妙方

1. **瘰癧結核**：葶藶子二合，豉（湯浸令軟）半斤，上藥都搗熟，撚作餅子如錢厚，安在癧子上，以艾炷如小指大，灸餅上，五日一度，灸七壯。（《太平聖惠方》葶藶餅子法）
2. **月經不通**：葶藶一升，為末，蜜丸如彈子大，綿裹納陰中，入三寸，每丸一宿易之，有汁出止。（《千金方》）

實用藥方

1. **肺源性心臟病心力衰竭，喘急腫滿**：葶藶子9克，紫蘇子12克，杏仁6克，半夏、陳皮各8克，大棗10枚，水煎服。

2. **胸水**：葶藶子、大黃各9克，杏仁6克，水煎沖芒硝10克服。

3. **腹水**：葶藶子、防己、大黃各9克，椒目6克，水煎服。

4. **痰飲咳喘，不得平臥**：紫蘇子10克，炒牽牛子9克，杏仁8克，葶藶子6克，水煎服。

5. **哮喘**：厚朴、旋覆花各10克，葶藶子、紫蘇子各9克，佛手柑6克，水煎服。

317

第十三章　化痰止咳平喘藥　止咳平喘藥

超實用！中藥材圖鑑

白果 ▲有毒

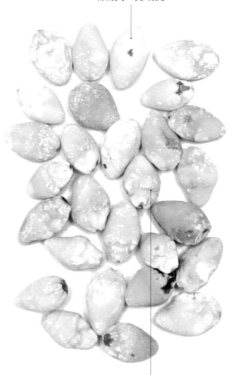

氣微，味甘、微苦

禁忌：有實邪者忌服。

藥材挑選：以粒大、殼色黃白、種仁飽滿、斷面色淡黃者佳。

別名：靈眼、佛指甲、佛指柑。

性味：甘、苦、澀，平；有毒。

功效主治：斂肺定喘，止帶縮尿。用於痰多喘咳、帶下白濁、遺尿尿頻。

用法用量：5 ～ 10 克。

略呈橢圓形，一端稍尖，另端鈍

經典妙方

1. **頭面癬瘡**：生白果仁切斷，頻擦取效。（《祕傳經驗方》）
2. **下部疳瘡**：生白果，杵，塗之。（《濟急仙方》）

表面黃白色或淡棕黃色，具 2 ～ 3 條棱線

🈯用藥方

1. **盆腔炎**：白果15克，金銀花、蒲公英各30克，白朮12克，水煎服。
2. **慢性支氣管炎、虛喘**：白果、黃芩、地龍乾各9克，水煎服。
3. **帶下白濁**：白果9克，白雞冠花15克，燉豬脊骨或烏雞服。
4. **腫毒、酒糟鼻**：生白果適量，搗爛塗敷。
5. **尿頻**：白果10個，煨熟食，每日1次。

洋金花 _{▲有毒}

禁忌：內服宜慎。體弱者禁用。

藥材挑選：以色淺者為佳。

別名：山茄花、曼陀羅花、胡茄花。

性味：辛，溫；有毒。

功效主治：平喘止咳，解痙定痛。用於哮喘咳嗽、脘腹冷痛、風溼痹痛、小兒慢驚；外科麻醉。

用法用量：0.3～0.6克，宜入丸散；亦可作捲菸分次燃吸（1日量不超過1.5克）。外用適量。

烘乾品氣特異，晒乾品氣微，味微苦

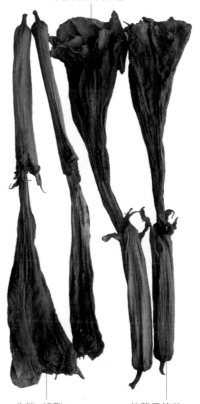

花冠呈喇叭狀，淡黃色或黃棕色

先端5淺裂，裂片有短尖

花萼呈筒狀，表面微有茸毛

經典妙方

1. **小兒慢驚：**曼陀羅花七朵（重一字），天麻二錢半，全蠍（炒）十枚，天南星（炮）、丹砂、乳香各二錢半，為末，每服半錢，薄荷湯調下。（《禦藥院方》）

2. **諸風痛及寒溼腳氣：**曼陀羅花，茄梗、大蒜梗、花椒葉，煎水洗。（《四川中藥志》）

實用藥方

1. **慢性支氣管炎：**洋金花15克，研為極細末，倒入酒精度60度的白酒500毫升中，搖勻，密封存放7日後開始服用，每日3次，每次服1～2毫升。

2. **潰瘍病：**洋金花1朵（0.4～0.5克），甘草粉9克，炒白芍20克，陳皮12克，煅瓦楞子15克，白及、浙貝母各9克，水煎濃縮至100毫升，每次50毫升，每日2次。

3. **化膿性骨髓炎：**洋金花研成細粉，加適量麵粉糊拌勻，製成直徑為2毫米的藥線，高壓消毒後備用。用時清潔患處，然後將藥線插入瘻管內，蓋上紗布固定，每2～3日換藥1次。

鐘乳石

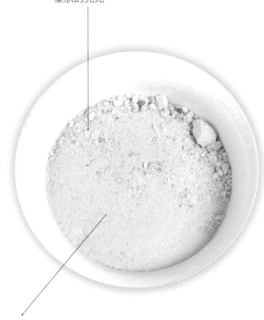

氣微，味微鹹

禁忌：**陰虛火旺、肺熱咳嗽者禁服。**
別名：石鐘乳、虛中、鐘乳。
性味：甘，溫。
功效主治：溫肺，助陽，平喘，制酸，通乳。
用於寒痰咳喘、陽虛冷喘、腰膝冷痛、胃痛泛
酸、乳汁不通。
用法用量：3～9克，先煎。

對光觀察具閃
星狀的亮光

經典妙方

1. **吐血損肺：**煉成鐘乳粉，每服二
   錢，糯米湯下。（《十便良方》）
2. **大腸冷滑不止：**鐘乳粉一兩，肉豆
   蔻（煨）半兩，為末，煮大棗肉丸
   如梧桐子大，每服七十丸，空心米
   飲下。（《濟生方》）

表面白色、灰
白色或棕黃色

實用藥方

1. **潰瘍病，胃酸過多：**鐘乳石研細，每服1.8克，每日3次，飯前溫水送服。

2. **肺虛壅喘急，連綿不息：**生鐘乳（細研如粉）150克，黃蠟（銼）90克，上
   兩味先取黃蠟盛於細瓷器，用慢火化開，投入鐘乳粉末，攪和令勻，取出，
   用物封蓋定，於飯甑內蒸熟，研如膏，旋丸如梧桐子大，每服一二丸，溫水
   下。

3. **乳汁不通：**鐘乳石9克，王不留行、天花粉各12克，漏蘆、黃芪各15克，水
   煎服。

蛤蚧粉

氣腥，味微鹹

禁忌：外感風寒喘嗽及陰虛火旺者禁服。

性味：鹹，平。

功效主治：益腎補肺，定喘止咳。用於肺腎兩虛氣喘咳嗽、虛勞咳嗽、咯血、腎虛陽痿、遺精、小便頻數、消渴。

用法用量：1～1.5克，或入丸散。

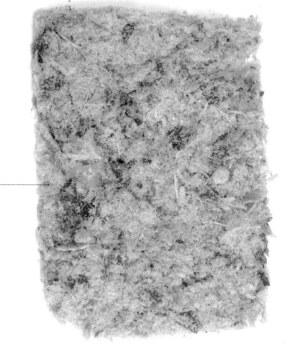

淡黃色或淡灰黃色 ——

金礞石

氣微，味淡

棕黃色或黃褐色

禁忌：虛弱之人及孕婦禁服。

藥材挑選：以塊整、色金黃、無雜質者為佳。

別名：爛石、酥酥石。

性味：甘、鹹，平。

功效主治：墜痰下氣，平肝鎮驚。用於頑痰膠結、咳逆喘急、癲癇發狂、煩躁胸悶、驚風抽搐。

用法用量：10～15克，布包先煎；或入丸散服，3～6克。

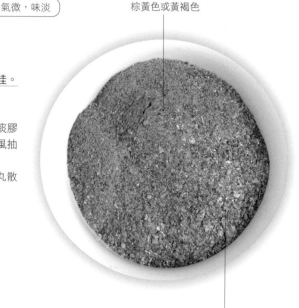

帶有金黃色或銀白色光澤

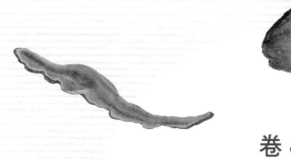

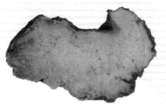

卷5

安神・平肝息風 開竅

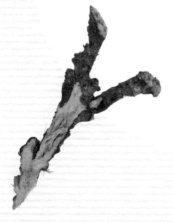

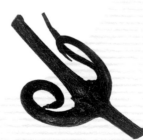

朱砂  ▲有毒

氣微，味淡

禁忌：孕婦禁服。

藥材挑選：以色鮮紅、有光澤、體重、質脆者為佳。

別名：丹砂、赤丹、辰砂。

性味：甘，微寒；有毒。

功效主治：清心鎮驚，安神，明目，解毒。用於心悸易驚、失眠多夢、癲癇發狂、小兒驚風、視物昏花、口瘡、喉痹、瘡瘍腫毒。

用法用量：0.1 ～ 0.5 克，多入丸散服，不宜入煎劑。外用適量。

鮮紅色或暗紅色，具光澤

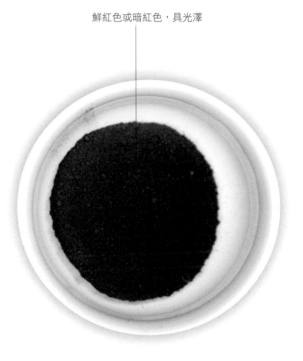

經典妙方

1. **喉咽腫痛，咽物妨悶**：丹砂（研，水飛）一分，芒硝（研）一兩半，上二味再同研勻，每用一字，時時吹入喉中。（《聖濟總錄》丹砂散）

2. **諸般吐血**：丹砂（研飛）、蛤粉，上二味各等份，研細合和令勻，每服二錢匕，溫酒調下。（《聖濟總錄》朱粉散）

實用藥方

1. **失眠、心悸**：朱砂、生地黃、當歸各30克，黃連45克，甘草15克，共研細粉，煉蜜為丸，每丸9克，每服1丸，每日1～2次。

2. **神經性嘔吐**：朱砂（水飛，另研）30克，冰片（另研）0.6克，法半夏15克，丁香、生甘草各6克，上藥共研末，混勻，每次3克，每日2次，飯前30分鐘服用。

3. **驚悸、狂躁、癲癇**：鬱金、半夏、白礬各9克，珍珠母、石決明各15克，水煎，另取琥珀3克，朱砂1克，研末，以前藥汁沖服。

4. **小兒驚風**：水牛角末3克，鉤藤9克，全蠍1.6克，製南星3克，朱砂0.9克，水煎服。

磁石

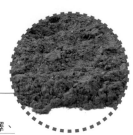

有土腥味，味淡

禁忌：脾胃虛者，不宜多服、久服。

藥材挑選：以色灰黑、斷面緻密有光澤、能吸鐵者為佳。

別名：玄石、磁君、慈石。

性味：鹹，寒。

功效主治：鎮驚安神，平肝潛陽，聰耳明目，納氣平喘。用於驚悸失眠、頭暈目眩、視物昏花、耳鳴耳聾、腎虛氣喘。

用法用量：9 ～ 30克，先煎。

灰黑色或褐色，具金屬光澤

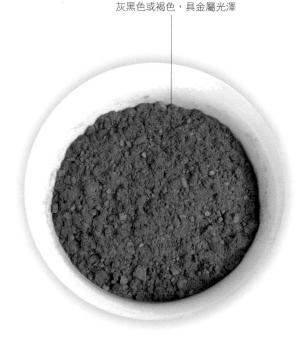

經典妙方

1. **小兒驚癇**：磁石煉水飲。（《聖濟總錄》）
2. **疔腫**：磁石搗為粉，鹹、醋和封之，拔根出。（《古今錄驗方》）

實用藥方

1. **諸般腫毒**：磁石9克，忍冬藤120克，黃丹240克，香油500克，熬膏貼敷。
2. **慢性蕁麻疹**：生地黃、熟地黃、磁石、生龍骨、生牡蠣、代赭石各15克，紫貝齒、珍珠母各30克，當歸、何首烏、白芍9克，水煎服。

酸棗仁

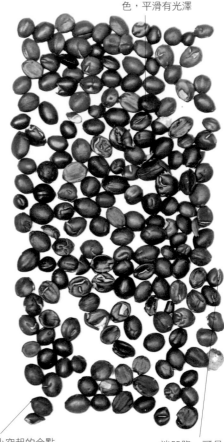

氣微，味淡

表面紫紅色或紫褐色，平滑有光澤

禁忌：有實邪及滑瀉者慎服。

藥材挑選：以粒大、飽滿、完整、有光澤、種皮紅棕色、種仁黃白色者為佳。

別名：大棗仁、酸大棗核、酸棗核。

性味：甘、酸，平。

功效主治：養心補肝，寧心安神，斂汗，生津。用於虛煩不眠、驚悸多夢、體虛多汗、津傷口渴。

用法用量：10～15克。

經典妙方

1. **膽風毒氣，虛實不調，昏沉睡多**：酸棗仁（生用）一兩，全梃蠟茶二兩，以生薑汁塗炙，令微焦，搗羅為散，每服二錢，水七分，煎六分，無時溫服。（《簡要濟眾方》）

2. **虛勞虛煩，不得眠**：酸棗仁二升，甘草一兩，知母二兩，茯苓二兩，芎藭二兩，上五味以水八升，煮酸棗仁得六升，納諸藥煮取三升，分溫三服。（《金匱要略》酸棗仁湯）

另端有細小突起的合點

一端凹陷，可見線形種臍

實用藥方

1. **心肝血虛**：酸棗仁、何首烏各15克，枸杞子、黨參各10克，水煎服。

2. **神經衰弱、失眠多夢**：酸棗仁15克，研末，睡前開水沖服。

3. **體虛多汗、氣虛自汗**：酸棗仁、黨參、黃芪、茯苓各15克，五味子6克，水煎服。

4. **高血壓**：蓮子心9克，遠志6克，酸棗仁12克，水煎服。

5. **心悸失眠**：珍珠30克，遠志3克，酸棗仁9克，炙甘草5克，水煎服。

柏子仁

禁忌：便溏及痰多者慎服。

藥材挑選：以粒大、飽滿、黃白色、油性大而不泛油者為佳。

別名：柏實、柏子、柏仁。

性味：甘，平。

功效主治：養心安神，潤腸通便，止汗。用於陰血不足、虛煩失眠、心悸怔忡、腸燥便祕、陰虛盜汗。

用法用量：3 ～ 10克。

表面黃白色或淡黃棕色，外包膜質內種皮

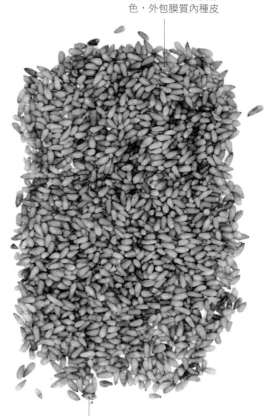

頂端略尖，有深褐色的小點

經典妙方

1.老人虛祕：柏子仁、大麻子仁、松子仁各等份，同研，熔白蠟丸桐子大，以少黃丹湯服二三十丸，食前。（《本草衍義》）

2.胸痛：柏實、桂（去粗皮，銼）各等份，上二味搗羅為細散，每服二錢匕，米飲調下，日三服。（《聖濟總錄》柏實散）

實用藥方

1.神經衰弱、健忘：合歡花、柏子仁、白芍、龍齒各6克，水煎服。

2.心神不安：合歡皮12克，柏子仁、白芍、龍齒各9克，水煎服。

3.失眠：刺五加、蜜大棗仁、柏子仁各15克，琥珀9克，水煎服。

4.脫髮：當歸、柏子仁各250克，共研細末，煉蜜為丸，每日3次，每次飯後服6 ～ 9克。

靈芝

禁忌：**實證者慎服。**
藥材挑選：**以個大、肉厚、光澤明顯者為佳。**
別名：赤芝、紅芝、萬年蕈。
性味：甘，平。
功效主治：補氣安神，止咳平喘。用於心神不寧、失眠心悸、肺虛咳喘、虛勞短氣、不思飲食。
用法用量：6 ～ 12 克。

氣微香，味苦澀

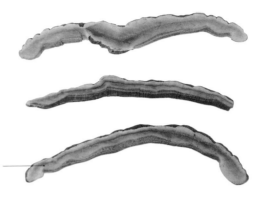

赤芝皮殼堅硬，黃褐色至紅褐色

菌肉白色至淡棕色

實用藥方

1.**失眠**：靈芝 10 克，蜜大棗仁、茯神、陰地蕨各 15 克，遠志 9 克，水煎服。

2.**高血壓**：靈芝、豨薟草、夏枯草各 15 克，龍葵 24 克，水煎服。

3.**肝炎**：靈芝、綿茵陳各 15 克，地耳草、積雪草各 30 克，水煎服。

首烏藤

別名：棋藤、夜交藤。
性味：甘，平。
功效主治：養血安神，祛風通絡。用於失眠多夢、血虛身痛，風溼痹痛，皮膚搔癢。
用法用量：9 ～ 15 克。外用適量，煎水洗患處。

氣微，味微苦澀

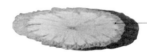

切面皮部紫紅色，木部黃白色或淡棕色

外表面紫紅色或紫褐色

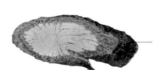

髓部疏鬆，類白色

實用藥方

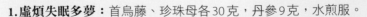

1.**虛煩失眠多夢**：首烏藤、珍珠母各 30 克，丹參 9 克，水煎服。

2.**皮膚搔癢**：首烏藤、蒼耳子各適量，煎水外洗。

3.**痔瘡腫痛**：首烏藤、假蔞葉、杉木葉各適量，煎水洗患處。

合歡皮

氣微香，味淡、微澀、稍刺舌，而後喉頭有不適感

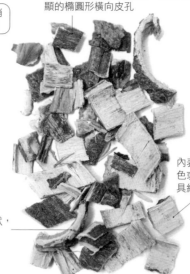

外表面灰棕色至灰褐色，密生明顯的橢圓形橫向皮孔

內表面淡黃棕色或黃白色，具細密縱紋

切面呈纖維性片狀，淡黃棕色或黃白色

禁忌：風熱自汗、外感不眠者禁服，孕婦須慎服。

別名：合昏皮、夜合皮、合歡木皮。

性味：甘，平。

功效主治：解鬱安神，活血消腫。用於心神不安、憂鬱失眠、肺癰、瘡腫、跌撲傷痛。

用法用量：6～12克。外用適量，研末調敷。

實用藥方

1. **心神不安、失眠**：合歡皮12克，柏子仁、白芍、龍齒各9克，水煎服。

2. **夜盲**：合歡皮、羅勒各9克，水煎服。

合歡花

氣微香，味淡

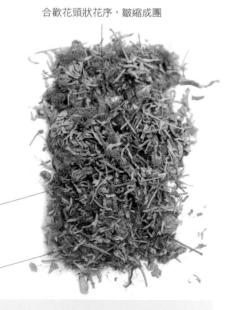

合歡花頭狀花序，皺縮成團

花全體密被毛茸，細長而彎曲

總花梗有縱紋，被稀疏毛茸

藥材挑選：以黃棕色、完整者為佳。

別名：夜合花、烏絨。

性味：甘，平。

功效主治：解鬱安神。用於心神不安、憂鬱失眠。

用法用量：5～10克。

實用藥方

1. **心腎不交，失眠**：合歡花9克，肉桂6克，黃連3克，夜交藤15克，水煎服。

2. **咽喉疼痛**：合歡花10克，水煎服。

遠志

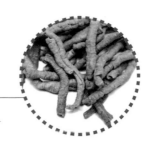

氣微，味苦、微辛，嚼之有刺喉感

禁忌：心腎有火、陰虛陽亢者忌服。
藥材挑選：以條粗、皮厚者為佳。
別名：葽繞、棘菀、苦遠志。
性味：苦、辛，溫。
功效主治：安神益智，交通心腎，祛痰，消腫。用於心腎不交引起的失眠多夢、健忘驚悸、神志恍惚，咳痰不爽、癰疽腫毒、乳房腫痛。
用法用量：3～10克。

經典妙方

1. **腦風頭痛不可忍**：遠志（去心），搗羅為細散，每用半字，先含水滿口，即嗅藥入鼻中，仍揉痛處。（《聖濟總錄》遠志散）
2. **久心痛**：遠志（去心）、菖蒲（細切）各一兩，上二味粗搗篩，每服三錢匕，水一盞，煎至七分，去滓，不拘時溫服。（《聖濟總錄》遠志湯）

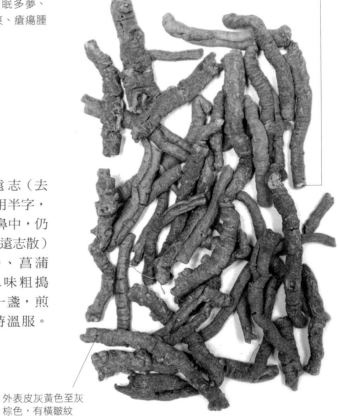

切面棕黃色，中空

外表皮灰黃色至灰棕色，有橫皺紋

實用藥方

1. **失眠**：遠志9克，茯神、柏子仁、蜜大棗仁各10克，水煎服。
2. **心悸**：遠志9克，黑豆30克，放入洗淨的豬心內，水燉服。
3. **健忘**：遠志9克，核桃仁15克，西洋參10克，水煎服。
4. **消化不良**：金蕎麥24克，神麴、穀芽、麥芽各15克，遠志6克，水煎服。

琥珀

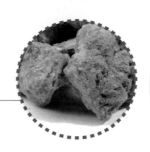

稍有松脂氣，味淡

禁忌：陰虛內熱及無瘀滯者慎服。

別名：育沛、虎魄、江珠。

性味：甘，平。

功效主治：鎮驚安神，散瘀止血，利水通淋，去翳明目。用於失眠、驚悸、驚風、癲癇、瘀血閉經、產後腹痛、癥瘕積聚、血淋血尿、目生翳障。

用法用量：研末1～3克，或入丸散。外用適量，研末撒或點眼。

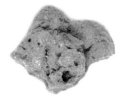

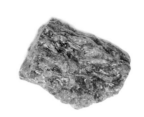

表面血紅色、淡黃色至淡棕色或深棕色，常相間排列

經典妙方

1. **小便溺血**：用琥珀為末，每服二錢，燈心、薄荷煎湯調下。（《衛生易簡方》）

2. **老人、虛人小便不通**：琥珀研如粉，人參湯調下，一錢止。（《百一選方》）

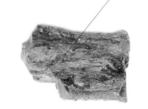

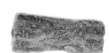

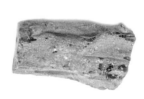

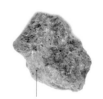

透明至半透明，樹脂樣光澤

實用藥方

1. **冠心病**：人參10克，琥珀、三七粉各5克，炙桂枝3克，將上藥研細末，一次0.5～3克，每日3次，溫開水送服。

2. **痰熱蒙心所致癲狂**：珍珠母、天竺黃各3克，琥珀2克，石菖蒲6克，上藥共研細末，加黃酒、水各半碗，豬心1個燉熟服，每日1劑，連服數次。

3. **血絲蟲病**：珍珠、琥珀、鐘乳石、全蠍各30克，大黃45克，好茶葉30克，紅三仙丹6克，共研末分成16份，每日早晚各服1份。

4. **輸尿管結石、腎結石**：金錢草、滑石、薏苡仁各30克，雞內金、瞿麥、萹蓄、懷牛膝各10克，海金沙15克，琥珀粉（另沖）3克，木香5克，水煎服。

茯神

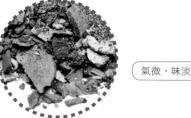

氣微，味淡

禁忌：**腎虛小便不利或不禁、虛寒滑精者慎用。**

別名：伏神。

性味：甘、淡，平。

功效主治：寧心，安神，利水。用於驚悸、怔忡、健忘失眠、驚癇、小便不利。

用法用量：9 ～ 15克，或入丸散。

切面棕黃色

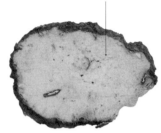

經典妙方

1. **心神不定，恍惚不樂：**茯神（去皮）二兩，沉香半兩，並為細末，煉蜜丸，如小豆大，每服三十丸，食後人參湯下。（《百一選方》朱雀丸）

2. **心腹虛氣鬱鬱膨悶不食：**用茯神去皮為末，煉蜜丸如桐子大，每服七丸，溫酒送下，日三服。（《衛生易簡方》）

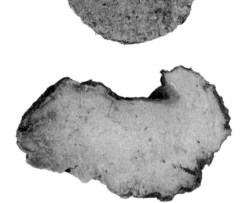

實用藥方

1. **痰熱癲狂：**茯神、白礬各10克，珍珠、乙金各8克，棗仁6克，殭蠶7只，川貝母、菖蒲、遠志各4.5克，琥珀3克，猴棗、龍涎、金礞石各2克，共研末，調竹瀝2杯、蜜適量為丸，每次3克，每日3次，開水送服。

2. **夢遺：**芡實、炒淮山各30克，蓮子15克，黨參10克，茯神、炒棗仁各9克，水煎服，藥渣加入少量白糖攪勻，連渣服完，每日1劑。

龍齒

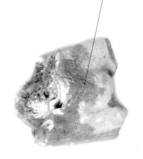

無臭，無味

性味：甘、澀，涼。

功效主治：鎮驚安神，清熱除煩。用於驚癇、癲狂，心悸怔忡、失眠多夢、身熱心煩。

用法用量：10 ～ 15克，打碎先煎，或入丸散。外用適量，研末撒或調敷。

表面為青灰色或暗棕色者，習稱「青龍齒」

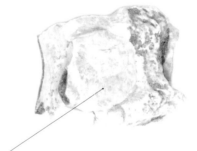

經典妙方

1. **小兒驚熱如火**：龍齒為末，調服。（《小兒衛生總微論方》龍齒散）

2. **因驚成癇，狂言妄語**：龍齒（研）、鐵粉（研）、凝水石（研）各一兩，茯神（去木）一兩半，上四味搗研羅為末，煉蜜丸如梧子大，每服二十丸，溫米飲下。（《聖濟總錄》龍齒丸）

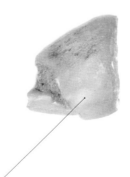

表面為白色或黃白色者，習稱「白龍齒」

具棕黃色條紋及斑點，有的表面呈有光澤的琺瑯質（年限淺）

石決明

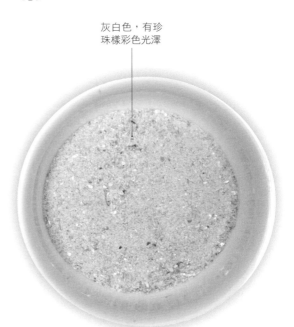

氣微，味微鹹

灰白色，有珍珠樣彩色光澤

藥材挑選：以個大整齊、無破碎、殼厚、內面光彩鮮豔者為佳。

別名：真珠母、千里光、鮑魚皮。

性味：鹹，寒。

功效主治：平肝潛陽，清肝明目。用於頭痛眩暈、目赤翳障、視物昏花、青盲雀目。

用法用量：6～20克，先煎。

經典妙方

1. **怕日羞明**：千里光、海金砂、甘草、菊花各等份，上細切，每服八錢，水一盅半，煎至一盅，去渣，食後溫服。(《眼科龍木論》千里光湯)
2. **小腸五淋**：石決明去粗皮，搗研細，如有軟硬物淋，即添朽木細末，熱水調下二錢匕。(《勝金方》)

實用藥方

1. **高血壓**：石決明30克，鉤藤、牛膝、白芍各12克，茯苓、蒺藜、杭菊各9克，水煎服。

2. **目生白翳**：石決明18克，玄明粉6克，大黃4.5克，菊花、蟬蛻、白蒺藜各9克，水煎服。

3. **急性結膜炎**：煅石決明50克，大黃25克，沒藥15克，共研細末，每次5克，日服2次。

4. **肝陽上亢，頭目眩暈**：石決明16克，生地黃12克，生白芍、女貞子各9克，菊花6克，水煎服。

5. **小兒疳積，消化不良**：石決明25克，烏賊骨40克，蒼术10克，朱砂5克，共研細末，每服2～5克，日2次。

珍珠母

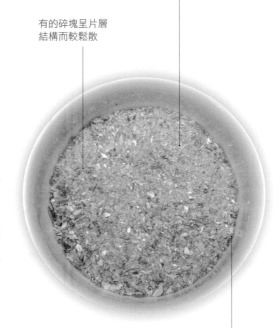

氣微腥，味淡

灰白色，表面多不平整，呈明顯的顆粒性

有的碎塊呈片層結構而較鬆散

易斷裂，邊緣呈不規則鋸齒狀

禁忌：胃寒者慎服。

藥材挑選：以塊大、色白、有「珠光」者為佳。

別名：珠牡、珠母、明珠母。

性味：鹹，寒。

功效主治：平肝潛陽，安神定驚，明目退翳。用於頭痛眩暈、驚悸失眠、目赤翳障、視物昏花。

用法用量：10 ～ 25克，先煎。

經典妙方

1. **肝陽上升，頭暈頭痛，眼花耳鳴，面頰燥熱**：珍珠母五錢至一兩，製女貞、旱蓮草各三錢，水煎服。（《常用中草藥圖譜》）

2. **內眼疾患（晶體混濁，視神經萎縮）**：珍珠母二兩，蒼朮八錢，人參一錢，水煎，日服二次。（《吉林中草藥》）

實用藥方

1. **驚悸、狂躁、癲癇**：鬱金、半夏、白礬各9克，珍珠母、石決明各15克，水煎，另取琥珀3克，朱砂1克，研末，以前藥汁沖服。

2. **單純性甲狀腺腫**：夏枯草、全當歸、珍珠母、生牡蠣各30克，昆布、丹參各15克，共研末，製蜜丸，每丸9克，每日2次，每次1丸。

牡蠣

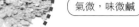

氣微，味微鹹

禁忌：《本草經疏》：「凡病虛而多熱者
宜用，虛而有寒者忌之，腎虛無火，精寒自
出者非宜。」

藥材挑選：以質堅、內面光潔、色白者為佳。

別名：蠣蛤、牡蛤、蠣房。

性味：鹹，微寒。

功效主治：重鎮安神，潛陽補陰，軟堅散結。
用於驚悸失眠、眩暈耳鳴、瘰癧痰核、癥瘕痞
塊。

用法用量：9～30克，先煎。

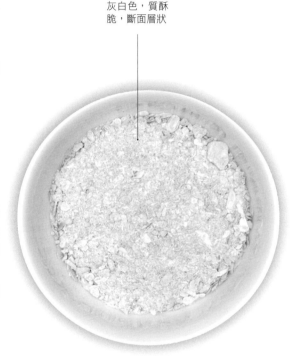

灰白色，質酥
脆，斷面層狀

經典妙方

1. **一切渴**：大牡蠣不計多少，黃泥裏
   煅通赤，放冷為末，用活鯽魚煎湯
   調下一錢匕，小兒服半錢匕。（《經
   驗方》）
2. **盜汗及陰汗**：牡蠣研細粉，有汗處
   撲之。（《經驗方》）

實用藥方

1. **胃及十二指腸潰瘍**：牡蠣5份，白及4份，研細混勻，過篩裝瓶，避光保存，
   飯後溫水送服，每日3次，每次3～6克。服藥期間忌辣椒、菸、酒。
2. **遺精、滑精、早洩**：煅牡蠣50克，蓮鬚10克，芡實20克，水煎服，日服2
   次。
3. **暈眩**：生牡蠣、生龍骨各30克，菊花15克，枸杞子、何首烏各20克，水煎
   服，日服2次。
4. **自汗、盜汗**：煅牡蠣、黃芪、浮小麥各16克，生白芍9克，水煎服。
5. **瘰癧**：生牡蠣16克，玄參、夏枯草各9克，水煎服。

赭石

禁忌：虛寒證者及孕婦慎服。

藥材挑選：以色棕紅、斷面層紋明顯、有「釘頭」、無雜石者為佳。

別名：代赭石、土朱、紅石。

性味：苦，寒。

功效主治：平肝潛陽，重鎮降逆，涼血止血。用於眩暈耳鳴、嘔吐、噯氣、呃逆、喘息、吐血、衄血、崩漏下血。

用法用量：9～30克，先煎。

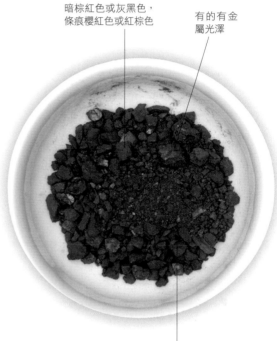

暗棕紅色或灰黑色，條痕櫻紅色或紅棕色

有的有金屬光澤

砸碎後，斷面顯層疊狀

經典妙方

1. **赤眼腫閉**：土朱二分，石膏一分，為末，新汲水調，敷眼頭尾及太陽穴。（《仁齋直指方》）
2. **哮呷有聲，臥睡不得**：土珠（朱）不拘多少，為極細末，米醋調，時時進一二服。（《普濟方》）

實用藥方

1. **嘔吐、噯氣**：赭石16克，旋覆花、半夏各9克，竹茹12克，生薑6克，水煎服。
2. **吐血、便血**：赭石、生地黃各16克，白茅根30克，小薊12克，水煎服。
3. **內耳眩暈（梅尼爾氏症）**：生赭石45克，法半夏、車前草、夏枯草各18克，每日1劑，水煎2次，混勻分服。
4. **妊娠胎墮，下血不止**：地黃汁和赭石末，服2克。
5. **諸丹熱毒**：赭石、青黛各6克，滑石、荊芥各3克，為末，每服4.5克，蜜水調下外敷。

蒺藜 ▲有小毒

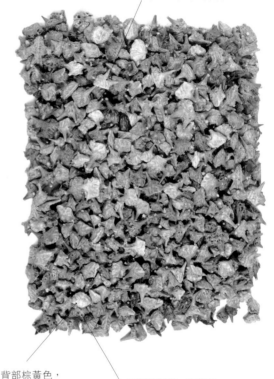

氣微香，味苦、辛

禁忌：血虛氣弱者及孕婦慎用。

藥材挑選：以果粒均勻、堅實飽滿、色灰白者為佳。

別名：硬蒺藜、蒺骨子、刺蒺藜。

性味：辛、苦，微溫；有小毒。

功效主治：平肝解鬱，活血祛風，明目，止癢。用於頭痛眩暈、胸脇脹痛、乳閉乳癰、目赤翳障、風疹搔癢。

用法用量：6～10克。

多為單一的分果瓣，分果瓣呈斧狀

經典妙方

1. **胸痹，膈中脹悶不通或作痛**：刺蒺藜（帶刺炒）一斤，磨為細末，每早、午、晚各服四錢，白湯調服。（《方龍潭家秘》）

2. **一切腳氣**：刺蒺藜（帶刺炒）八兩，木瓜（炒）五兩，共為末，每早服五錢，白湯調服。（《方龍潭家祕》）

背部棕黃色，隆起，有縱棱

兩側面粗糙，有網紋

實用藥方

1. **高血壓、神經性頭痛**：蒺藜、牛膝、赭石各9克，天麻、鉤藤各10克，水煎服。

2. **肝鬱脇痛、閉經、痛經**：蒺藜、香附各9克，當歸、川芎8克，川楝子、延胡索各12克，水煎服。

3. **瘢痕疼痛**：蒺藜、山梔子各等份，研末，醋調塗。

4. **溼疹**：白鮮皮10克，徐長卿、白蒺藜各9克，蒼耳15克，水煎服。

5. **眼睛畏光、肝膽虛損、瞳仁不清**：密蒙花、羌活、菊花、蔓荊子、青葙子、木賊、石決明、蒺藜、枸杞子各等份，共研為細粉，每服9克，飯後服。

羅布麻葉

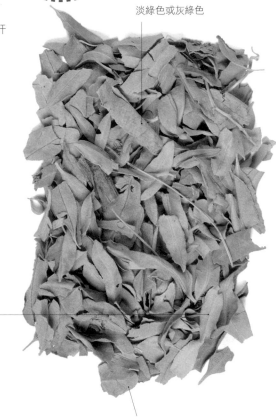

藥材挑選：以完整、色綠者為佳。
別名：茶葉花、澤漆麻、野茶葉。
性味：甘、苦，涼。
功效主治：平肝安神，清熱利水。用於肝陽眩暈、心悸失眠、浮腫尿少。
用法用量：6～12克。

淡綠色或灰綠色

多皺縮捲曲，有的破碎，完整葉片展平後呈橢圓狀披針形或卵圓狀披針形

基部鈍圓或楔形，邊緣具細齒，常反捲，兩面無毛

實用藥方

1. **高血壓**：羅布麻葉3～6克，開水沖泡代茶飲。

2. **肝火上攻之眩暈、面紅耳赤**：羅布麻葉3～10克，水煎服，或配鉤藤、夏枯草、野菊花等，水煎服。

3. **水腫、小便不利**：羅布麻葉3～10克，水煎服，或配車前子、木通、茯苓等，水煎服。

4. **肝炎腹脹**：羅布麻葉、延胡索各6克，甜瓜蒂5克，公丁香3克，木香9克，共研細末，每次1.5克，每日2次，開水送服。

鉤藤

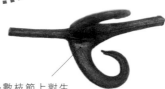

氣微，味淡

禁忌：脾胃虛寒者慎服。
藥材挑選：以雙鉤、莖細、鉤結實、光滑、質嫩、色紫為佳。
別名：釣藤、吊藤、鉤藤鉤子。
性味：甘，涼。
功效主治：息風定驚，清熱平肝。用於肝風內動、驚癇抽搐、高熱驚厥、感冒夾驚、小兒驚啼、妊娠子癇、頭痛眩暈。
用法用量：3 ～ 12克，後下。

多數枝節上對生兩個向下彎曲的鉤（不育花序梗）

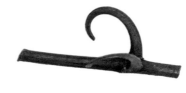

經典妙方

1. **胎動不安，孕婦血虛風熱，發為子癇**：鉤藤、人參、當歸、茯神、桑寄生各一錢，桔梗一錢五分，水煎服。（《胎產心法》鉤藤湯）
2. **小兒盤腸內釣，啼哭而手足上撒，或彎身如蝦**：鉤藤、枳殼、延胡各五分，甘草三分，水半盞，煎二分服。（《幼科指掌》鉤藤湯）

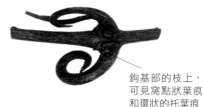

鉤基部的枝上，可見窩點狀葉痕和環狀的托葉痕

或僅一側有鉤，另一側為突起的疤痕

實用藥方

1. **高血壓**：鉤藤、豨薟草、夏枯草、車前草各15克，水煎服。
2. **失眠**：鉤藤、蜜大棗仁、茯神各15克，五味子10克，遠志9克，水煎服。
3. **小兒受驚**：鉤藤、薄荷、蟬蛻各5克，連翹6克，菊花、旋覆花各3克，水煎服。
4. **小兒驚風**：製南星、水牛角末各3克，鉤藤9克，全蠍1.6克，朱砂0.9克，水煎服。
5. **痙攣抽搐**：蜈蚣1條，鉤藤、殭蠶各9克，全蠍3克，地龍6克，水煎服。

天麻

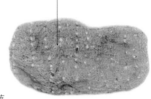

氣微，味甘

禁忌：氣血虛甚者慎服。

藥材挑選：質地堅實沉重、有鸚哥嘴、斷面明亮、無空心者為佳。

別名：鬼督郵、明天麻、水洋芋。

性味：甘，平。

功效主治：息風止痙，平抑肝陽，祛風通絡。用於小兒驚風、癲癇抽搐、破傷風、頭痛眩暈、手足不遂、肢體麻木、風溼痹痛。

用法用量：3～10克。

表面有略突起的芽，呈斷續排列的環狀小點，習稱「芝麻點」

塊莖頂端有紅棕色至深棕色乾枯芽苞，習稱「鸚哥嘴（紅小瓣）」

另一端有自母麻脫落後的圓臍形疤痕，習稱「肚臍眼」

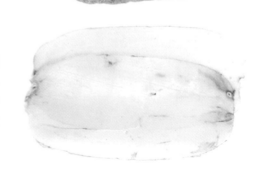

經典妙方

1. **腰腳疼痛：**天麻、細辛、半夏各二兩，上用絹袋二個，各盛藥三兩，煮熟，交互熨痛處，汗出則瘥。（《世傳神效名方》）

2. **婦人風痹，手足不遂：**大麻（切）、牛膝、附子、杜仲各二兩，上藥細銼，以生絹袋盛，用好酒一斗五升，浸經七日，每服溫飲下一小盞。（《十便良方》天麻酒）

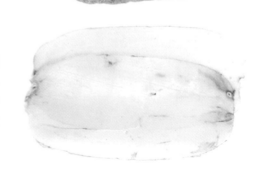

實用藥方

1. **高血壓：**製天麻10克，豨薟草、夏枯草各15克，水煎服。

2. **頭痛：**天麻10克，川芎9克，白芷6克，六棱菊15克，水煎服。

3. **四肢麻木：**天麻、川牛膝各10克，桑寄生15克，秦艽9克，水煎服。

4. **風溼關節痛、半身不遂：**金錢白花蛇25克，當歸、羌活、防風、天麻、秦艽、五加皮各16克，用白酒1.5千克，加熱後浸泡7日，每服10～15毫升，每日2次。

5. **小兒驚風：**殭蠶、天麻、陳膽星各3克，菖蒲、陳皮各2.5克，桑葉、菊花各7克，水煎，分2次服。

地龍

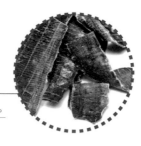

氣腥，味微鹹

禁忌：脾胃虛寒者不宜服，孕婦禁服。
藥材挑選：以條大、肉厚者為佳。
別名： 蚯蚓、蛐蟺、曲蟲。
性味： 鹹，寒。
功效主治： 清熱定驚，通絡，平喘，利尿。用於高熱神昏、驚癇抽搐、關節痺痛、肢體麻木、半身不遂、肺熱喘咳、水腫尿少。
用法用量： 5～10克。

呈長條狀薄片，邊緣略捲，全體具環節

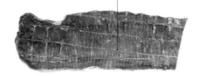

第十五章　平肝息風藥　息風止痙藥

經典妙方

1. **偏正頭痛：** 地龍（晒乾）、人中白（煆）各等份，為細末，羊膽汁為丸，芥子大，每用一丸，新汲水一滴化開，滴鼻內（《張氏醫通》一滴金）

2. **小兒急慢驚風：** 白頸蚯蚓不拘多少，去泥焙乾，為末，加朱砂等份，糊為丸，金箔為衣，如綠豆大，每服一丸，白湯下。（《攝生眾妙方》）

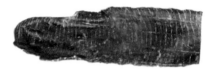

背部棕褐色至紫灰色

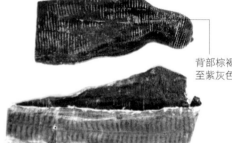

第14～16環節顏色黃白，較光亮，為生殖帶，習稱「白頸」

實用藥方

1. **中風半身不遂：** 地龍、紅花各9克，全蠍6克，赤芍、牛膝各12克，水煎服。

2. **支氣管哮喘：** 地龍研細末，裝入膠囊，每次服3克，日服3次，溫水送服。

3. **丹毒：** 活地龍（洗淨）5份，白砂糖1份，加適量涼開水同拌，使蚯蚓自溶成糊狀，或按比例搗爛成糖泥，塗擦或外敷患處，每日2～3次。

4. **類風溼關節炎：** 地龍、白花蛇各30克，研末，分成4包，每日服1包，重症服2包。方中如酌加土鱉蟲、蜈蚣、殭蠶療效更好。

5. **乳癰初起：** 鮮地龍10條，洗淨，放碗內，用白砂糖撒上，待3～4小時後，取濾液塗患處，每日塗3次。

全蝎 ▲有毒

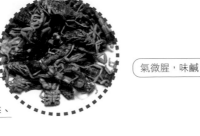

氣微腥，味鹹

禁忌：血虛生風者忌服。

藥材挑選：以體大、肥壯、尾全、不破碎、腹中少雜物者為佳。

別名：蠆尾蟲、杜伯、主簿蟲。

性味：辛，平；有毒。

功效主治：息風鎮痙，通絡止痛，攻毒散結。用於肝風內動、痙攣抽搐、小兒驚風、中風口喎、半身不遂、破傷風、風溼頑痹、偏正頭痛、瘡瘍、瘰癧。

用法用量：3～6克。

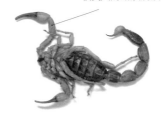

有1對短小的螯肢和1對較長大的鉗狀觸肢

經典妙方

1. **小兒驚風**：蠍一個，不去頭尾，薄荷四葉裹合，火上炙令薄荷焦，同研為末，作四服，湯下。（《經驗方》）

2. **耳暴聾閉**：全蠍去毒，為末，酒服一錢，以耳中聞水聲即效。（《志雅堂雜抄》）

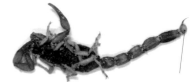

末節有銳鉤狀毒刺

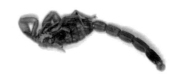

實用藥方

1. **癲癇**：全蠍、鬱金、明礬各等份，研粉，混勻，每日3次，每次服1.5克。

2. **痹痛**：全蠍研粉，每晨吞服1.2克。

3. **顏面神經麻痹**：全蠍、殭蠶、白附子各等份，共為細末，每服2克，日服2次。

4. **腋下淋巴結核**：全蠍7只，蟬蛻14個，煎湯服。

5. **血栓閉塞性脈管炎、淋巴結核、骨關節結核**：全蠍、地龍、土鱉蟲、蜈蚣各等份，研為細末，每次服2.5克，每日3次。

蜈蚣 <small>▲有毒</small>

氣微腥，有特殊刺鼻的臭氣，味辛、微鹹

禁忌：孕婦忌服。

藥材挑選：以身乾、條長、完整、黑背、腹黃而癟者為佳。

別名：蒴蛆、天龍、百腳。

性味：辛，溫；有毒。

功效主治：息風鎮痙，通絡止痛，攻毒散結。用於肝風內動、痙攣抽搐、小兒驚風、中風口喎、半身不遂、破傷風、風溼頑痺、偏正頭痛、瘡瘍、瘰癧、蛇蟲咬傷。

用法用量：3～5克。

由頭部和軀幹部組成，全體共22個環節

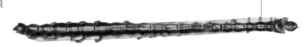

自第2節起，每節兩側有步足1對

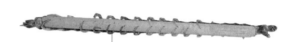

經典妙方

1. **便毒初起**：蜈蚣一條，瓦焙存性，為末，酒調服，取汗即散。（《濟生秘覽》）

2. **聤耳出膿**：蜈蚣末吹之。（《鮑氏小兒方》）

步足黃色或紅褐色，呈彎鉤形

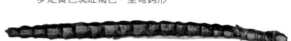

實用藥方

1. **百日咳**：蜈蚣、甘草各等份，焙乾研末口服，每日3次，1～2歲每次1.5克，3～4歲2克，連服5～7日為1個療程。

2. **頷下淋巴結炎**：蜈蚣2條，水煎分3次服，每日1劑。

3. **中風口眼喎斜**：蜈蚣1條，焙乾研末，豬膽汁調敷患處。

4. **痙攣抽搐**：蜈蚣1條，鉤藤、殭蠶各9克，全蠍3克，地龍6克，水煎服。

5. **無名腫毒，瘡癤初起**：鮮蜈蚣，浸茶油，15日後可用，塗患處，每日1～2次。

殭蠶

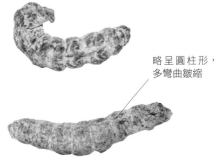

氣微腥，味微鹹

禁忌：血虛驚風慎服。

藥材挑選：以條粗、質硬、色白、斷面顯光亮者為佳。

別名：白殭蠶、殭蟲、天蟲。

性味：鹹、辛、平。

功效主治：息風止痙，祛風止痛，化痰散結。用於肝風夾痰、驚癇抽搐、小兒急驚、破傷風、中風口喎、風熱頭痛、目赤咽痛、風疹搔癢、發頤疔腮。

用法用量：5～10克。

略呈圓柱形，多彎曲皺縮

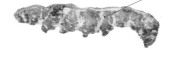

表面被有白色粉霜狀的氣生菌絲和分生孢子

經典妙方

1. **瘰癧：** 白殭蠶，研末，水服五分匕，日三服。（《千金方》）

2. **風壅牙痛：** 殭蠶、藁本、白芷各等份，上為細末，每用少許揩牙痛處，用鹽水灌漱。（《普濟方》殭蠶散）

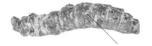

體節明顯，尾部略呈二分歧狀

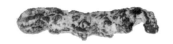

實用藥方

1. **小兒驚風：** 殭蠶、天麻、陳膽星各3克，菖蒲、陳皮各2.5克，桑葉、菊花各7克，水煎，分2次服。

2. **風熱頭痛、迎風流淚：** 殭蠶、木賊、荊芥各7克，桑葉10克，生甘草3克，水煎服。

3. **顏面神經麻痹：** 殭蠶、全蠍、白附子、天南星各15克，共研細末，每服5克，日服3次。

4. **蕁麻疹、皮膚搔癢：** 殭蠶、苦參、地膚子各10克，刺蒺藜15克，麻黃5克，水煎服，日服2次。

5. **急性乳腺炎：** 生殭蠶25克，研成細末，以陳醋調勻，塗抹於炎症部位及其周圍，日數次，保持溼潤，另以金銀花、蒲公英各30克，水煎代茶飲。

冰片

氣清香，味辛、涼

禁忌：氣血虛者忌服，孕婦慎服。

別名：梅片、片腦、結片。

性味：辛、苦，微寒。

功效主治：開竅醒神，清熱止痛。用於熱病神昏、驚厥、中風痰厥、氣鬱暴厥、中惡昏迷、胸痹心痛、目赤、口瘡、咽喉腫痛、耳道流膿。

用法用量：0.15 ～ 0.3克，入丸散用。外用研粉點敷患處。

無色透明或白色半透明的片狀鬆脆結晶

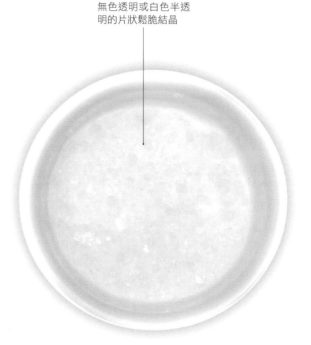

經典妙方

1.**頭腦疼痛**：片腦一錢，紙卷作拈，燒煙薰鼻，吐出痰涎即癒。（《壽域神方》）

2.**內外痔瘡**：片腦一二分，蔥汁化搽之。（《簡便單方》）

實用藥方

1.**齲齒疼痛**：蓽茇10克，冰片6克，研細末，用少許消毒棉花蘸藥末，塞於齲齒上。

2.**中耳炎**：鮮土牛膝根適量，搗爛絞汁，酌加冰片調勻，再將患耳洗淨，滴入藥液，每次2 ～ 3滴，每日2 ～ 3次，另取鮮土牛膝根30克，水煎服。

3.**痔瘡**：鮮苧麻嫩葉適量，冰片、食鹽少許，搗爛敷患處。

4.**口舌生瘡**：柿霜30克，枯礬1.5克，冰片1克，共研細末，撒患處，每日數次。

石菖蒲

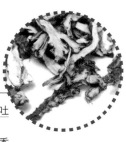

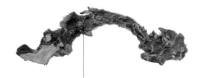
氣芳香，味苦、微辛

禁忌：陰虛陽亢、煩躁汗多、咳嗽、吐血、精滑者慎服。

藥材挑選：以挑選條粗、斷面色類白、香氣濃者為佳。

別名：昌本、菖蒲、昌陽。

性味：辛、苦，溫。

功效主治：開竅豁痰，醒神益智，化溼開胃。用於神昏癲癇、健忘失眠、耳鳴耳聾、脘痞不饑、噤口下痢。

用法用量：3～10克。

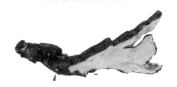
外表皮棕褐色或灰棕色

經典妙方

1. **喉痹腫痛**：菖蒲根搗汁，燒鐵秤錘淬酒一杯飲之。（《聖濟總錄》）

2. **癰腫發背**：生菖蒲搗貼，若瘡乾，搗末，以水調塗之。（《經驗方》）

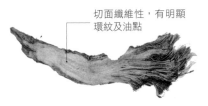
切面纖維性，有明顯環紋及油點

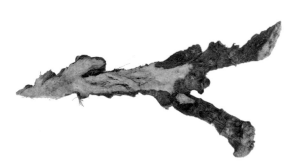

實用藥方

1. **食積腹脹、腹痛**：石菖蒲1克，磨冷開水，酌加食鹽調服。

2. **中暑腹痛、瀉痢**：鹽製石菖蒲10克，鹽製山蒼子6克，搗爛，冷開水送服。

3. **支氣管炎、哮喘**：石菖蒲30克，燉兔肉服。

4. **產後惡露不絕**：石菖蒲30克，用黃酒2杯煎取1杯，分2次服。

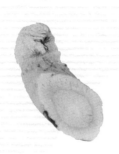
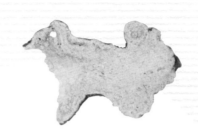
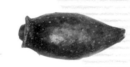

巻6

補虛・收澀・湧吐
攻毒殺蟲止癢

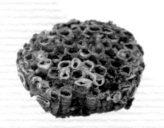
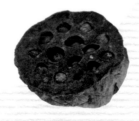

人參

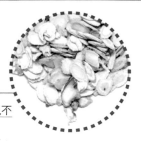

香氣特異，味微苦、甘

禁忌：實證、熱證、溼熱內盛證及正氣不虛者禁服。

藥材挑選：以條粗、質硬、完整者為佳。

別名：棒棰、人銜、神草。

性味：甘、微苦，微溫。

功效主治：大補元氣，複脈固脫，補脾益肺，生津養血，安神益智。用於體虛欲脫、肢冷脈微、脾虛食少、肺虛喘咳、津傷口渴、內熱消渴、氣血虧虛、久病虛羸、驚悸失眠、陽痿宮冷。

用法用量：3～9克，另煎兌服；或研粉吞服，每次2克，每日2次。

外表皮灰黃色

切面顯粉性，形成層環紋棕黃色

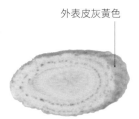
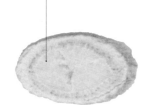

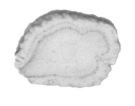
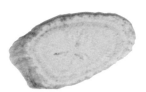

經典妙方

1. **霍亂心煩躁：**桂心（末）二分，人參（去蘆頭）半兩，上以水一大盞，煎至七分，去滓，分溫二服。（《太平聖惠方》）

2. **下痢噤口：**人參、蓮肉各三錢，以井華水二盞，煎一盞，細細呷之，或加薑汁炒黃連三錢。（《經驗良方》）

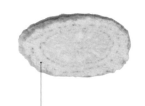
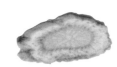

皮部有黃棕色的點狀樹脂道及放射性裂隙

實用藥方

1. **痤瘡：**枇杷葉、桑白皮、黃柏各9克，黃連、甘草、人參各6克，水煎服。

2. **胃下垂：**人參6克，炙黃芪20克，白术、茯苓、山藥各15克，升麻、當歸、百合、烏藥各9克，陳皮、木香、砂仁各5克，炙甘草3克，每日1劑，水煎2次，混勻，分次飯前服。

3. **虛喘久咳：**核桃仁、生薑、白果仁各9克，搗爛，人參、蛤蚧各10克，研末，共調勻，每次服5克，早晚各1次。

西洋參

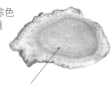

氣微而特異，味微苦、甘

禁忌：中陽衰微、寒溼中阻及溼熱鬱火者慎服。

藥材挑選：以條勻、質硬、表面橫紋緊密、氣清香、味濃者為佳。

別名：西洋人參、洋參、花旗參。

性味：甘、微苦，涼。

功效主治：補氣養陰，清熱生津。用於氣虛陰虧、虛熱煩倦、咳喘痰血、內熱消渴、口燥咽乾。

用法用量：3～6克，另煎兌服。

皮部有黃棕色
點狀樹脂道

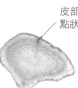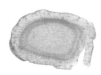

切面淡黃白
至黃白色

經典妙方

1. **腸紅**：西洋參蒸桂圓服之。（《類聚要方》）
2. **夏傷暑熱，舌燥喉乾**：洋參一錢，麥冬三錢，北五味九粒，當茶飲。（《喉科金鑰》生脈散）

外表皮淺黃褐色

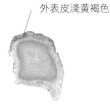

實用藥方

1. **病後疲勞**：西洋參15克，麥冬10克，五味子9克，水煎服。

2. **糖尿病，渾身無力**：西洋參、枸杞子、山茱萸各15克，生黃芪30克，水煎服。

3. **頑固性盜汗**：穭豆衣30克，西洋參3克，分別煎煮，合兌服，每日1劑。

4. **健忘**：核桃仁15克，西洋參10克，遠志9克，水煎服。

黨參

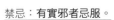

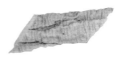
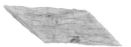

木部淡黃色至黃色

切面皮部淡棕黃色至黃棕色

有特殊香氣，味微甜

禁忌：有實邪者忌服。

藥材挑選：以條粗長、質柔潤、氣味濃、「化渣」者為佳。

別名：上黨人參、黃參、獅頭參。

性味：甘，平。

功效主治：健脾益肺，養血生津。用於脾肺氣虛、食少倦怠、咳嗽虛喘、氣血不足、面色萎黃、心悸氣短、津傷口渴、內熱消渴。

用法用量：9 ～ 30 克。

外表皮灰黃色、黃棕色至灰棕色

實用藥方

1. **貧血**：黨參 30 克，當歸 9 克，雞血藤 24 克，水煎服。

2. **胃腸功能紊亂、腹瀉**：黨參 24 克，白术、山雞椒果實各 9 克，豆蔻 6 克，水煎服。

太子參

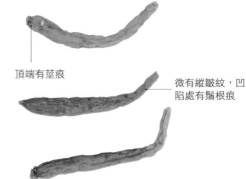

表面灰黃色至黃棕色，較光滑

氣微，味微甘

禁忌：表實邪盛者不宜用。

藥材挑選：以條粗、色黃白、無鬚根者為佳。

別名：孩兒參、童參、米參。

性味：甘、微苦，平。

功效主治：益氣健脾，生津潤肺。用於脾虛體倦、食慾不振、病後虛弱、氣陰不足、自汗口渴、肺燥乾咳。

用法用量：9 ～ 30 克。

頂端有莖痕

微有縱皺紋，凹陷處有鬚根痕

實用藥方

1. **糖尿病**：太子參 30 克，山藥、天花粉、枸杞子各 15 克，水煎服。

2. **脾虛腹瀉**：太子參 30 克，白术 10 克，桂枝 6 克，大棗 5 枚，生薑 3 片，水煎服。

黃芪

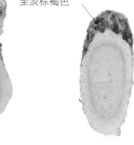

氣微，味微甜，嚼之有豆腥味

禁忌：表實邪盛、食積停滯、肝鬱氣滯、癰疽初起或潰後熱毒尚盛等實證者，以及陰虛陽亢者均慎服。

藥材挑選：以條粗長、斷面色黃白、味甜、有粉性者為佳。

別名：綿黃芪、黃耆、戴椹。

性味：甘，微溫。

功效主治：補氣升陽，固表止汗，利水消腫，生津養血，行滯通痹，托毒排膿，斂瘡生肌。用於氣虛乏力，食少便溏，中氣下陷，久瀉脫肛，便血崩漏，表虛自汗，氣虛水腫，內熱消渴，血虛萎黃，半身不遂，痹痛麻木，癰疽難潰，久潰不斂。

用法用量：9～30克。

外表皮黃白色至淡棕褐色

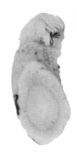

切面皮部白色，中心木部黃色，恰似金玉相映之感，習稱「金盞銀盤」

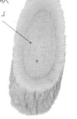

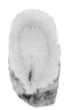

經典妙方

1. **白濁**：黃芪（鹽炒）半兩，茯苓一兩，上為末，每服一二錢，空心白湯送下。（《經驗良方》黃芪散）

2. **腸風泄血**：黃芪、黃連各等份，為末，麵糊丸如綠豆大，每服三十丸，米飲下（《傳家秘寶》）

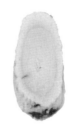

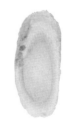

實用藥方

1. **自汗**：生黃芪30克，蕎麥24克，白朮10克，防風5克，水煎服。

2. **貧血**：生黃芪、羊肉各30克，當歸6克，同燉服。

3. **夜尿多**：生黃芪30克，枸杞子、菟絲子各15克，水煎服。

4. **虛寒性腰痛**：羊角藤50克，黃芪15克，當歸10克，大棗5枚，燉雞服。

5. **產後多汗**：白朮6克，黃芪、當歸、酸棗仁各9克，牡蠣12克，水煎服。

炙黃芪

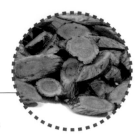

具蜜香氣，味甜，略帶
黏性，嚼之微有豆腥味

性味：甘，溫。

功效主治：益氣補中。用於氣虛乏力、
食少便溏。

用法用量：9～30克。

外表皮淡棕黃
色或淡棕褐色

切面有放射狀
紋理和裂隙

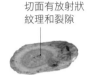

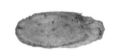
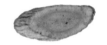

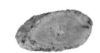

經典妙方

1. **表虛自汗**：防風一兩，黃芪（蜜
   炙）、白术各二兩，上㕮咀，每服
   三錢，水一鐘半，加大棗一枚，煎
   至七分，去滓，食後熱服。（《究原
   方》玉屏風散）

2. **氣虛陽弱，虛汗不止，肢體倦怠**：
   黃芪（去蘆，蜜炙）、附子（炮，
   去皮、臍）各等份，上㕮咀，每服
   四錢，水二盞，生薑一片，煎至八
   分，去滓，食前溫服，不拘時候。
   （《嚴氏濟生方》耆附湯）

實用藥方

1. **產後虛汗**：炙黃芪、蜜大棗仁各20克，牡蠣、浮小麥各30克，人參、大棗各
   6克，白术、茯苓各15克，柏子仁、五味子、麻黃根、當歸各9克，防風、
   甘草各3克，每日1劑，水煎2次，混勻，分次飯後服。

2. **胃下垂**：炙黃芪20克，白术、茯苓、山藥各15克，升麻、當歸、百合、烏藥
   各9克，人參6克，陳皮、木香、砂仁各5克，炙甘草3克，每日1劑，水煎2
   次，混勻，分次飯前服。

3. **貧血**：熟地黃、何首烏、黨參各20克，炙黃芪、白术、茯苓、白芍、蜜大棗
   仁各15克，當歸、柏子仁各9克，桂圓肉30克，炙甘草3克，每日1劑，煎2
   次，混勻，分次飯前服。

4. **不孕、不育**：製黃精、炙黃芪、黨參各24克，枸杞子、菟絲子各15克，水煎
   服。

第十七章 補虛藥 補氣藥

紅芪

氣微，味微甜，
嚼之有豆腥味

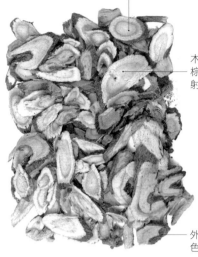

切面皮部黃白色，
形成層環淺棕色

木質部淡黃
棕色，呈放
射狀紋理

外表皮紅棕
色或黃棕色

藥材挑選：以粉質多、味甘者為佳。

別名：岩黃芪、黑芪、真盤子。

性味：甘，微溫。

功效主治：補氣升陽，固表止汗，利水消腫，生津養血，行滯通痺，托毒排膿，斂瘡生肌。用於氣虛乏力、食少便溏、中氣下陷、久瀉脫肛、便血崩漏、表虛自汗、氣虛水腫、內熱消渴、血虛萎黃、半身不遂、痺痛麻木、癰疽難潰、久潰不斂。

用法用量：9～30克。

白术

氣清香，味甘、微
辛，嚼之略帶黏性

切面黃
白色至
淡棕色

外表皮灰黃
色或灰棕色

微生棕黃色的
點狀油室，習
稱「朱砂點」

禁忌：陰虛燥渴、氣滯脹悶者忌服。

藥材挑選：以個大、堅實、斷面色黃白、香氣濃者為佳。

別名：山薊、术、天薊。

性味：苦、甘，溫。

功效主治：健脾益氣，燥溼利水，止汗，安胎。用於脾虛食少、腹脹泄瀉、痰飲眩悸、水腫、自汗、胎動不安。

用法用量：6～12克。

實用藥方

1. **脾虛泄瀉**：白术、茯苓各9克，黨參、木香、葛根、炙甘草各3克，水煎服。

2. **單純性消化不良**：白术、茯苓各9克，酸棗仁12克，山藥、扁豆各15克，雞內金3克，水煎服。

3. **產後多汗**：白术6克，黃芪、當歸、酸棗仁各9克，牡蠣12克，水煎服。

山藥

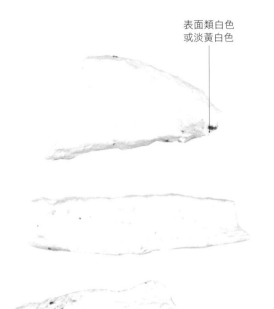

氣微，味淡、微酸

禁忌：有實邪者忌服。
藥材挑選：以身長、條粗、質堅實、粉性足、色潔白者為佳。
別名：薯蕷、山芋、諸署。
性味：甘、平。
功效主治：補脾養胃，生津益肺，補腎澀精。用於脾虛食少、久瀉不止、肺虛喘咳、腎虛遺精、帶下、尿頻、虛熱消渴。
用法用量：15～30克。

表面類白色
或淡黃白色

經典妙方

1. **腫毒**：山藥、蓖麻子、糯米為一處，水浸研為泥，敷腫處。（《普濟方》）
2. **項後結核，或赤腫硬痛**：生山藥一挺（去皮），蓖麻子二個，同研貼之。（《救急易方》）

切面類白
色，富粉性

實用藥方

1. **糖尿病**：山藥40克，積雪草20克，墨旱蓮、女貞子各15克，水煎服。
2. **脾虛腹瀉**：山藥、黨參各15克，茯苓10克，白朮9克，炙甘草6克，砂仁3克，水煎服。
3. **腎虛遺精**：山藥30克，枸杞子24克，白果10克，煮粥服。
4. **老人夜尿頻多、小兒腎虛遺尿**：補骨脂、覆盆子、山藥各15克，雞內金、桑螵蛸各10克，水煎服。

甘草

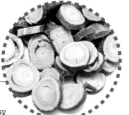

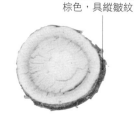
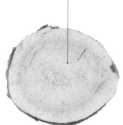

氣微,味甜而特殊

禁忌:實證中滿腹脹忌服。

藥材挑選:以外皮細緊、紅棕色、質堅實、體重、斷面黃白色、粉性足、味甜者為佳。

別名:美草、蕗草、國老。

性味:甘,平。

功效主治:補脾益氣,清熱解毒,祛痰止咳,緩急止痛,調和諸藥。用於脾胃虛弱、倦怠乏力、心悸氣短、咳嗽痰多、脘腹、四肢攣急疼痛、癰腫瘡毒、緩解藥物毒性、烈性。

用法用量:2～10克。

切面略顯纖維性,放射狀紋理及形成層環

外表皮紅棕色或灰棕色,具縱皺紋

經典妙方

1. **少陰病二三日,咽痛,與甘草湯不瘥:**桔梗一兩,甘草二兩,上二味以水三升,煮取一升,去渣,溫分再服。(《傷寒論》桔梗湯)

2. **陰下溼癢:**甘草一尺,並切,以水五升,煮取三升,漬洗之,日三五度。(《養生必用方》)

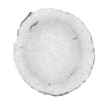
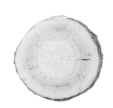

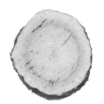
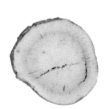

實用藥方

1. **乳糜尿:**甘草、薺菜各24克,車前草15克,水煎服。

2. **口腔潰瘍:**甘草、積雪草、馬蘭各15克,水煎服。

3. **食物中毒:**甘草、綠豆、金銀花各30克,紫花地丁24克,水煎服。

4. **胸中多痰、頭痛不欲食:**常山9克,甘草6克,加蜜適量,水煎服。

5. **食慾不振:**白朮、太子參、茯苓各10克,甘草5克,陳皮6克,山楂9克,水煎服。

炙甘草

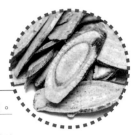

具焦香氣，味甜

禁忌：不宜與京大戟、芫花、甘遂同用。

性味：甘，平。

功效主治：補脾和胃，益氣複脈。用於脾胃虛弱、倦怠乏力、心動悸、脈結代[★]。

　[★]脈結代：心跳得快，有歇止，無規律（心律不整）。

用法用量：2～10克。

外表皮紅棕色或灰棕色，微有光澤

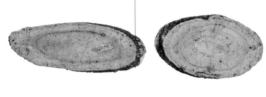

經典妙方

1. **腿腳攣急，或腹中疼痛**：白芍藥、炙甘草各四兩，水煎去渣，分兩次服。（《傷寒論》芍藥甘草湯）

2. **食便吐出，不得安注**：甘草（炙）二兩，大黃（別漬）三兩，黃芩二兩，上三味切，以水三升，煮三兩沸，去滓分服，以利為度。（《小品方》甘草飲）

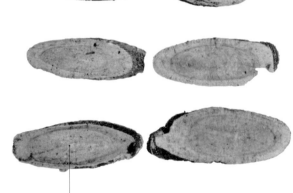

切面形成層環明顯，射線放射狀

實用藥方

1. **竇性心動過緩**：黨參30克，桂枝20克，炙甘草10克，水煎服。

2. **更年期症候群**：桂枝、製半夏、黃芪、生大黃各9克，龍骨、牡蠣各30克，炙甘草3克，水煎服，每日1劑，分2次服。

3. **百日咳**：側柏葉、百部、麥冬各9克，炙甘草3克，水煎服。

4. **虛寒腹瀉**：黨參15克，乾薑、白术、茯苓各9克，炙甘草、豆蔻各6克，水煎服。

5. **中氣不足**：紅參、枳殼各9克，白术10克，當歸、陳皮、北柴胡、炙甘草各6克，蜜黃芪30克，升麻5克，每日1劑，水煎服。

大棗

基部凹陷，
有短果梗

表面暗紅色，
略帶光澤，有
不規則皺紋

禁忌：溼盛、痰凝、食滯、蟲積及齒病者慎服或禁服。

藥材挑選：以挑選個大、色紅、肉質油潤者為佳。

別名：乾大棗、美大棗、良大棗。

性味：甘，溫。

功效主治：補中益氣，養血安神。用於脾虛食少、乏力便溏、婦人臟躁。

用法用量：6 ～ 15克。

實用藥方

1. **脾虛食少體倦**：大棗10枚，黨參、白术各10克，茯苓15克，黃芪12克，麥芽20克，水煎服。

2. **貧血**：大棗10枚，當歸、熟地黃各12克，黨參15克，水煎服。

刺五加

根和根莖有特異香氣，味微辛、稍苦、澀；莖氣微，味微辛

莖外表皮淺灰色或灰褐色，切面黃白色，纖維性

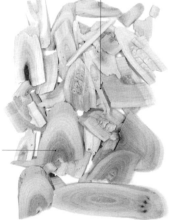

莖的皮部薄，木部寬廣，中心有髓

禁忌：陰虛火旺者慎服。

藥材挑選：以皮完整、斷面黃白色、香氣濃者為佳。

別名：刺拐棒、老虎鐐子、刺木棒。

性味：辛、微苦，溫。

功效主治：益氣健脾，補腎安神。用於脾肺氣虛、體虛乏力、食慾不振、肺腎兩虛、久咳虛喘、腎虛腰膝痠痛、心脾不足、失眠多夢。

用法用量：9 ～ 27克。

實用藥方

1. **風溼關節痛**：刺五加、桑寄生、生黃芪、川牛膝各15克，當歸9克，水煎服。

2. **失眠**：刺五加、蜜大棗仁、柏子仁各15克，琥珀9克，水煎服。

紅景天

氣芳香，味微苦澀、後甜

表面棕色或褐色，粗糙有褶皺

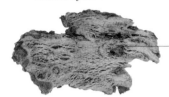

斷面粉紅色至紫紅色，有時具裂隙

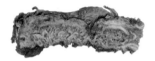

藥材挑選：以主根圓柱形、粗短，斷面質輕、疏鬆者為佳。

別名：掃羅瑪爾布。

性味：甘、苦，平。

功效主治：益氣活血，通脈平喘。用於氣虛血瘀，胸痹心痛，中風偏癱，倦怠氣喘。

用法用量：3～6克。

實用藥方

1. **肝炎**：紅景天5克，珍珠草30克，佩蘭、白茅根、黃精、雞內金各10克，赤芍20克，蟬蛻6克，水煎服。

2. **疲勞**：紅景天4～5克，泡茶或泡酒服。

土黨參

氣微，味淡而微甜

斷面較平坦，可見明顯的形成層

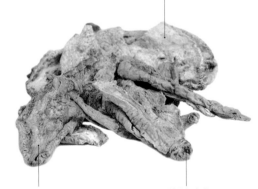

別名：奶參、土人參、小人參。

性味：甘、平。

功效主治：健脾益氣，補肺止咳，下乳。用於虛勞內傷、氣虛乏力、心悸、多汗、脾虛泄瀉、白帶異常、乳汁稀少、小兒疳積、遺尿、肺虛咳嗽。

用法用量：9～15克。外用適量，鮮品搗敷。

木質部黃色，木化程度較強

頂部有密集的點狀莖痕

實用藥方

1. **虛勞**：土黨參60克，糯米300克，水煎服。

2. **多汗、心悸**：土黨參15克，水煎服。

鹿茸

氣微腥，味微鹹

禁忌：陰虛陽亢者忌服。

藥材挑選：以粗壯、挺圓、頂端豐滿、毛細柔軟、色紅黃、皮色紅棕、有油潤光澤者為佳。

別名：斑龍珠。

性味：甘、鹹，溫。

功效主治：壯腎陽，益精血，強筋骨，調沖任，托瘡毒。用於腎陽不足、精血虧虛、陽痿滑精、宮冷不孕、羸瘦、神疲、畏寒、眩暈、耳鳴、耳聾、腰脊冷痛、筋骨痿軟、崩漏帶下、陰疽不斂。

用法用量：1 ～ 2 克，研末沖服。

經典妙方

1. **尿血**：鹿茸（炙）、當歸、乾地黃各二兩，葵子五合，蒲黃五合，上五味搗篩為散，酒服方寸匕，日三服。忌蕪荑。（《古今錄驗方》鹿茸散）

2. **崩中漏下，赤白不止**：鹿茸十八銖，桑耳二兩半，上二味以醋五升漬，炙燥漬盡為度，治下篩，服方寸匕，日三服。（《千金方》）

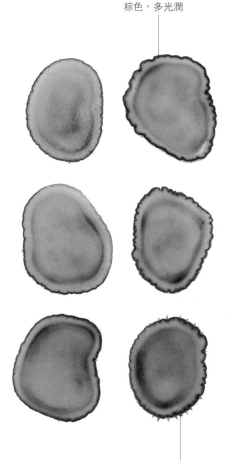

外表皮紅棕色或棕色，多光潤

表面密生紅黃色或棕黃色細茸毛

實用藥方

1. **崩漏、胎漏**：鹿茸15克，熟地黃、當歸各50克，白芍、阿膠各25克，共為細末，煉蜜為丸，每丸重15克，每服1丸，日服2次。

2. **體虛腰痛、小便頻數**：鹿茸、山藥各50克，白酒1升，浸泡半個月後服用，每日3次，每次10毫升。

3. **肺結核所致虛勞消瘦、四肢痿軟無力**：鹿茸、人參各10克，黃芪、熟地黃、肉蓯蓉各50克，牛膝、當歸各25克，共為細末，煉蜜為丸，每丸重15克，每服1丸，日2次。

淫羊藿

氣微，味微苦

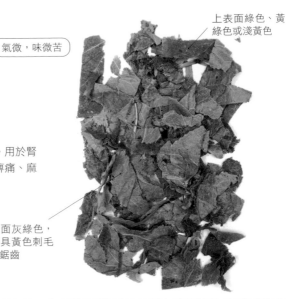

上表面綠色、黃綠色或淺黃色

下表面灰綠色，邊緣具黃色刺毛狀細鋸齒

禁忌：陰虛而相火易動者禁服。

別名：剛前、仙靈脾、棄杖草。

性味：辛、甘，溫。

功效主治：補腎陽，強筋骨，祛風溼。用於腎陽虛衰、陽痿遺精、筋骨痿軟、風溼痹痛、麻木拘攣。

用法用量：6 ～ 10克。

實用藥方

1. **更年期症候群：**仙茅6 ～ 15克，淫羊藿9 ～ 15克，當歸、巴戟天各9克，黃柏、知母各6 ～ 9克，水煎服。

2. **陽痿：**淫羊藿9克，土丁桂24克，鮮黃花遠志30克，鮮金櫻子60克，水煎服。

巴戟天

氣微，味甘而微澀

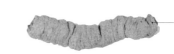
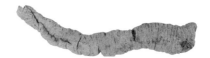

切面皮部厚，紫色或淡紫色，中空

表面灰黃色或暗灰色，具縱紋和橫裂紋

禁忌：陰虛火旺者忌服。

藥材挑選：以條肥壯、連珠狀、肉厚、色紫者為佳。

別名：巴戟、雞腸風、兔子腸。

性味：甘、辛，微溫。

功效主治：補腎陽，強筋骨，祛風溼。用於陽痿遺精、宮冷不孕、月經不調、少腹冷痛、風溼痹痛、筋骨痿軟。

用法用量：10 ～ 15克。

實用藥方

1. **早洩：**巴戟天、枸杞子、桑椹各15克，補骨脂9克，水煎服。

2. **腎虛腰痛：**巴戟天、炒杜仲、菟絲子、山茱萸各15克，水煎服。

仙茅 _{▲有毒}

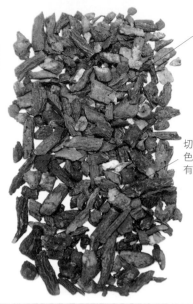

外表皮棕色至褐色，粗糙

氣微香，味微苦、辛

切面有多數棕色小點，中間有深色環紋

禁忌：陰虛火旺者忌服。
藥材挑選：以根條粗長、質堅脆、表面黑褐色者為佳。
別名：獨茅根、茅爪子、婆羅門參。
性味：辛，熱；有毒。
功效主治：補腎陽，強筋骨，祛寒溼。用於陽痿精冷，筋骨痿軟，腰膝冷痛，陽虛冷瀉。
用法用量：3～10克。

實用藥方

1. **腎氣虛，小便不禁**：仙茅、枸杞子、菟絲子、覆盆子各10克，水煎服。

2. **陽痿**：仙茅、枸杞子各15克，肉蓯蓉、淫羊藿、女貞子各10克，水煎服。

3. **更年期症候群**：桑寄生15克，仙茅、枸杞子、梅花各10克，五味子9克，水煎服。

杜仲

氣微，味稍苦

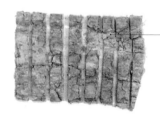

外表面淡棕色或灰褐色，有皺紋

禁忌：陰虛火旺者慎服。
藥材挑選：以皮厚、塊大、斷面絲多、內表面暗紫色者為佳。
別名：思仙、木綿、思仲。
性味：甘，溫。
功效主治：補肝腎，強筋骨，安胎。用於肝腎不足、腰膝痿痛、筋骨無力、頭暈目眩、妊娠漏血、胎動不安。
用法用量：6～10克。

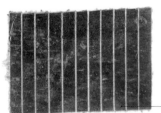

內表面暗紫色，光滑

實用藥方

1. **高血壓**：炒杜仲、豨薟草、生地黃、桑寄生各15克，黑豆30克，水煎服。

2. **先兆流產**：炒杜仲、枸杞子各15克，黨參24克，當歸6克，水煎，另取阿膠15克烊化，以藥液沖服。

續斷

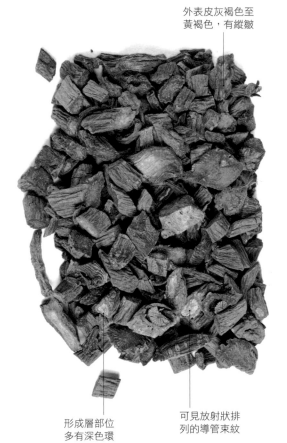

氣微，味苦、微甜而澀

禁忌：《得配本草》：「初痢勿用，怒氣鬱者禁用。」

藥材挑選：以挑選條粗、質軟、斷面黑綠色者為佳。

別名：龍豆、屬折、接骨草。

性味：苦、辛，微溫。

功效主治：補肝腎，強筋骨，續折傷，止崩漏。用於肝腎不足、腰膝痠軟、風溼痹痛、跌撲損傷、筋傷骨折、崩漏、胎漏。

用法用量：9～15克。

外表皮灰褐色至黃褐色，有縱皺

形成層部位多有深色環

可見放射狀排列的導管束紋

經典妙方

1. **乳汁不行**：川續斷五錢，當歸、川芎各一錢五分，麻黃、穿山甲（火煅）各二錢，天花粉三錢，水二大碗，煎八分，食後服。（《本草匯言》）

2. **產後血暈，心腹鞕，乍寒乍熱**：續斷三兩，粗搗篩，每服二錢匕，以水一盞，煎至七分，去滓，溫服。（《聖濟總錄》續斷湯）

實用藥方

1. **遺精早洩、腰膝痠軟**：續斷、杜仲各15克，山藥、芡實、菟絲子各12克，水煎服。

2. **風溼久痹、腰膝無力**：續斷、巴戟天、桑寄生、川牛膝各15克，浸酒服或水煎服。

3. **跌打損傷、骨折腫痛**：續斷、骨碎補、乳香、沒藥、石菖蒲各等份，搗碎或研末調敷患處。

4. **先兆流產或習慣性流產**：續斷、桑寄生、女貞子、苧麻根各15克，水煎服。

肉蓯蓉

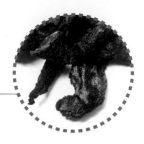

氣微，味甜、微苦

禁忌：**胃弱便溏、相火旺者忌服。**

別名：肉松蓉、金筍、大芸。

性味：甘、鹹，溫。

功效主治：補腎陽，益精血，潤腸通便。
用於腎陽不足、精血虧虛、陽痿不孕、腰
膝痠軟、筋骨無力、腸燥便祕。

用法用量：6～10克。

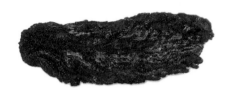

經典妙方

1. **腎虛白濁：**肉蓯蓉、鹿茸、山
   藥、白茯苓各等份，為末，米糊
   丸如梧桐子大，大棗湯每下三十
   丸。（《聖濟總錄》）

2. **消中易饑：**肉蓯蓉、山茱萸、五
   味子，為末，蜜丸如梧桐子大，
   每服鹽湯下二十丸。（《醫學指
   南》）

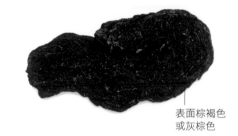

表面棕褐色
或灰棕色

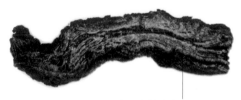

切面有排列成波狀
環紋的點狀維管束

實用藥方

1. **腎虛腰痛：**肉蓯蓉15克，炒杜仲、續斷各10克，鹽膚木24克，水煎服。

2. **腎虛陽痿：**肉蓯蓉、熟地黃、桑椹、金櫻子、菟絲子各15克，山茱萸10克，
   水煎服。

3. **不孕：**肉蓯蓉、枸杞子各15克，當歸6克，熟地黃、太子參各18克，川芎9
   克，水煎服。

4. **老人、產婦體虛，津血不足，腸燥便祕：**火麻仁10克，當歸、生地黃、肉蓯
   蓉各12克，水煎服。

鎖陽

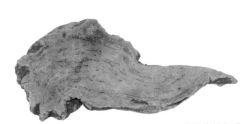

氣微，味甘而澀

禁忌：陰虛火旺、脾虛泄瀉及實熱便祕者禁服。

別名：不老藥、鏽鐵棒、地毛球。

性味：甘，溫。

功效主治：補腎陽，益精血，潤腸通便。用於腎陽不足、精血虧虛，腰膝痿軟、陽痿滑精、腸燥便祕。

用法用量：5～10克。

經典妙方

1. **老年氣弱陰虛，大便燥結：**鎖陽、桑椹子各五錢，水煎取濃汁加白蜂蜜一兩，分兩次服。（《寧夏中草藥手冊》）
2. **泌尿系統感染，尿血：**鎖陽、忍冬藤各五錢，茅根一兩，水煎服。（《寧夏中草藥手冊》）

外表皮棕色或棕褐色，粗糙

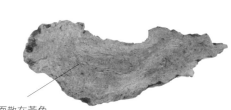

切面散在黃色三角狀維管束

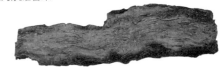

實用藥方

1. **腎虛陽痿：**鎖陽、肉蓯蓉、枸杞子各15克，熟地黃24克，水煎服。

2. **腎虛尿頻：**鎖陽、枸杞子、桑椹、金櫻子各15克，水煎服。

3. **不孕：**鎖陽、熟地黃、黨參各15克，五味子、白芍、川芎各9克，當歸6克，水煎服。

4. **尿血：**鎖陽、忍冬藤各15克，茅根30克，水煎服。

補骨脂

禁忌：陰虛內熱者禁服。

藥材挑選：以粒大、飽滿、色黑者為佳。

別名：破故紙、胡韭子、黑故子。

性味：辛、苦，溫。

功效主治：溫腎助陽，納氣平喘，溫脾止瀉；外用消風祛斑。用於腎陽不足、陽痿遺精、遺尿尿頻、腰膝冷痛、腎虛作喘、五更泄瀉；外用治白斑、斑禿。

用法用量：6～10克。外用20％～30％酊劑塗患處。

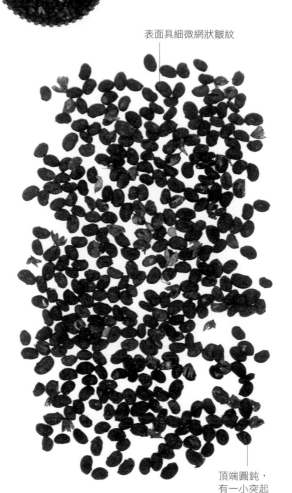

表面具細微網狀皺紋

頂端圓鈍，有一小突起

經典妙方

1. **赤白帶下：** 破故紙、石菖蒲各等份，並銼炒，上為末，每服二錢，用菖蒲浸酒調，溫服。（《婦人良方》破故紙散）

2. **打墜凝瘀：** 破故紙（炒香，研）、茴香（炒）、辣桂各等份，上為末，每服二錢，熱酒調，食前進。（《仁齋直指方》茴香酒）

實用藥方

1. **腎虛腰痛：** 補骨脂、杜仲各15克，川芎、當歸各12克，牛膝10克，附子9克，水煎服。

2. **老人夜尿頻多，小兒腎虛遺尿：** 補骨脂、覆盆子、山藥各15克，雞內金、桑螵蛸各10克，水煎服。

3. **五更泄瀉：** 補骨脂、肉豆蔻各15克，吳茱萸、五味子各6克，水煎服。

4. **陽痿早洩：** 補骨脂9克，巴戟天、枸杞子、桑椹各15克，水煎服。

益智

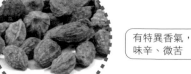

有特異香氣，味辛、微苦

禁忌：陰虛火旺者禁服。

藥材挑選：以粒大、飽滿、氣味濃者為佳。

別名：益智仁、益智子、摘芢子。

性味：辛，溫。

功效主治：暖腎固精縮尿，溫脾止瀉攝唾。用於腎虛遺尿、小便頻數、遺精白濁、脾寒泄瀉、腹中冷痛、口多唾涎。

用法用量：3 ～ 10 克。

表面有縱向凹凸不平的突起棱線

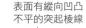

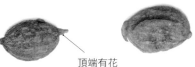

經典妙方

1. **胎漏下血：** 益智仁半兩，縮砂仁一兩，為末，每服三錢，空心白湯下，日二服。（《濟陰方》）

2. **妊娠遺尿不禁：** 益智仁、白薇、白芍各等份，為末，每服三錢，加鹽三分，滾白湯調下。（《丹台玉案》）

頂端有花被殘基

基部常殘存果梗

實用藥方

1. **小兒遺尿：** 益智仁、白茯苓各等份，研末，每次服 0.3 克，米湯調下。

2. **婦人崩中：** 益智仁炒，研細，米湯入鹽服 0.3 克。

3. **多尿：** 鮮金櫻子 30 克，益智仁 9 克，水煎服。

4. **遺精、滑精、遺尿、尿頻：** 覆盆子、山茱萸、芡實各 15 克，益智仁、雞內金各 10 克，水煎服。

菟絲子

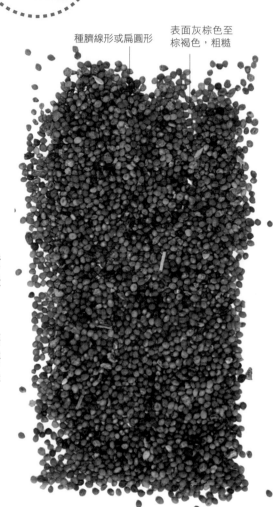

氣微，味淡

種臍線形或扁圓形

表面灰棕色至
棕褐色，粗糙

禁忌：《得配本草》：「孕婦、血崩、
陽強、便結、腎臟有火、陰虛火動，六者
禁用。」
藥材挑選：以色灰黃、顆粒飽滿者為佳。

別名：菟絲實、黃藤子、龍鬚子。

性味：辛、甘，平。

功效主治：補益肝腎，固精縮尿，安胎，
明目，止瀉；外用消風祛斑。用於肝腎不足、
腰膝痠軟、陽痿遺精、遺尿尿頻、腎虛胎漏、
胎動不安、目昏耳鳴、脾腎虛瀉；外治白斑。

用法用量：6～12克。外用適量。

經典妙方

1. **痔下部癢痛如蟲齧**：菟絲子熬令黃
   黑，末，以雞子黃和塗之。（《肘後
   備急方》）

2. **膏淋**：菟絲子（酒浸、蒸、搗、
   焙）、桑螵蛸（炙）各半兩，澤瀉
   一分，上為細末，煉蜜為丸，如梧
   桐子大，每服二十丸，空心用清米
   飲送下。（《奇效良方》菟絲丸）

實用藥方

1. **陽痿、遺尿、遺精，伴腰膝痠軟**：菟絲子、枸杞子、杜仲各15克，蓮子鬚、
   韭菜子各10克，五味子6克，水煎服。

2. **久瀉、五更泄瀉**：菟絲子、益智仁、補骨脂、烏藥各10克，肉豆蔻、蓽澄茄
   各6克，水煎服。

3. **習慣性流產**：菟絲子、桑寄生、續斷各15克，苧麻根12克，水煎，另阿膠
   15克烊化，沖服。

沙苑子

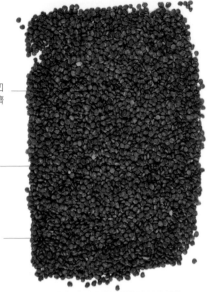

邊緣一側微凹
處具圓形種臍

略呈腎形
而稍扁

表面光滑，
褐綠色或灰
褐色

禁忌：相火熾盛、陽強易舉者忌服。
別名：沙苑蒺藜、沙苑蒺藜子、潼蒺藜。
性味：甘，溫。
功效主治：補腎助陽，固精縮尿，養肝明目。
用於腎虛腰痛、遺精早洩、遺尿尿頻、白濁帶
下、眩暈、目暗昏花。
用法用量：9 ～ 15克。

實用藥方

1. **陽痿、遺精、早洩，伴腰痠無力：**沙苑子、淫羊藿、補骨脂、芡實各10克，
   水煎服。

2. **白帶清稀量多：**沙苑子、蓮鬚各12克，白果10克，鹿角霜15克，水煎服。

3. **腎虛腰痛：**沙苑子、杜仲各15克，燉豬腰常服。

蛤蚧

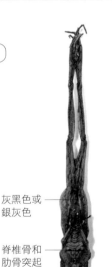

灰黑色或
銀灰色

有棕黃色
的斑點及
鱗甲脫落
的痕跡

脊椎骨和
肋骨突起

禁忌：外感風寒喘嗽忌服。
藥材挑選：以背色青、起細鱗紋、頭尖、體大
完整、尾粗而長、五趾不破碎者為佳。
別名：大壁虎、蚧蛇、德多。
性味：鹹，平。
功效主治：補肺益腎，納氣定喘，助陽益精。
用於肺腎不足、虛喘氣促、勞嗽咯血、陽痿、
遺精。
用法用量：3 ～ 6克，多入丸散或酒劑。

實用藥方

1. **咳嗽咯血：**蛤蚧1對，白及60克，共研末，每次9克，早晚各服1次。

2. **小兒疳瘦：**鮮蛤蚧1條，去皮和內臟，豬瘦肉30克，稍加油鹽，共蒸熟服。

核桃仁

氣微，味甘；種皮味澀、微苦

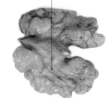
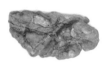

有皺曲的溝槽

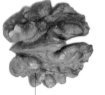

種皮淡黃色或黃褐色，膜狀

禁忌：痰火積熱、陰虛火旺，以及大便溏泄者禁服。

藥材挑選：優品表現：以挑選個大、飽滿、斷面色白、富油性者為佳。

別名：胡桃仁、胡桃肉、胡桃瓤。

性味：甘，溫。

功效主治：補腎，溫肺，潤腸。用於腎陽不足、腰膝痠軟、陽痿遺精、虛寒喘嗽、腸燥便祕。

用法用量：6～9克。

實用藥方

1. **腎虛腰痛腳軟、遺精遺尿**：核桃仁、杜仲、補骨脂各15克，菟絲子、金櫻子各12克，水煎服。

2. **腸燥便祕**：生核桃仁去皮，嚼食。

冬蟲夏草

氣微腥，味微苦

由蟲體與從蟲頭部長出的真菌子座相連而成

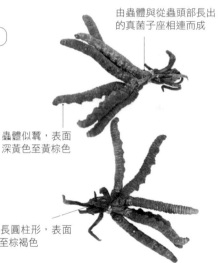

蟲體似蠶，表面深黃色至黃棕色

子座細長圓柱形，表面深棕色至棕褐色

禁忌：《四川中藥志》：「有表邪者慎用。」

藥材挑選：以完整、蟲體豐滿肥大、外色黃亮、斷面色白、子座短者為佳。

別名：夏草冬蟲、蟲草。

性味：甘，平。

功效主治：補腎益肺，止血化痰。用於腎虛精虧、陽痿遺精、腰膝痠痛、久咳虛喘、勞嗽咯血。

用法用量：3～9克。

實用藥方

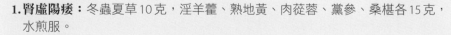

1. **腎虛陽痿**：冬蟲夏草10克，淫羊藿、熟地黃、肉蓯蓉、黨參、桑椹各15克，水煎服。

2. **肺虛久咳**：冬蟲夏草、麥冬、款冬花各10克，百合、北沙參、熟地黃各15克，水煎服。

胡蘆巴

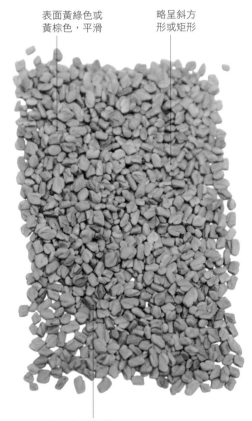

有特異香氣，味辛、微苦

表面黃綠色或黃棕色，平滑

略呈斜方形或矩形

兩側各具一深斜溝，相交處有點狀種臍

禁忌：陰虛火旺者忌服。
藥材挑選：以粒大、飽滿者為佳。
別名：葫蘆巴、苦豆、季豆。
性味：苦，溫。
功效主治：溫腎助陽，祛寒止痛。用於腎陽不足、下元虛冷、小腹冷痛、寒疝腹痛、寒濕腳氣。
用法用量：5～10克。

經典妙方

1. **膀胱氣：** 胡蘆巴、茴香子、桃仁（麩炒）各等份，半以酒糊丸，半為散，每服五七十丸，空心食前鹽酒下；或散以熱米飲調下，與丸於相間，空心服，日各一二服。（《本草衍義》）

2. **腎臟虛冷，腹脇脹滿：** 葫蘆巴二兩，附子（炮裂，去皮、臍）、硫黃（研）各三分，上三味搗研為末，酒煮麵糊丸如梧桐子大，每服二十丸至三十丸，鹽湯下。（《聖濟總錄》葫蘆巴丸）

實用藥方

1. **寒疝腹痛：** 胡蘆巴、烏藥、小茴香各9克，吳茱萸6克，荔枝核15克，水煎服。

2. **痛經、小腹冷痛，得溫則減：** 胡蘆巴、當歸、川芎各9克，艾葉12克，炮薑6克，水煎，加紅糖、紅酒適量服。

3. **寒濕腳氣：** 胡蘆巴、補骨脂各9克，木瓜15克，吳茱萸6克，水煎服。

韭菜子

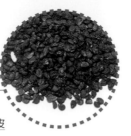

氣特異，味微辛

禁忌：陰虛火旺者禁服。

藥材挑選：以顆粒飽滿、顏色黑、無果皮者為佳。

別名：韭子、韭菜仁。

性味：辛、甘，溫。

功效主治：溫補肝腎，壯陽固精。用於肝腎虧虛、腰膝痠痛、陽痿遺精、遺尿尿頻、白濁帶下。

用法用量：3～9克。

一面突起，有細密的網狀皺紋

另一面微凹，皺紋不甚明顯

表面黑色，基部有點狀突起的種臍

經典妙方

1. **虛勞尿精**：韭子二升，稻米三升，上二味以水一斗七升煮如粥，取汁六升，為三服。（《千金方》）

2. **失精**：韭子一升，龍骨三兩，赤石脂三兩，凡三物以水七升，煮取二升半，分三服。（《小品方》韭子湯）

實用藥方

1. **陽痿**：韭菜子60克，水煎服。

2. **遺尿、尿頻**：韭菜子15克，粳米50克，先煎韭菜子，去渣取汁，入粳米煮粥，空腹食用。

3. **慢性胃炎**：韭菜子12克，豬肚1個，韭菜子洗淨，紗布袋裝好，放入豬肚內，隔水蒸至熟爛，取出藥袋，服食豬肚。

紫石英

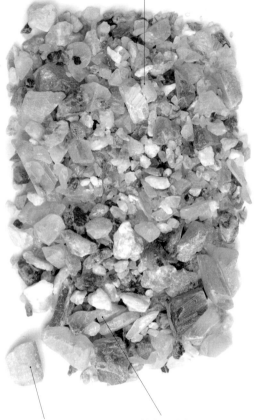

氣微，味淡

禁忌：陰虛火旺及血分有熱者慎服。

藥材挑選：以色紫、質堅、具玻璃光澤、無雜石者為佳。

別名：螢石、氟石。

性味：甘，溫。

功效主治：溫腎暖宮，鎮心安神，溫肺平喘。用於腎陽虧虛、宮冷不孕、驚悸不安、失眠多夢、虛寒咳喘。

用法用量：9～15克，先煎。

呈不規則塊狀，具棱角

紫色或綠色，條痕白色

半透明至透明，有玻璃樣光澤

經典妙方

1. **肺寒咳逆上氣**：紫石英火煅醋淬七次，研細末，水飛過，每早用五分，花椒十粒，泡湯下。（《青囊秘方》）

2. **癰腫毒氣**：紫石英醋淬，搗為末，生薑、米醋煎敷之，摩亦得。（《日華子本草》）

實用藥方

癲癇：紫石英、赤石脂、白石脂、寒水石、生石膏、赭石、龍骨、牡蠣、滑石、鉤藤、大黃、乾薑、桂枝、甘草各等份，均為生藥，共研細粉，每次服9克，每日2次，兒童酌減。

海馬

禁忌：孕婦及陰虛火旺者忌服。
藥材挑選：以體大、堅實、頭尾齊全者為佳。
別名：水馬、龍落子、馬頭魚。
性味：甘、鹹，溫。
功效主治：溫腎壯陽，散結消腫。用於陽痿、遺尿、腎虛作喘、癥瘕積聚、跌撲損傷；外治癰腫疔瘡。
用法用量：3～9克。外用適量，研末敷患處。

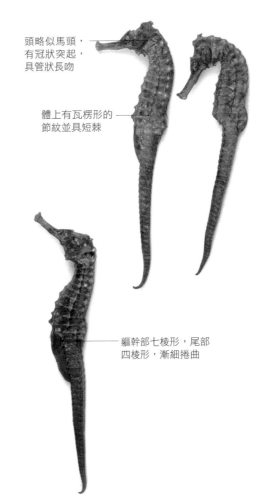

頭略似馬頭，
有冠狀突起，
具管狀長吻

體上有瓦楞形的
節紋並具短棘

軀幹部七棱形，尾部
四棱形，漸細捲曲

經典妙方

遠年虛實積聚瘕塊：木香一兩，海馬子（雌者黃色，雄者青色）一對，大黃（炒、銼）、青橘皮（湯浸，去白，焙）、白牽牛（炒）各二兩，巴豆四十九粒，上六味以童子小便浸青橘皮軟，裹巴豆，以線繫定，入小便內再浸七日，取出，麩炒黃，去巴豆，只使青橘皮並餘藥粗搗篩，每服二錢匕，水一盞，煎三五沸，去滓，臨睡溫服。（《聖濟總錄》木香湯）

實用藥方

1. **陽痿**：海馬1對，炙焦，研細粉，每服1.5克。

2. **創傷流血不止**：海馬適量，燒存性，敷傷口。

3. **腰腿疼痛、跌打損傷**：海馬50克，焙乾研末，用酒精度40度的白酒500毫升浸泡24小時以上，日服10毫升，15日為1個療程。

4. **內傷疼痛**：海馬9克，水煎服。

當歸

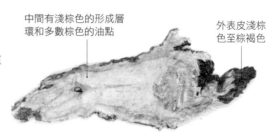

香氣濃郁，味甘、辛、微苦

禁忌：溼阻中滿及大便溏瀉者慎服。

藥材挑選：以主根粗長、油潤、外皮色黃棕、肉質飽滿、斷面色黃白、氣濃香者為佳。

別名：乾歸。

性味：甘、辛，溫。

功效主治：補血活血，調經止痛，潤腸通便。用於血虛萎黃、眩暈心悸、月經不調、閉經、痛經、虛寒腹痛、風溼痺痛、跌撲損傷、癰疽瘡瘍、腸燥便祕。

用法用量：6～12克。

中間有淺棕色的形成層環和多數棕色的油點

外表皮淺棕色至棕褐色

經典妙方

1. 大便不通：當歸、白芷各等份為末，每服二錢，米湯下。（《聖濟總錄》）

2. 血崩：當歸一兩，龍骨（炒赤）二兩，香附子（炒）三錢，棕毛灰五錢，上為末，米飲調三四錢，空心服。（《儒門事親》當歸散）

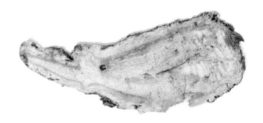

切面淺棕黃色或黃白色，平坦，有裂隙

實用藥方

1. 貧血：當歸10克，雞血藤、黨參、生地黃各15克，水煎服。

2. 閉經：雞血藤18克，川芎9克，當歸、王不留行、路路通各10克，水煎服。

3. 氣血不足所致頭暈：當歸9克，蜜黃芪30克，羊肉500克，水燉服。

4. 腎炎：勾兒茶根30～60克，當歸3～5克，生薑3片，冰糖少許，水煎服。

熟地黃

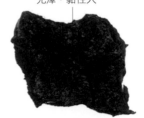
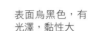

氣微，味甜

禁忌：脾胃虛弱、氣滯痰多、腹滿便溏者忌服。

藥材挑選：以塊大、軟潤、內外烏黑有光澤者為佳。

別名：熟地。

性味：甘，微溫。

功效主治：補血滋陰，益精填髓。用於血虛萎黃、心悸怔忡、月經不調、崩漏下血、肝腎陰虛、腰膝痠軟、骨蒸潮熱、盜汗遺精、內熱消渴、眩暈、耳鳴、鬚髮早白。

用法用量：9～15克。

表面烏黑色，有光澤，黏性大

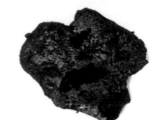

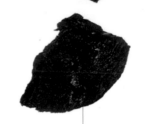

切面烏黑色，有光澤

經典妙方

1. **小便數而多**：龍骨一兩，桑螵蛸一兩，熟乾地黃一兩，栝蔞根一兩，黃連（去鬚）一兩，上藥搗細羅為散，每於食前，以粥飲調下二錢。（《太平聖惠方》）

2. **氣短似喘，呼吸促急，提不能升，咽不能降，氣道噎塞，勢極垂危**：熟地黃七八錢，甚者一二兩，炙甘草二三錢，當歸二三錢，水二盅，煎八分，溫服。（《景嶽全書》貞元飲）

實用藥方

1. **貧血**：熟地黃、何首烏、黨參各20克，白朮、伏苓、炙黃芪、白芍、蜜大棗仁各15克，炙甘草3克，當歸、柏子仁各9克，桂圓肉30克，每日1劑，煎2次，混勻，分次飯前服。

2. **痛經**：熟地黃、黨參各20克，北柴胡、當歸、川楝子、延胡索各9克，白芍、白朮、茯苓各15克，川芎、澤蘭各6克，炙甘草3克，每日1劑，煎2次，混勻，分次飯前服。

3. **腎虛頭暈耳鳴、腰膝痠軟、遺精**：熟地黃12克，山藥、山茱萸、茯苓各9克，澤瀉、牡丹皮各6克，水煎服。

4. **胎動不安**：桑寄生、熟地黃各24克，苧麻根15克，炒杜仲10克，水煎服。

5. **不孕**：肉蓯蓉、枸杞子各15克，當歸6克，熟地黃、太子參各18克，川芎9克，水煎服。

白芍

氣微，味微苦、酸

表面淡棕紅色或類白色，平滑

可見稍隆起的筋脈紋呈放射狀排列

切面類白色或微帶棕紅色

禁忌：虛寒腹痛泄瀉者慎服。

藥材挑選：以根粗長勻直、質堅實、斷面白色、粉性足、無白心或裂隙者為佳。

別名：金芍藥、芍藥。

性味：苦、酸，微寒。

功效主治：養血調經，斂陰止汗，柔肝止痛，平抑肝陽。用於血虛萎黃、月經不調、自汗、盜汗、脅痛、腹痛、四肢攣痛、頭痛眩暈。

用法用量：6～15克。

實用藥方

1. **急性黃疸型肝炎**：白芍18克，綿茵、積雪草各30克，水煎服。

2. **頭痛、頭暈**：白芍15克，菊花10克，石決明30克，水煎服。

阿膠

氣微，味微甘

棕色至黑褐色，有光澤

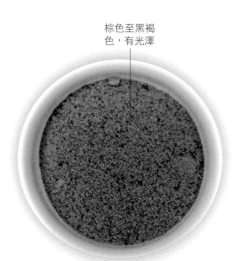

禁忌：脾胃虛弱者慎服。

藥材挑選：以色勻、質脆、半透明、斷面光亮、無腥氣者為佳。

別名：傅致膠、盆覆膠、驢皮膠。

性味：甘，平。

功效主治：補血滋陰，潤燥，止血。用於血虛萎黃、眩暈心悸、肌痿無力、心煩不眠、虛風內動、肺燥咳嗽、勞嗽咯血、吐血尿血、便血崩漏、妊娠胎漏。

用法用量：3～9克，烊化兌服。

實用藥方

1. **貧血**：阿膠（溶化）、當歸各9克，熟地黃16克，水煎服；或阿膠9克，烊化沖服，每日3次。

2. **月經不調、功能失調性子宮出血**：阿膠（溶化）、白芍各9克，艾葉、當歸、川芎各6克，熟地黃12克，水煎服。

何首烏

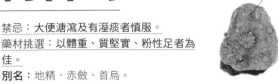

禁忌：大便溏瀉及有溼痰者慎服。
藥材挑選：以體重、質堅實、粉性足者為佳。
別名：地精、赤斂、首烏。
性味：苦、甘、澀，微溫。
功效主治：解毒，消癰，截瘧，潤腸通便。用於瘡癰、瘰癧、風疹搔癢、久瘧體虛、腸燥便祕。
用法用量：3 ～ 6 克。

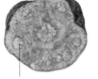
氣微，味微苦而甘澀

切面淺黃棕色或淺紅棕色，顯粉性

外表皮紅棕色或紅褐色，皺縮不平

橫截面皮部有 4 ～ 11 個異型維管束組成的雲朵狀花紋，習稱「雲錦花紋」

實用藥方

1. **疗瘡癤腫**：鮮何首烏根，磨汁塗敷患處。
2. **自汗不止**：何首烏末，水調，封臍中。
3. **外傷出血**：何首烏末外敷。

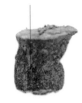

製何首烏

性味：苦、甘、澀，微溫。
功效主治：補肝腎，益精血，烏鬚髮，強筋骨，化濁降脂。用於血虛萎黃、眩暈耳鳴、鬚髮早白、腰膝痠軟、肢體麻木、崩漏帶下、高脂血症。
用法用量：6 ～ 12 克。

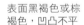
氣微，味微甘而苦澀

表面黑褐色或棕褐色，凹凸不平

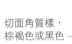
切面角質樣，棕褐色或黑色

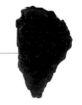

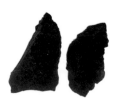

實用藥方

1. **青少年白髮**：製何首烏、生地黃各 30 克，墨旱蓮 15 克，水煎服。
2. **腎虛夜尿多**：製何首烏、枸杞子、桑椹、菟絲子各 15 克，水煎服。

龍眼肉

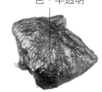
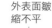

氣微香，味甜

禁忌：內有痰火及溼滯停飲者忌服。

藥材挑選：以片大、肉厚、質細軟、色棕黃、半透明、味濃甜者為佳。

別名：桂圓、蜜脾、龍眼乾。

性味：甘，溫。

功效主治：補益心脾，養血安神。用於氣血不足、心悸怔忡、健忘失眠、血虛萎黃。

用法用量：9～15克。

棕黃色至棕褐色，半透明

外表面皺縮不平

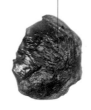

經典妙方

1. **婦人產後浮腫：**龍眼乾、生薑、大棗，水煎服。（《泉州本草》）

2. **思慮過度，勞傷心脾，健忘怔忡：**白朮、茯苓（去木）、黃芪（去蘆）、龍眼肉、酸棗仁（炒，去殼）各一兩，人參、木香（不見火）各半兩，炙甘草二錢半，上細切，每服四錢，水一盞半，生薑五片，大棗一枚，煎至七分，去滓，溫服，不拘時候。（《濟生方》歸脾湯）

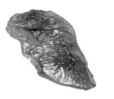
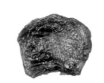

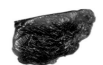

內表面光亮而有細縱皺紋

實用藥方

1. **貧血頭暈、心悸：**龍眼肉30克，雞蛋燉服。

2. **神經衰弱、失眠健忘：**龍眼肉、黃芪、黨參、當歸各12克，遠志8克，夜交藤、酸棗仁各10克，水煎服。

3. **脾虛泄瀉：**龍眼肉14粒，生薑3片，水煎服。

楮實子

禁忌：脾胃虛寒、大便溏瀉者慎服。

藥材挑選：以飽滿、色淡紅棕、無雜質與果殼者為佳。

別名：楮實、楮桃、穀實。

性味：甘，寒。

功效主治：補腎清肝，明目，利尿。用於肝腎不足、腰膝痠軟、虛勞骨蒸、頭暈目昏、目生翳膜、水腫脹滿。

用法用量：6～12克。

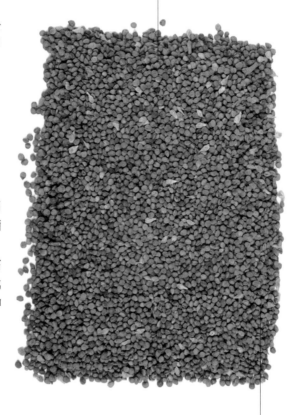

表面紅棕色，有網狀皺紋或顆粒狀突起

一側有棱，一側有凹溝，有的具果梗

經典妙方

1. **喉痺喉風**：楮桃（陰乾），每用一個為末，井華水服之，重者兩個。（《瀨湖集簡方》）

2. **骨鯁**：楮實子（為末）一兩，霜梅肉三兩，上為末，彈子大，嚼化咽下。（《丹台玉案》化骨神丹）

實用藥方

1. **肝熱生翳、氣翳細點、小兒眼翳**：楮實子研細，蜜湯調下，飯後服。

2. **水腫**：楮實子6克，大腹皮9克，水煎服。

3. **目昏**：楮實子、地骨皮、荊芥穗各等份，研末，煉蜜為丸，如梧桐子大小，每服20丸，用米湯調服。

北沙參

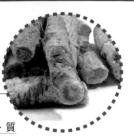

禁忌：風寒作嗽及肺胃虛寒者忌服。

藥材挑選：以枝條細長、圓柱形、均勻、質堅、外皮色白者為佳。

別名：海沙參、銀條參、萊陽參。

性味：甘、微苦，微寒。

功效主治：養陰清肺，益胃生津。用於肺熱燥咳、勞嗽痰血、胃陰不足、熱病津傷、咽乾口渴。

用法用量：5 ～ 12 克。

全體有細縱皺紋和縱溝，並有棕黃色點狀細根痕

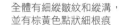

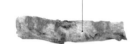

經典妙方

1.陰虛火炎、咳嗽無痰、骨蒸勞熱、肌皮枯燥、口苦煩渴：真北沙參、麥門冬、知母、川貝母、懷熟地、鱉甲、地骨皮各四兩，或作丸，或作膏，每早服三錢，白湯下。（《衛生易簡方》）

2.一切陰虛火炎、似虛似實、逆氣不降、消氣不升、煩渴咳嗽、脹滿不食：真北沙參五錢，水煎服。（《林仲先醫案》）

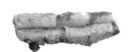

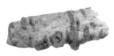

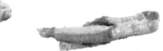

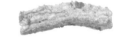

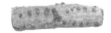

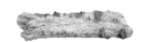

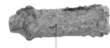

表面淡黃白色，略粗糙，具有殘存外皮

實用藥方

1.久咳無痰：北沙參、藕片各15克，天冬、麥冬10克，水煎服。

2.糖尿病，口渴不止：北沙參18克，石斛、玄參各10克，積雪草、石仙桃、女貞子各15克，水煎服。

3.乾燥症候群：北沙參、墨旱蓮各18克，黑芝麻、麥冬、生地黃各15克，水煎服。

4.肺燥咳嗽：石斛、玄參各10克，北沙參、生地黃、百合、藕節各15克，水煎服。

南沙參

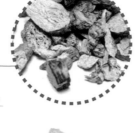

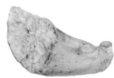

禁忌：風寒作嗽者忌服。

藥材挑選：以條粗長、色黃白者為佳。

別名：沙參、苦心、識美。

性味：甘，微寒。

功效主治：養陰清肺，益胃生津，化痰，益氣。用於肺熱燥咳、陰虛勞嗽、乾咳痰黏、胃陰不足、食少嘔吐、氣陰不足、煩熱口乾。

用法用量：9～15克。

外表皮黃白色或淡棕黃色

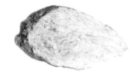

經典妙方

1. **產後無乳**：杏葉沙參根四錢，煮豬肉食。（《湖南藥物志》）

2. **虛火牙痛**：杏葉沙參根五錢至二兩，煮雞蛋服。（《湖南藥物志》）

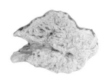

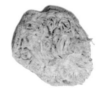

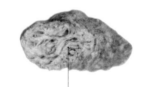

切面黃白色，有不規則裂隙

實用藥方

1. **咳嗽痰多**：南沙參15克，桔梗、浙貝母各10克，水煎服。

2. **慢性支氣管炎**：南沙參、枇杷葉、石仙桃、洋玉蘭葉各15克，水煎服。

3. **痔瘡腫痛**：南沙參15克，生地黃、芙蓉葉各30克，水煎服。

4. **肺熱咳嗽**：南沙參15克，水煎服；或南沙參、生地黃、百部各12克，天冬15克，冬瓜糖30克，水煎服。

百合

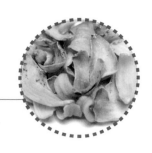

氣微，味微苦

禁忌：**風寒痰嗽、中寒便滑者忌服。**
別名：白百合、蒜腦薯。
性味：甘，寒。
功效主治：養陰潤肺，清心安神。用於陰虛燥咳、勞嗽咯血、虛煩驚悸、失眠多夢、精神恍惚。
用法用量：6 ～ 12 克。

表面有數條縱直平
行的白色維管束

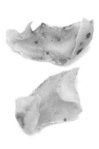

經典妙方

1. **肺癰**：白花百合，或煮或蒸，頻食，拌蜜蒸更好。（《經驗廣集》百合煎）
2. **耳聾、耳痛**：乾百合為末，溫水服二錢，日二服。（《千金方》）

切面較平坦，
角質樣

實用藥方

1. **失眠**：百合、合歡皮、夜交藤、絞股藍、酸棗仁各 15 克，水煎服。

2. **聲音嘶啞**：百合、北沙參各 15 克，石斛 10 克，烏梅 1 枚，水煎服。

3. **肺燥咳嗽**：百合、藕片、北沙參、生地黃各 15 克，麥冬 10 克，水煎服。

4. **久咳**：紫蘇梗、白茅根、桑白皮、野菊花、板藍根、甘草各 15 克，魚腥草、百合各 50 克，羅漢果 1 個，水 3 碗煎成 1 碗服。

5. **小兒百日咳**：羅漢果 15 克，百合 12 克，側柏葉 6 克，陳皮、麻黃各 3 克，水煎服。

麥冬

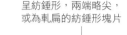

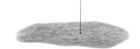

氣微香，味甘、微苦

禁忌：虛寒泄瀉、溼濁中阻、風寒或寒痰咳喘者均禁服。

藥材挑選：以個大、飽滿、皮細、糖性足、木心細、內外淡黃白色、不泛油者為佳。

別名：麥門冬、沿階草、不死藥。

性味：甘、微苦，微寒。

功效主治：養陰生津，潤肺清心。用於肺燥乾咳、陰虛勞嗽、喉痺咽痛、津傷口渴、內熱消渴、心煩失眠、腸燥便祕。

用法用量：6～12克。

呈紡錘形，兩端略尖，或為軋扁的紡錘形塊片

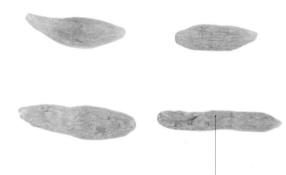

經典妙方

1. **骨蒸**：麥門冬（去心）一升，小麥二升，枸杞根（切）三升，上三味以水一升，煮取三升，煮小麥熟，去滓，分溫日三服。（《外台秘要》）

2. **虛熱上攻，脾肺有熱，咽喉生瘡**：麥門冬 一兩，黃連五錢，上為末，蜜丸如梧桐子大，每服三十丸，食前麥門冬湯下。（《普濟方》麥門冬丸）

表面淡黃色或灰黃色，有細縱紋

實用藥方

1. **慢性咽炎**：麥冬、北沙參各15克，玄參10克，水煎服。

2. **咯血**：麥冬、藕片、墨旱蓮、木槿花各15克，水煎服。

3. **失眠**：麥冬、柏子仁、蜜大棗仁各15克，茯神10克，水煎服。

4. **肺虛久咳**：冬蟲夏草、麥冬、款冬花各10克，百合、北沙參、熟地黃各15克，水煎服。

5. **熱病煩渴**：淡竹葉、麥冬各15克，水煎服。

天冬

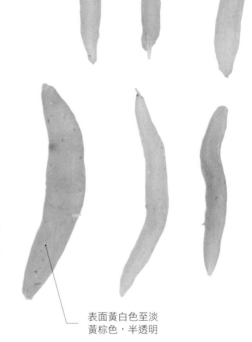

氣微，味甜、微苦

禁忌：虛寒泄瀉及風寒咳嗽者禁服。

藥材挑選：以挑選條粗壯、色黃白、半透明者為佳。

別名：大當門根、天門冬。

性味：甘、苦，寒。

功效主治：養陰潤燥，清肺生津。用於肺燥乾咳、頓咳痰黏、腰膝痠痛、骨蒸潮熱、內熱消渴、熱病津傷、咽乾口渴、腸燥便祕。

用法用量：6～12克。

經典妙方

1. **健忘**：天冬、遠志、茯苓、乾地黃各等份，為末，蜜丸，酒服二十丸如梧子，日三服，加至三十丸，常服之勿絕。（《千金方》）

2. **口瘡連年不癒**：天門冬（去心）、麥門冬（去心）、玄參各等份，共為細末，煉蜜為丸，如彈子大，每服一丸，噙化。（《外科精義》玄參丸）

表面黃白色至淡黃棕色，半透明

實用藥方

1. **肺熱咳嗽**：天冬、麥冬各10克，藕片15克，水煎服。

2. **肺燥咯血**：天冬10克，側柏葉、墨旱蓮各15克，水煎服。

3. **糖尿病口渴**：天冬、麥冬、石斛各10克，水煎服。

4. **乾燥症候群**：天冬10克，墨旱蓮30克，生地黃、黑芝麻各15克，水煎服。

5. **內耳性眩暈**：夏枯草15克，鈎藤、五味子各12克，天冬、麥冬、枸杞各10克，羌活、獨活各8克，水煎服。

石斛

氣微，味淡或微苦，嚼之有黏性

禁忌：《百草鏡》：「惟胃腎有虛熱者宜之，虛而無火者忌用。」

別名：林蘭、禁生、杜蘭。

性味：甘，微寒。

功效主治：益胃生津，滋陰清熱。用於熱病津傷、口乾煩渴、胃陰不足、食少乾嘔、病後虛熱不退、陰虛火旺、骨蒸勞熱、目暗不明、筋骨痿軟。

用法用量：6～12克；鮮品15～30克。

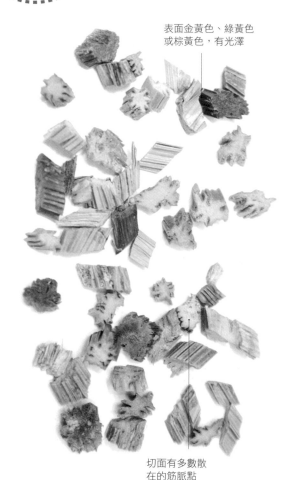

表面金黃色、綠黃色或棕黃色，有光澤

切面有多數散在的筋脈點

經典妙方

1. **眼目晝視精明，暮夜昏暗，視不見物，名曰雀目：**石斛、仙靈脾各一兩，蒼术（米泔浸，切，焙）半兩，上三味搗羅為散，每服三錢匕，空心米飲調服，日再。（《聖濟總錄》石斛散）

2. **中消：**鮮石斛五錢，熟石膏四錢，天花粉三錢，南沙參四錢，麥冬二錢，玉竹四錢，山藥三錢茯苓三錢，廣皮一錢，半夏一錢五分，甘蔗三兩，煎湯代水。（《醫醇賸義》祛煩養胃湯）

 實用藥方

1. **咳嗽：**鮮石斛、狗尾草各15克，冰糖適量，水燉服。

2. **胃灼熱痛：**鮮石斛15～30克，兩面針15克，水煎服。

3. **高熱：**鮮石斛15～30克，連翹、天花粉、生地黃、麥冬各15克，水煎服。

4. **視物模糊：**石斛、枸杞子、菟絲子、穀精草各10克，菊花9克，水煎服。

5. **復發性口腔潰瘍：**石斛、麥冬、淡竹葉各10克，金銀花15克，水煎服。

鐵皮石斛

性味：甘，微寒。

功效主治：益胃生津，滋陰清熱。用於熱病津傷、口乾煩渴、胃陰不足、食少乾嘔、病後虛熱不退、陰虛火旺、骨蒸勞熱、目暗不明、筋骨痿軟。

用法用量：6～12克。

氣微，味淡，嚼之有黏性

呈螺旋形或彈簧狀

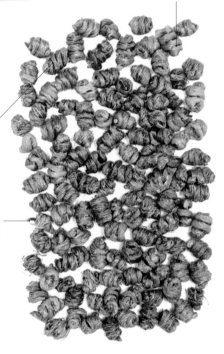

表面黃綠色或略帶金黃色

節上有時可見殘留的灰白色葉鞘

玉竹

氣微，味甘，嚼之發黏

禁忌：胃有痰溼氣滯者忌服。

藥材挑選：以條長、肥壯、色黃白光潤、半透明、味甜者為佳。

別名：女萎、葳蕤、王馬。

性味：甘，微寒。

功效主治：養陰潤燥，生津止渴。用於肺胃陰傷、燥熱咳嗽、咽乾口渴、內熱消渴。

用法用量：6～12克。

外表皮黃白色至淡黃棕色，半透明

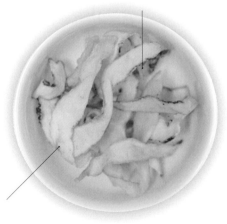

切面角質樣或顯顆粒性

實用藥方

1. **慢性支氣管炎**：玉竹、藕片、百合、北沙參各10克，水煎服。

2. **慢性咽炎**：玉竹、玄參各10克，胖大海3克，水煎服。

黃精

氣微,味甜,嚼之有黏性

切面略呈角質樣,可見多數淡黃色筋脈小點

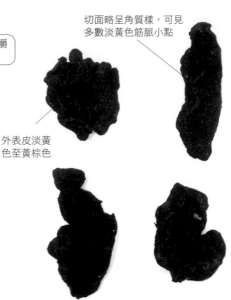

外表皮淡黃色至黃棕色

禁忌:中寒泄瀉、痰溼痞滿氣滯者忌服。

藥材挑選:以塊大、肥潤、色黃、斷面「冰糖碴」者為佳。

別名:龍銜、兔竹、垂珠。

性味:甘,平。

功效主治:補氣養陰,健脾,潤肺,益腎。用於脾胃氣虛、體倦乏力、胃陰不足、口乾食少、肺虛燥咳、勞嗽咯血、精血不足、腰膝痠軟、鬚髮早白、內熱消渴。

用法用量:9 ～ 15克。

實用藥方

1. **腎虛遺精**:製黃精24克,熟地黃30克,五味子、白果各10克,水煎服。

2. **不孕、不育**:製黃精、炙黃芪、黨參各24克,枸杞子、菟絲子15克,水煎服。

明黨參

氣微,味淡

切面黃白色或淡棕色,半透明,角質樣

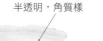

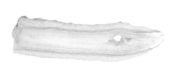

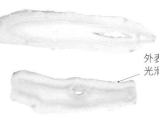

外表皮黃白色,光滑或有縱溝紋

禁忌:脾虛泄瀉、夢遺滑精者及孕婦禁服。

藥材挑選:以條勻、體重、質硬脆、色黃白者為佳。

別名:土人參、百丈光、天瓠。

性味:甘、微苦,微寒。

功效主治:潤肺化痰,養陰和胃,平肝,解毒。用於肺熱咳嗽、嘔吐反胃、食少口乾、目赤眩暈、疔毒瘡瘍。

用法用量:6 ～ 12克。

實用藥方

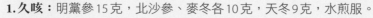

1. **久咳**:明黨參15克,北沙參、麥冬各10克,天冬9克,水煎服。

2. **慢性咽喉炎**:明黨參、一枝黃花各15克,玄參、桔梗、大青葉各9克,水煎服。

枸杞子

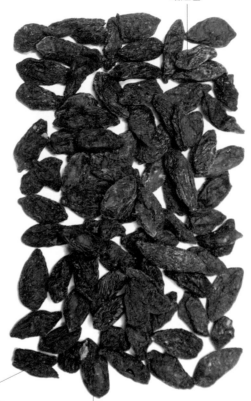

氣微，味甜

表面紅色或暗紅色

禁忌：外邪實熱、脾虛有濕及泄瀉者忌服。

藥材挑選：以粒豐滿、肉厚、籽少、色暗紅、質柔潤、味微甜者為佳。

別名：茍起子、甜菜子、構蹄子。

性味：甘，平。

功效主治：滋補肝腎，益精明目。用於虛勞精虧、腰膝痠痛、眩暈耳鳴、陽痿遺精、內熱消渴、血虛萎黃、目昏不明。

用法用量：6～12克。

經典妙方

1. **目赤生翳**：枸杞子搗汁，日點三五次。（《肘後備急方》）
2. **肝虛或當風眼淚**：枸杞二升，搗破，納絹袋中，置罐中，以酒一斗浸乾，密封勿泄氣三七日，每日飲之，醒醒勿醉。（《太平聖惠方》）

果皮柔韌，皺縮

果肉肉質柔潤

實用藥方

1. **腰膝痠軟、頭暈、遺精、遺尿**：枸杞子、菟絲子、覆盆子、金櫻子各12克，五味子9克，水煎服。

2. **更年期症候群**：仙茅、枸杞子、梅花各10克，桑寄生15克，五味子9克，水煎服。

3. **視物昏花、目生翳障**：枸杞子、當歸、菟絲子各12克，菊花10克，水煎服。

4. **腎氣虛，小便不禁**：仙茅、枸杞子、菟絲子、覆盆子各10克，水煎服。

5. **陽痿**：仙茅、枸杞子各15克，肉蓯蓉、淫羊藿、女貞子各10克，水煎服。

墨旱蓮

禁忌：脾腎虛寒者忌服。

別名：金陵草、鱧腸、旱蓮草。

性味：甘、酸，寒。

功效主治：滋補肝腎，涼血止血。用於肝腎陰虛、牙齒鬆動、鬚髮早白、眩暈耳鳴、腰膝痠軟、陰虛血熱吐血、衄血、尿血、血痢、崩漏下血、外傷出血。

用法用量：6 ～ 12 克。

莖圓柱形，表面綠褐色或墨綠色

經典妙方

1. **偏正頭痛**：鱧腸汁滴鼻中。（《聖濟總錄》）

2. **小便溺血**：車前草葉、金陵草葉，上二味搗取自然汁一盞，空腹飲之。（《醫學正傳》）

葉多皺縮或破碎，墨綠色，密生白毛

實用藥方

1. **帶狀皰疹**：鮮墨旱蓮適量，洗淨，絞汁塗擦患處，每日 2 ～ 3 次，直至痊癒。

2. **稻田性皮炎**：下田前，將鮮墨旱蓮搓爛外擦手足，至皮膚上染的藥汁發黑。

3. **婦科手術後，月經不調**：墨旱蓮、矮地茶各 50 克，黃芪 30 克，香附 10 克，水煎分 3 次溫服，3 劑為 1 個療程，連服 2 個療程。

4. **背癰**：鮮墨旱蓮 120 克，絞汁，燉後沖酒服，渣搗爛敷患處。

5. **尿血**：墨旱蓮 30 克，大薊根 20 克，爵床 12 克，水煎服。

女貞子

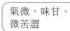

氣微，味甘、微苦澀

禁忌：脾胃虛寒泄瀉及陽虛者忌服。

藥材挑選：以粒大、飽滿、色灰黑、質堅實者為佳。

別名：女貞實、冬青子、爆格蚤。

性味：甘、苦，涼。

功效主治：滋補肝腎，明目烏髮。用於肝腎陰虛、眩暈耳鳴、腰膝痠軟、鬚髮早白、目暗不明、內熱消渴、骨蒸潮熱。

用法用量：6～12克。

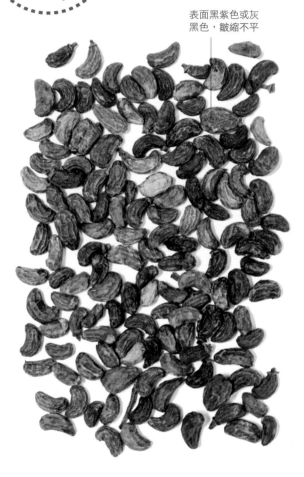

表面黑紫色或灰黑色，皺縮不平

經典妙方

1. **神經衰弱**：女貞子、鱧腸、桑椹子各五錢至一兩，水煎服；或女貞子二斤，浸米酒二斤，每日酌量服。（《浙江民間常用草藥》）

2. **腎受燥熱，淋濁溺痛，腰腳無力，久為下消**：女貞子四錢，生地六錢，龜板六錢，當歸、茯苓、石斛、花粉、萆薢、牛膝、車前子各二錢，大淡菜三枚，水煎服。（《醫醇賸義》女貞湯）

實用藥方

1. **腰膝痠軟、鬚髮早白、視物昏花**：女貞子、墨旱蓮、枸杞子、何首烏各15克，水煎服。

2. **陰虛發熱**：女貞子、墨旱蓮各15克，地骨皮、銀柴胡各10克，水煎服。

3. **盜汗**：女貞子、知母各10克，生地黃15克，蕎麥24克，水煎服。

4. **乾燥症候群**：女貞子、玉竹、墨旱蓮、蘆根各10克，水煎服。

5. **糖尿病，口渴不止**：北沙參18克，積雪草、女貞子、石仙桃各15克，石斛、玄參各10克，水煎服。

桑椹

氣微，味微酸而甜

禁忌：《本草經疏》：「脾胃虛寒作泄者勿服。」

別名：葚、桑實、文武實。

性味：甘、酸，寒。

功效主治：滋陰補血，生津潤燥。用於肝腎陰虛、眩暈耳鳴、心悸失眠、鬚髮早白、津傷口渴、內傷消渴、腸燥便祕。

用法用量：9～15克。

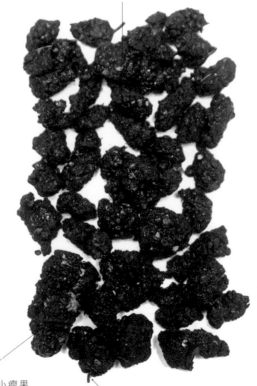

小瘦果卵圓形，外具肉質花被片4枚

聚花果，由多數小瘦果集合而成，呈長圓形

黃棕色、棕紅色或暗紫色，有短果序梗

經典妙方

1. **瘰癧：**文武實，黑熟者二斗許，以布袋取汁，熬成薄膏，白湯點一匙，日三服。（《素問病機保命集》文武膏）
2. **陰證腹痛：**桑椹，絹包風乾過，伏天為末，每服三錢，熱酒下，取汗。（《瀕湖集簡方》）

實用藥方

1. **肝腎陰虛：**鮮桑椹60～125克，水煎服，或加糖煉膏常服。
2. **身體虛弱、失眠健忘：**桑椹30克，何首烏12克，枸杞子9克，黃精、酸棗仁各16克，水煎服；或單用桑椹熬膏，每次服1匙，每日3次。
3. **心腎衰弱不寐、習慣性便祕：**鮮桑椹30～60克，水煎服。
4. **遺精：**金櫻子、墨旱蓮、桑椹各15克，水煎服。
5. **陽痿早洩：**巴戟天、枸杞子、桑椹各15克，補骨脂9克，水煎服。

黑芝麻

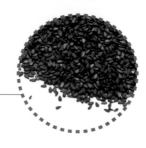

氣微,味甘,
有油香氣

禁忌:**便溏者慎服。**

別名:胡麻、脂麻、烏麻。

性味:甘,平。

功效主治:補肝腎,益精血,潤腸燥。用於精血虧虛、頭暈眼花、耳鳴耳聾、鬚髮早白、病後脫髮、腸燥便祕。

用法用量:9～15克。

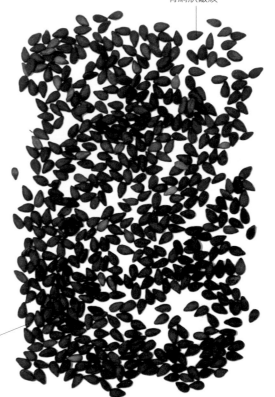

表面黑色,平滑或
有網狀皺紋

尖端有棕色點狀種臍

經典妙方

1. **婦人乳少:**脂麻炒鹽,入鹽少許食之。(《本草綱目》)
2. **小兒瘰癧:**脂麻(炒)、連翹(微炒)各等份,共為末,頻頻食之。(《簡便單方》)

實用藥方

1. **肝腎不足、頭暈目眩、鬚髮早白:**黑芝麻炒熟,研粉,開水調服;或黑芝麻、何首烏、墨旱蓮、女貞子各15克,水煎服。

2. **貧血面色無華:**黑芝麻、枸杞子各15克,大棗10枚,燉瘦肉食用。

3. **腸燥便祕:**黑芝麻、肉蓯蓉各15克,水煎服。

4. **乾燥症候群:**北沙參、墨旱蓮各18克,黑芝麻、生地黃各15克,麥冬10克,水煎服。

黑豆

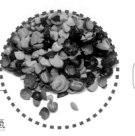

禁忌：《本草綱目》：「服蓖麻子者忌炒豆，犯之脹滿；服厚朴者亦忌之，動氣也。」

別名：烏豆、黑大豆、冬豆子。

性味：甘，平。

功效主治：益精明目，養血祛風，利水，解毒。用於陰虛煩渴、頭暈目昏、體虛多汗、腎虛腰痛、水腫尿少、痹痛拘攣、手足麻木、藥食中毒。

用法用量：9～30克。外用適量，煎湯洗患處。

表面黑色或灰黑色，一側有長橢圓形種臍

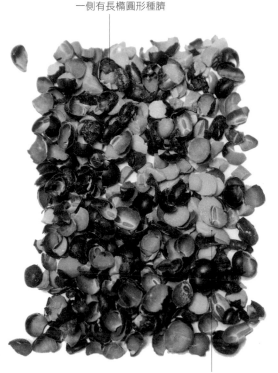

子葉2片，肥厚，黃綠色或淡黃色

經典妙方

1. **痘瘡溼爛**：黑大豆研末敷之。（《本草綱目》）
2. **消渴**：烏豆置牛膽中陰乾百日，吞之。（《肘後備急方》）

實用藥方

1. **頭暈**：將黑豆炒熟放冷，置老酒（豆酒比例為1：1.5）中浸泡半個月，晚睡前吃豆喝酒，每次60～100毫升。

2. **腰痛**：黑豆洗淨，用清水泡漲，蒸熟，取出，與適量紅糖、生薑、米酒拌勻，蒸爛，每日2～3次，每次食豆適量。

3. **風疹**：黑豆60克，香菇蒂10克，黃酒少許，水燉服。

4. **腰椎間盤突出**：青風藤、黑豆、黃芪各50克，水煎服，或加當歸、枸杞子各10克同煎，效果更好。

5. **高血壓**：黑豆30克，炒杜仲、豨薟草、生地黃、桑寄生各15克，水煎服。

龜甲

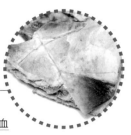

氣微腥，味微鹹

禁忌：**脾胃虛寒者及孕婦禁服。**
藥材挑選：以挑選塊大、無殘肉、板有血跡者為佳。
別名：龜板、下甲、血板。
性味：鹹、甘，微寒。
功效主治：滋陰潛陽，益腎強骨，養血補心，固經止崩。用於陰虛潮熱、骨蒸盜汗、頭暈目眩、虛風內動、筋骨痿軟、心虛健忘、崩漏經多。
用法用量：9～24克，先煎。

經典妙方

1. **崩中漏下，赤白不止，氣虛竭：**龜甲、牡蠣各三兩，上二味治下篩，酒服方寸匕，日三。（《千金方》）
2. **小兒解顱：**龜板五錢，地黃一兩，水煎，分早中晚三服。（《溫氏經驗良方》解顱散）

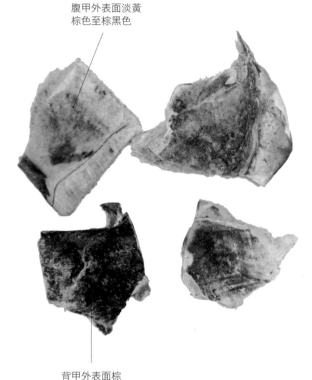

腹甲外表面淡黃棕色至棕黑色

背甲外表面棕褐色或黑褐色

實用藥方

1. **慢性腎炎：**炙龜甲、薏苡仁各25克，生黃芪15克，先煎龜板1小時，再加入黃芪、薏苡仁，濃煎去渣，每日2次分服，連服1～2個月。

2. **陰虛血熱，月經過多，色紫黑成塊：**龜甲、黃柏、黃芩、白芍、製香附各9克，水煎服。

3. **瘡癤，皮膚潰爛，流膿流水，久不收口：**炙龜甲600克，黃連30克，紅粉15克，冰片3克，分別研末過篩，取適量敷患處。

鱉甲

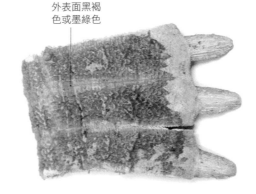

氣微腥，味淡

禁忌：脾胃陽衰、食減便溏者或孕婦慎服。
藥材挑選：以塊大、無殘肉者為佳。
別名：鱉殼、團魚甲、鱉蓋子。
性味：鹹，微寒。
功效主治：滋陰潛陽，退熱除蒸，軟堅散結。
用於陰虛發熱，骨蒸勞熱，陰虛陽亢，頭暈目
眩，虛風內動，手足瘈瘲，閉經，癥瘕，久瘧
瘧母。
用法用量：9～24克，先煎。

外表面黑褐
色或墨綠色

經典妙方

1. **婦人漏下五色，羸瘦，骨節間痛**：
   鱉甲燒令黃，為末，酒調服方寸
   匕，日三服。（《肘後備急方》）
2. **石淋**：鱉甲杵末，以酒服方寸匕，
   日二三，下石子瘥。（《肘後備急
   方》）

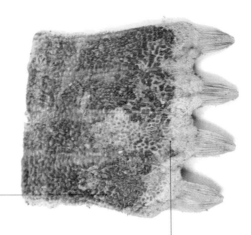

可見鋸齒狀嵌接縫

具細網狀皺紋和灰
黃色或灰白色斑點

實用藥方

1. **陰虛潮熱、肝脾腫大**：鱉甲16克，青蒿、銀柴胡、知母、牡丹皮、桑葉、天
   花粉各9克，水煎服。

2. **肺結核**：鱉甲25克，知母、青蒿各10克，水煎服，日服2次。

3. **高血壓**：生鱉甲、牛膝各30克，白芍20克，水煎服，日服3次。

4. **跌撲損傷**：鱉甲30克，土鱉蟲、炮穿山甲各9克，共研末，每次3～9克，
   開水送服，每日服2次。

麻黃根

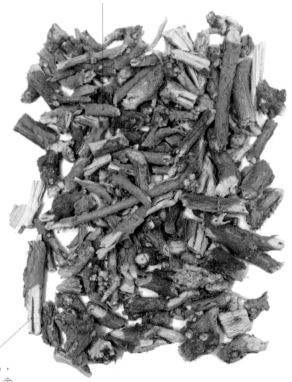

氣微，味微苦

禁忌：有表邪者忌服。
別名：苦椿菜。
性味：甘、澀，平。
功效主治：固表止汗。用於自汗，盜汗。
用法用量：3～9克。外用適量，研粉撒撲。

外表面紅棕
色或灰棕色

經典妙方

1. **虛汗無度**：麻黃根、黃芪各等份，
   為末，飛麵糊，作丸梧子大，每用
   浮麥湯下百丸，以止為度。（《談野
   翁試驗方》）
2. **腎勞熱，陰囊生瘡**：麻黃根、石硫
   黃各三兩，米粉五合，上三味治下
   篩，安絮如常用粉法搭瘡上，粉
   溼，更搭之。（《千金方》麻黃根
   粉）

切面皮部黃白色（玉欄），
木部淡黃色或黃色（金
井），習稱「金井玉欄」

實用藥方

產後虛汗：龍骨、麻黃根各30克，搗細羅為散，不計時候，以粥飲調下6克；
或人參、大棗各6克，白术、茯苓各15克，炙黃芪、蜜大棗仁各20克，牡蠣、
浮小麥各30克，防風、甘草各3克，柏子仁、五味子、麻黃根、當歸各9克，
每日1劑，水煎2次，混勻，分次飯後服。

浮小麥

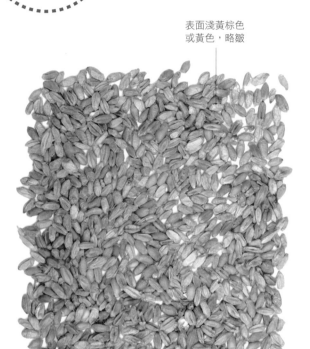

氣無，味淡

禁忌：無汗而煩躁或虛脫汗出者忌服。

藥材挑選：以挑選粒勻、輕浮，表面有光澤者為佳。

別名：浮水麥、浮麥。

性味：甘，涼。

功效主治：除虛熱，止汗。用於止陰虛發熱、盜汗、自汗。

用法用量：15 ～ 30 克，或研末。

表面淺黃棕色
或黃色，略皺

背面基部有不
明顯的胚1枚

經典妙方

1. **盜汗及虛汗不止**：浮小麥不以多少，文武火炒令焦，為末，每服二錢，米飲湯調下，頻服為佳。（《衛生寶鑒》獨聖散）

2. **男子血淋不止**：浮小麥加童便炒為末，砂糖煎水調服。（《奇方類編》）

實用藥方

1. **臟躁**：浮小麥30克，甘草15克，大棗10枚，水煎服。

2. **虛熱、骨蒸勞熱**：浮小麥、生地黃各15克，知母、地骨皮各12克，水煎服。

3. **自汗**：浮小麥10克，炒焦，研末，米湯調服。

五味子

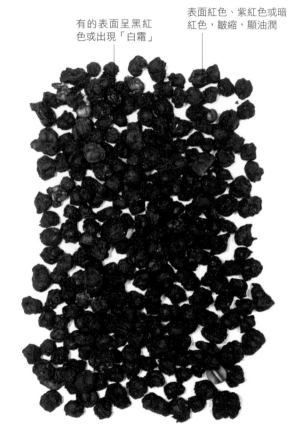

果肉氣微，味酸；
種子破碎後，有香
氣，味辛、微苦

有的表面呈黑紅
色或出現「白霜」

表面紅色、紫紅色或暗
紅色，皺縮，顯油潤

禁忌：外有表邪、內有實熱，或咳嗽初起，痧疹初發者忌服。

藥材挑選：以粒大、果皮紫紅、肉厚、柔潤者為佳。

別名：玄及、會及、五梅子。

性味：酸、甘，溫。

功效主治：收斂固澀，益氣生津，補腎寧心。用於久嗽虛喘、夢遺滑精、遺尿尿頻、久瀉不止、自汗盜汗、津傷口渴、內熱消渴、心悸失眠。

用法用量：2～6克。

經典妙方

1. **痰嗽並喘：**五味子、白礬各等份，為末，每服三錢，以生豬肺炙熟，蘸末細嚼，白湯下。（《普濟方》）

2. **瘡瘍潰爛，皮肉欲脫：**五味子炒焦，研末，敷之，可保全如故。（《本草新編》）

實用藥方

1. **久咳虛喘：**五味子6克，山茱萸10克，熟地黃、山藥各15克，水煎服。

2. **氣陰虛而汗多口渴：**五味子6克，人參5克，麥冬15克，水煎服。

3. **遺精、遺尿：**五味子6克，山茱萸、菟絲子、覆盆子各15克，水煎服。

4. **不孕：**鎖陽、熟地黃、黨參各15克，五味子、白芍、川芎各9克，當歸6克，水煎服。

烏梅

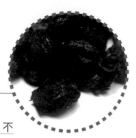

氣微，味極酸

禁忌：有實邪者忌服。

藥材挑選：以個大、肉厚柔潤、核小、不破裂、味極酸者為佳。

別名：梅實、薰梅、桔梅肉。

性味：酸、澀，平。

功效主治：斂肺，澀腸，生津，安蛔。用於肺虛久咳、久瀉久痢、虛熱消渴、蛔厥嘔吐腹痛。

用法用量：6～12克。

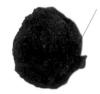

基部有圓形果梗痕

經典妙方

1. **久痢不止，腸垢已出**：烏梅肉二十個，水一盞，煎六分，食前，分二服。（《肘後備急方》）
2. **尿血**：烏梅燒存性，研末，醋糊丸，如梧桐子大，每服四十丸，酒下。（《本草綱目》）

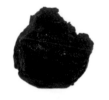

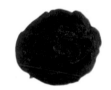

表面烏黑色或棕黑色，皺縮不平

實用藥方

1. **久咳無痰或少痰**：烏梅肉（焙乾）9克，罌粟殼3克，共研末，睡前用蜜水送服。

2. **小兒慢性腹瀉**：烏梅肉（炒炭）、神麴各10克，研末，每次3～5克，燉服。

3. **慢性結腸炎**：烏梅15克，水煎，加適量白糖，代茶飲，每日1劑。

4. **暑熱煩渴，心煩口渴**：蠟梅花6克，烏梅9克，沸水沖泡代茶飲。

5. **久咳，聲音嘶啞**：百合、北沙參各15克，石斛10克，烏梅1枚，水煎服。

五倍子

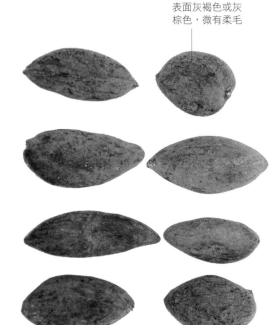

氣特異，味澀

禁忌：外感風寒、肺有實熱之咳嗽及積滯
未清之瀉痢者忌服。

別名：文蛤、百蟲倉、木附子。

性味：酸、澀，寒。

功效主治：斂肺降火，澀腸止瀉，斂汗，
止血，收溼斂瘡。用於肺虛久咳、肺熱痰
嗽、久瀉久痢、自汗盜汗、消渴、便血痔
血、外傷出血、癰腫瘡毒、皮膚溼爛。

用法用量：3～6克。外用適量。

表面灰褐色或灰
棕色，微有柔毛

經典妙方

1. **自汗盜汗：**五倍子研末，津調填
   臍中，縛定。（《本草綱目》）
2. **鼻衄：**五倍子末吹之，仍以末同
   鮮綿灰各等份，米飲服二錢。
   （《本草綱目》）

呈長圓形或紡錘形囊狀

實用藥方

1. **肺虛久咳：**五倍子、五味子各10克，人參5克，紫菀15克，水煎服，日服2
   次。
2. **久瀉、久痢、便血、脫肛：**五倍子、訶子、五味子各10克，水煎服。
3. **口腔炎：**五倍子0.5克，加水10毫升，煎至一半，過濾，取濾液漱口。
4. **頭瘡熱瘡、風溼諸毒：**五倍子、白芷各等份，研末摻之，膿水即乾，如乾
   者，以清油調塗。

訶子

氣微，味酸澀後甜

禁忌：外邪未解、內有溼熱火邪者忌服。

藥材挑選：以個大、色棕黃、微皺、有光澤、質堅實者為佳。

別名：訶黎勒、訶黎、隨風子。

性味：苦、酸、澀，平。

功效主治：澀腸止瀉，斂肺止咳，降火利咽。用於久瀉久痢、便血、脫肛、肺虛喘咳、久嗽不止、咽痛音啞。

用法用量：3～10克。

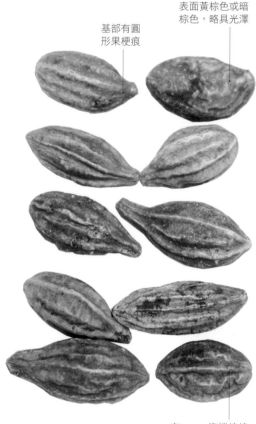

表面黃棕色或暗棕色，略具光澤

基部有圓形果梗痕

有5～6條縱稜線和不規則的皺紋

經典妙方

1. **老人久瀉不止：**訶黎勒（煨，用皮）三分，白礬（燒灰）一兩，上藥搗細羅為散，每服不計時候，以粥飲調下二錢。（《太平聖惠方》訶黎勒散）

2. **氣痢：**訶黎勒（煨）十枚，為散，粥飲和，頓服。（《金匱要略》訶黎勒散）

第十八章 **收澀藥** 斂肺澀腸藥

實用藥方

1. **久瀉久痢：**煨訶子5克，研末吞服；或煨訶子、罌粟殼各5克，黨參、白朮各10克，肉豆蔻、木香各6克，水煎服。

2. **慢性支氣管炎久咳：**訶子、甘草、桔梗各8克，百部、百合各12克，水煎服。

3. **白帶異常：**訶子9克，黃芪、白朮各12克，五味子、蛇床子各6克，杜仲、山茱萸各15克，水煎服。

4. **便血、脫肛：**五倍子、訶子、五味子各10克，水煎服。

石榴皮

氣微，味苦澀

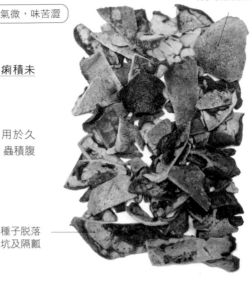

外表面略有光澤，有多數疣狀突起

禁忌：《本草從新》：「能戀膈成痰，痢積未盡者，服之太早，反為害也。」
別名：石榴殼、酸石榴皮、酸榴皮。
性味：酸、澀，溫。
功效主治：澀腸止瀉，止血，驅蟲。用於久瀉、久痢、便血、脫肛、崩漏、帶下、蟲積腹痛。
用法用量：3～9克。

內表面有種子脫落後的小凹坑及隔瓤殘跡

實用藥方

1. **久瀉久痢**：石榴皮9克，煎湯服，或炒後研末服。
2. **細菌性痢疾**：石榴皮9克，黃連8克，馬齒莧30克，水煎服。

肉豆蔻

表面灰棕色或灰黃色，有時外被白粉（石灰粉末）

氣香濃烈，味辛

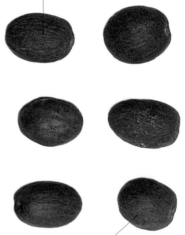

禁忌：《本草經疏》：「大腸素有火熱及中暑熱泄暴注，腸風下血，胃火牙痛及溼熱積滯方盛，滯下初起，皆不宜服。」
藥材挑選：以個大、體重、堅實、表面光滑、油足、破開後香氣濃烈者為佳。
別名：迦拘勒、豆蔻、肉果。
性味：辛，溫。
功效主治：溫中行氣，澀腸止瀉。用於脾虛寒、久瀉不止、脘腹脹痛、食少嘔吐。
用法用量：3～10克。

全體有淺色縱行溝紋和不規則網狀溝紋

實用藥方

1. **久瀉久痢**：刀豆殼30克，燒灰存性，肉豆蔻10克，水煎送服，每次6克。
2. **五更泄瀉**：補骨脂、肉豆蔻各15克，吳茱萸、五味子各6克，水煎服。

赤石脂

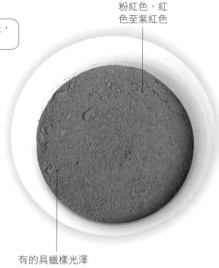

具黏土氣，味淡，嚼之無沙粒感

粉紅色、紅色至紫紅色

有的具蠟樣光澤

禁忌：有濕熱積滯者忌服，孕婦慎服。

別名：赤符、紅高嶺、赤石土。

性味：甘、酸、澀，溫。

功效主治：澀腸，止血，生肌斂瘡。用於久瀉久痢、大便出血、崩漏帶下；外治瘡瘍久潰不斂，溼瘡膿水浸淫。

用法用量：9～12克，先煎。外用適量，研末敷患處。

實用藥方

1. **虛寒腹瀉**：赤石脂25克，乾薑6克，粳米16克，水煎服。

2. **外傷出血**：赤石脂8份，五倍子、松香各6份，研細末，撒於傷口，加壓包紮。

禹餘糧

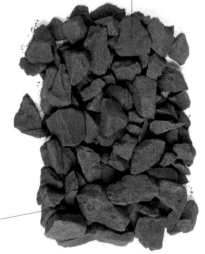

氣微，味淡，嚼之無沙粒感

表面紅棕色、灰棕色或淺棕色

斷面多顯深棕色與淡棕色或淺黃色相間的層紋

禁忌：暴病實證者忌服，孕婦慎服。

別名：太一餘糧、石腦、禹哀。

性味：甘、澀，微寒。

功效主治：澀腸止瀉，收斂止血。用於久瀉久痢、大便出血、崩漏帶下。

用法用量：9～15克，先煎；或入丸散。

實用藥方

久瀉久痢：禹餘糧、牡蠣、黨參各16克，赤石脂、白朮、白芍各12克，臭椿根皮9克，水煎服。

山茱萸

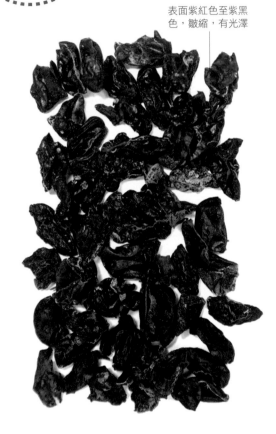

氣微,味酸、澀、微苦

表面紫紅色至紫黑色,皺縮,有光澤

禁忌:命門火熾、素有溼熱、小便淋澀者忌服。

藥材挑選:以片大、肉厚、柔軟、顏色紫紅者為佳。

別名:雞足、山萸肉、實棗兒。

性味:酸、澀,微溫。

功效主治:補益肝腎,收澀固脫。用於眩暈耳鳴、腰膝痠痛、陽痿遺精、遺尿尿頻、崩漏帶下、大汗虛脫、內熱消渴。

用法用量:6 ～ 12克。

經典妙方

1. 腳氣上入少腹不仁:乾地黃八兩,山茱萸、薯蕷各四兩,澤瀉、茯苓、牡丹皮各三兩,桂枝、附子(炮)各一兩,上八味末之,煉蜜和丸如梧桐子大,酒下十五丸,日再服。(《金匱要略》崔氏八味丸)

2. 虛勞,下焦風冷,腰腳疼痛無力:山茱萸一兩,牛膝(去苗)二兩,桂心一兩,為細散,每服二錢,食前以暖酒調下。(《太平聖惠方》山茱萸散)

實用藥方

1. **腰膝痠軟、頭暈耳鳴、陽痿:**山茱萸、熟地黃、山藥各12克,杜仲、附子、淫羊藿各10克,水煎服。

2. **遺精、尿頻、遺尿:**山茱萸、鹿角霜各12克,金櫻子、雞內金各10克,水煎服。

3. **崩漏、月經色淡清稀:**山茱萸、烏賊骨、棕櫚炭各10克,黃芪15克,水煎服。

4. **汗多欲脫:**山茱萸25克,人參10克,水煎服。

5. **糖尿病,渾身無力:**生黃芪30克,西洋參、枸杞子、山茱萸各15克,水煎服。

覆盆子

禁忌：腎虛有火、小便短澀者慎服。

藥材挑選：以粒完整、飽滿、堅實、色黃綠、具酸味者為佳。

別名：覆盆、烏藨子、小託盤。

性味：甘、酸，溫。

功效主治：益腎固精縮尿，養肝明目。用於遺精滑精、遺尿尿頻、陽痿早洩、目暗昏花。

用法用量：6～12克。

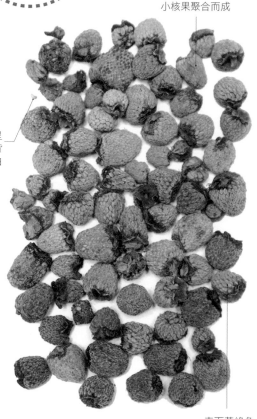

氣微，味微酸澀

為聚合果，由多數小核果聚合而成

每個小果呈半月形，背面密被灰白色茸毛

表面黃綠色或淡棕色

經典妙方

1. **陽事不起：**覆盆子，酒浸，焙研為末，每旦酒服三錢。（《瀕湖集簡方》）

2. **肺虛寒：**覆盆子，取汁作煎為果，仍少加蜜，或熬為稀餳，點服。（《本草衍義》）

實用藥方

1. **遺精、滑精、遺尿、尿頻：**覆盆子15克，焙乾研末服；或覆盆子、山茱萸、芡實各15克，益智仁、雞內金各10克，水煎服。

2. **陽痿、不育：**覆盆子60克，雄蠶蛾10克，人參15克，蛤蚧1對，焙乾研末，浸入白酒1升，每次5～20毫升，每日2次。

3. **視物昏花：**覆盆子、枸杞子、女貞子各10克，熟地黃、何首烏各15克，水煎服。

4. **腎氣虛，小便不禁：**覆盆子、枸杞子、菟絲子、仙茅各10克，水煎服。

金櫻子

氣微，味甘、微澀

有突起的棕色小點

呈倒卵形縱剖瓣

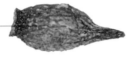
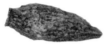

禁忌：有實火、邪熱者忌服。

藥材挑選：以個大、肉厚、色紅、有光澤、去淨毛刺者為佳。

別名：刺榆子、刺梨子、金罌子。

性味：酸、甘、澀，平。

功效主治：固精縮尿，固崩止帶，澀腸止瀉。用於遺精滑精、遺尿尿頻、崩漏帶下、久瀉久痢。

用法用量：6～12克。

表面紅黃色或紅棕色

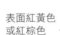

實用藥方

1. **遺尿、多尿：**鮮金櫻子30克，益智仁9克，水煎服。
2. **腎虛：**金櫻子適量，熬膏，每次1湯匙，加水煮沸，沖入鮮雞蛋內服。

蓮子

氣微，味甘、微澀；蓮子心味苦

中有空隙，具綠色蓮子心

一端中心呈乳頭狀突起，棕褐色

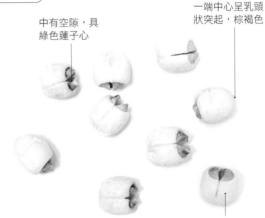

表面紅棕色，有細縱紋和較寬的脈紋

禁忌：中滿痞脹及大便燥結者忌服。

藥材挑選：以個大飽滿者為佳。

別名：藕實、水芝丹、蓮實。

性味：甘、澀，平。

功效主治：補脾止瀉，止帶，益腎澀精，養心安神。用於脾虛泄瀉、帶下、遺精、心悸失眠。

用法用量：6～15克。

實用藥方

1. **遺精、遺尿、白濁：**蓮子15克，沙苑子、金櫻子、鹿角霜各15克，水煎服。
2. **久瀉、食少：**蓮子50克，胡椒10克，燉豬肚服。

蓮子心

氣微，味苦

禁忌：優品表現：以個大飽滿者為佳。
別名：苦薏、蓮薏、蓮心。
性味：苦，寒。
功效主治：清心安神，交通心腎，澀精止血。
用於熱入心包、神昏譫語、心腎不交、失眠遺
精、血熱吐血。
用法用量：2～5克。

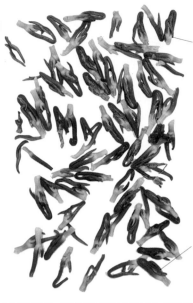

兩幼葉間可
見細小胚芽

幼葉綠色，
一長一短，
卷成箭形

實用藥方

1. **心煩不眠**：蓮子心3克，炒酸棗仁、茯神各12克，夜交藤16克，水煎服。
2. **高血壓**：蓮子心9克，遠志6克，酸棗仁12克，水煎服。

蓮房

氣微，味微澀

別名：蓮蓬殼、蓮殼。
性味：苦、澀，溫。
功效主治：化瘀止血。用於崩漏、尿血、痔瘡
出血、產後瘀阻、惡露不盡。
用法用量：5～10克。

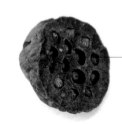

頂面有多數
圓形孔穴

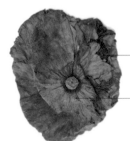

呈倒圓錐狀或漏
斗狀，多撕裂

表面灰棕色至紫棕
色，具細縱紋和皺紋

實用藥方

1. **功能失調性子宮出血、尿血**：蓮房炭、荊芥炭、牡丹皮各9克，小薊12克，
   白茅根30克，水煎服。
2. **鼻衄**：蓮房30克，水煎服。

蓮鬚

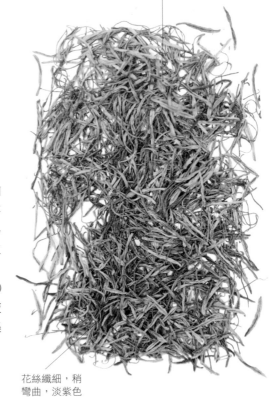

氣微香，味澀

禁忌：《本草從新》：「小便不利者勿服。」

別名：蓮花鬚、蓮花蕊、蓮蕊鬚。

性味：甘、澀，平。

功效主治：固腎澀精。用於遺精滑精、帶下、尿頻。

用法用量：3～5克。

花藥扭轉，縱裂，淡黃色或棕黃色

經典妙方

1. **婦人血崩不止**：當歸、蓮花蕊、白綿子、紅花、茅花各一兩，上銼如豆大，白紙裏定，泥固，炭火燒存性，為細末，血崩不止加麝香為引，好溫酒調服。（《蘭室秘藏》立效散）

2. **久近痔漏**：蓮鬚、黑牽牛（頭末）各一兩半，當歸五錢，為末，每空心酒服二錢。忌熱物。（《孫天仁集效方》）

花絲纖細，稍彎曲，淡紫色

實用藥方

1. **遺精**：蓮鬚、金櫻子各9克，水煎服；若屬溼熱遺精，鮮蓮鬚30～60克，大棗30克，水煎服。

2. **鼻息肉**：鮮蓮鬚、藕節各適量，焙乾研末，吹入患處。

3. **上消口渴，飲水不休**：蓮鬚、粉乾葛、白茯苓、生地黃各3克，黃連、天花粉、人參、五味子、知母、炙甘草、淡竹葉各1.5克，燈心草10莖，水煎熱服。

4. **滑精、早洩**：煅牡蠣50克，蓮鬚10克，芡實20克，水煎服，日服2次。

芡實

氣微，味淡

禁忌：《隨息居飲食看》：「凡外感前後，瘧痢疳痔，氣鬱痞脹，溺赤便祕，食不運化及新產後皆忌之。」

藥材挑選：以顆粒飽滿均勻、粉性足、無碎末及皮殼者為佳。

別名：雞頭實、雁喙實、雞頭肉。

性味：甘、澀，平。

功效主治：益腎固精，補脾止瀉，除溼止帶。用於遺精滑精、遺尿尿頻、脾虛久瀉、白濁、帶下。

用法用量：9～15克。

經典妙方

1. **夢遺漏精：**雞頭肉末、蓮花蕊末、龍骨（別研）、烏梅肉（焙乾取末）各一兩，上件煮山藥糊為丸，如雞頭大，每服一粒，溫酒、鹽湯任下，空心。（《楊氏家藏方》玉鎖丹）

2. **精滑不禁：**沙苑蒺藜（炒）、芡實（蒸）、蓮鬚各二兩，龍骨（酥炙）、牡蠣（鹽水煮一日一夜，煅粉）各一兩，共為末，蓮子粉糊為丸，鹽湯下。（《醫方集解》金鎖固精丸）

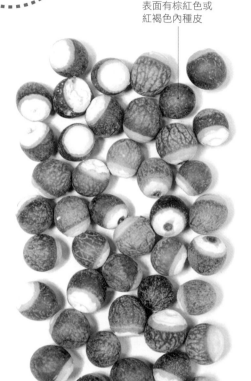

表面有棕紅色或紅褐色內種皮

一端黃白色，有凹點狀的種臍痕

實用藥方

1. **脾虛食少、泄瀉：**芡實、白朮、黨參、山藥各12克，陳皮、山楂各8克，水煎服。

2. **小兒疳積：**芡實15克，陳皮3克，豬肚1個，燉爛食用。

3. **小便不禁：**芡實、金櫻子各15克，蓮鬚10克，水煎服。

4. **白帶異常：**白朮、蒼朮、白果各10克，生薏苡仁30克，芡實15克，馬蘭24克，水煎服。

海螵蛸

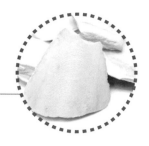

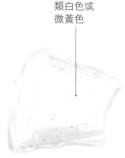

氣微腥，味微鹹

禁忌：陰虛多熱者不宜多用。

藥材挑選：以色白、潔淨者為佳。

別名：烏鰂骨、烏賊魚骨、墨魚蓋。

性味：鹹、澀，溫。

功效主治：收斂止血，澀精止帶，制酸止痛，收溼斂瘡。用於吐血衄血、崩漏便血、遺精滑精、赤白帶下、胃痛吞酸；外治損傷出血、溼疹溼瘡、潰瘍不斂。

用法用量：5～10克。外用適量，研末敷患處。

類白色或微黃色

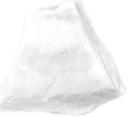

經典妙方

1. **吐血及鼻衄不止**：烏賊骨，搗細羅為散，不計時候，以清粥飲調下二錢。（《太平聖惠方》）
2. **血淋**：海螵蛸末一錢，生地黃汁調服。（《經驗方》）

實用藥方

1. **胃痛、吐酸**：海螵蛸、甘草各等份，共研末，每日服3次，每次3克，溫水送服。

2. **胃潰瘍出血**：海螵蛸、白及各等份，共研末，每日3～4次，每次3～4.5克，溫水送服。

3. **產後血崩**：海螵蛸、牡蠣各12克，茜草炭9克，水煎服。

4. **外傷引起的皮膚潰瘍**：海螵蛸、大黃、甘草各30克，共研末，過篩，外撒患處。

5. **赤白帶下**：海螵蛸、茜草炭各6克，白芷3克，共研末，溫水送服或水煎服。

桑螵蛸

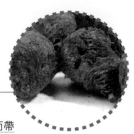

氣微腥，味淡或微鹹

禁忌：陰虛火旺或膀胱有熱者慎服。

藥材挑選：以個體完整、色黃、體輕而帶韌性、卵未孵出者為佳。

別名：蜱蛸、桑蛸、冒焦、螵蛸。

性味：甘、鹹，平。

功效主治：固精縮尿，補腎助陽。用於遺精滑精、遺尿尿頻、小便白濁。

用法用量：5～10克。

表面淺黃褐色，上面帶狀隆起，底面平坦或有凹溝

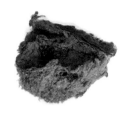
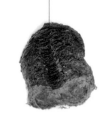

經典妙方

1. **小便不通及胞轉**：桑螵蛸搗末，米飲服方寸匕，日三服。（《產書方》）

2. **產後遺尿或尿數**：桑螵蛸（炙）半兩，龍骨一兩，為末，每米飲服二錢。（《徐氏胎產方》）

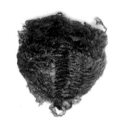
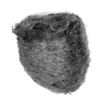
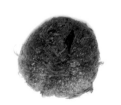
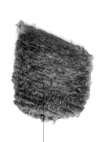

由多層膜狀薄片疊成

實用藥方

1. **腎虛遺尿**：小茴香、桑螵蛸各9克，雞內金10克，焙乾，共研細末，開水送服。

2. **老人夜尿頻多**：補骨脂、覆盆子、山藥各15克，雞內金、桑螵蛸各10克，水煎服。

3. **急、慢性腎炎**：益母草60克，大薊、小薊各30克，水煎，分2次服。有感染症狀者加金銀花、板藍根各9～12克；蛋白尿嚴重者加桑螵蛸30克。一般在蛋白尿消失後，繼續服2～3週再停藥。

常山 ▲有毒

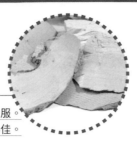

氣微，味苦

禁忌：正氣虛弱、久病體弱者及孕婦忌服。
藥材挑選：以質堅硬、斷面色淡黃者為佳。
別名：互草、恒山、翻胃木。
性味：苦、辛，寒；有毒。
功效主治：湧吐痰涎，截瘧。用於痰飲停聚、胸膈痞塞、瘧疾。
用法用量：5～9克。

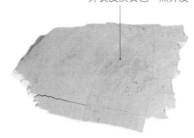

外表皮淡黃色，無外皮

經典妙方

1. **陽經實瘧**：常山（酒炒）、草果（煨）、檳榔、厚朴、青皮、陳皮、甘草各等份，水酒各半煎，露之，發日早晨溫服。（《易簡方》截瘧七寶飲）

2. **胸中多痰，頭疼不欲食及飲酒**：常山四兩，甘草半兩，水七升，煮取三升，內半升蜜，服一升，不吐更服，無蜜亦可。（《肘後備急方》）

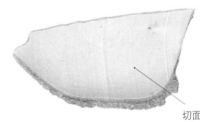

切面黃白色，有放射狀紋理

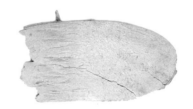

實用藥方

1. **瘧疾**：常山、北柴胡各9克，草果6克，水煎服。
2. **蕁麻疹**：常山、防風、白蒺藜、蛇床子各15克，蒼耳子30克，水煎服。

藜蘆 ▲有毒

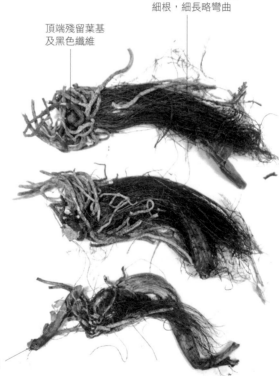

氣微，味苦、辛，有刺喉感；粉末有強烈的催嚏性

禁忌：體虛氣弱患者及孕婦禁服。反細辛、芍藥、人參、沙參、丹參、玄參、苦參。服之吐不止，可飲蔥湯解。

別名：蔥苒、蔥葵、豐蘆。

性味：辛、苦，寒；有毒。

功效主治：湧吐風痰，殺蟲。用於中風痰壅、癲癇、瘧疾、疥癬、惡瘡。

用法用量：研末 0.3 ～ 0.6 克，入丸散。外用適量，研末調塗。

下部著生 10 ～ 30 條細根，細長略彎曲

頂端殘留葉基及黑色纖維

經典妙方

1.頭痛不可忍：藜蘆一莖，暴乾，搗羅為散，入麝香麻子許，研勻吹鼻中。（《聖濟總錄》吹鼻麝香散）

2.疥癬：藜蘆，細搗為末，以生油調敷之。（《斗門方》）

表面棕黃色或土黃色

實用藥方

跌撲損傷：鮮腹水草、腫節風，藜蘆各 20 克，入燒酒內浸泡 7 日，取藥液塗搽患處。

硫黃 ▲有毒

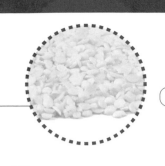

氣微，味苦

禁忌：陰虛火旺者及孕婦忌服。

別名：石流黃、石留黃、黃牙。

性味：酸，溫；有毒。

功效主治：外用解毒，殺蟲，療瘡；內服補火、助陽、通便。外治用於疥癬、禿瘡、陰疽惡瘡；內服用於陽痿足冷、虛喘冷哮、虛寒便祕。

用法用量：1.5～3克，炮製後入丸散服。外用適量，研末油調塗敷患處。

經典妙方

1.卒得疥瘡：麻油摩硫黃塗之。（《肘後備急方》）

2.癘風：硫黃末，酒調少許，飲汁，或加大楓子油更好。（《仁齋直指方》）

黃色或略呈綠黃色

表面呈脂肪光澤，常有多數小孔

斷面常呈針狀結晶形

實用藥方

1.體癬：大風子9克，硫黃、雄黃各6克，枯礬4.5克，共研末，以香油或凡士林調勻，塗患處，每日1次。

2.風刺鼻赤：大風子、木鱉子仁各9克，輕粉3克，硫黃6克，共研末，夜夜睡調塗患處。

3.臌脹：巴豆（去油）4份，輕粉2份，硫黃1份，共研成餅，先以新棉1片敷臍上，次以藥餅當臍按之，以布紮緊，待瀉3～5次後除去藥餅，以溫粥食之。忌飲涼水。

4.汗斑：鮮白茄子1條折斷，蘸硫黃末搽患處。

白礬

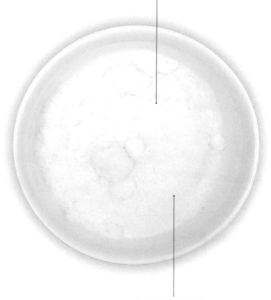

氣微，味酸、微甘而極澀

無色或淡黃白色，透明或半透明

表面具細密縱棱，有玻璃樣光澤

禁忌：陰虛胃弱、無溼熱者忌服。

藥材挑選：以挑選塊大、無色、透明、無雜質者為佳。

別名：石涅、礬石、羽涅。

性味：酸、澀，寒。

功效主治：止血止瀉，祛除風痰；外用解毒殺蟲，燥溼止癢。內服用於久瀉不止、便血、崩漏、癲癇發狂；外治用於溼疹、疥癬、脫肛、痔瘡、聘耳流膿。

用法用量：0.6 ～ 1.5克。外用適量，研末敷或化水洗患處。

經典妙方

1. 黃水瘡：白礬、熟松香、黃丹，三味各等份，研極細末，芝麻油調塗患處。（《本草原始》）

2. 反胃嘔吐：枯白礬三兩，蒸餅丸如梧桐子大，每空心米飲服十五丸。（《普濟方》）

實用藥方

1. 癲癇：白礬研粉，每日早晚各服1次，每次1.5 ～ 3克。一般發病1 ～ 2個月者服藥20日，半年者服藥1個月，1年以上者服藥1 ～ 3個月。

2. 丘疹：白礬90克，甘草60克，加水1.5 ～ 2千克，煎1 ～ 2小時，過濾去渣，取藥液塗患處，每日2 ～ 3次。

3. 稻田性皮炎：老茶葉、白礬各60克，加水500毫升浸泡片刻後煎煮，在下田前後浸泡手足，任其自行乾燥。忌用肥皂洗滌。

蛇床子 ▲有小毒

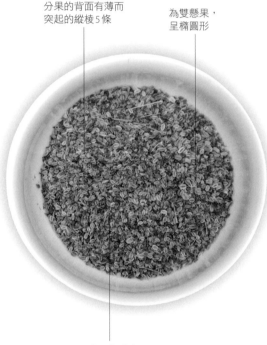

氣香，味辛涼，有麻舌感

禁忌：下焦有濕熱，或腎陰不足、相火易動以及精關不固者忌服。

藥材挑選：以挑選顆粒飽滿、灰黃色、氣味濃者為佳。

別名：蛇米、蛇床仁、蛇床實。

性味：辛、苦，溫；有小毒。

功效主治：燥濕祛風，殺蟲止癢，溫腎壯陽。用於陰癢帶下、濕疹搔癢、濕痹腰痛、腎虛陽痿、宮冷不孕。

用法用量：3～10克。外用適量，多煎湯薰洗，或研末調敷。

分果的背面有薄而突起的縱棱5條

為雙懸果，呈橢圓形

表面灰黃色或灰褐色

經典妙方

1. **產後陰下脫：**蛇床子一升，布裹炙熨之，亦治產後陰中痛。（《千金方》）

2. **小兒惡瘡：**膩粉三分，黃連（去鬚）一分，蛇床子三分，上藥搗細羅為散，每使時，先以溫鹽湯洗瘡令淨，拭乾，以生油塗之。（《太平聖惠方》）

實用藥方

1. **滴蟲性陰道炎、帶下色黃氣臭、陰部濕癢、陰囊濕疹：**蛇床子30克，川椒10克，白礬9克，苦參20克，水煎薰洗患部，每日2次。

2. **濕疹、疥癬：**蛇床子30克，煎湯外洗；或蛇床子、苦參、黃柏、白礬、硼砂各適量，研末麻油調塗。

3. **陽痿不育、宮冷不孕：**蛇床子、菟絲子各15克，淫羊藿、熟地黃各12克，金櫻子、肉桂各9克，水煎服。

4. **念珠菌陰道炎：**廣藿香、土茯苓、蛇床子、貫眾各30克，加水1升煮沸，先薰後洗，每日1～2次，連續7日為1個療程。

5. **蕁麻疹：**常山、防風、白蒺藜、蛇床子各15克，蒼耳子30克，水煎服。

蟾酥 ▲有毒

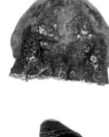

氣微腥，味初甜而後
有持久的麻辣感，粉
末嗅之作嚏

禁忌： 孕婦忌服。外用時注意不可入目。
藥材挑選： 以色紅棕、斷面角質狀、半透
明、有光澤為佳。
別名： 蟾蜍眉脂、蛤蟆酥、蛤蟆漿。
性味： 辛，溫；有毒。
功效主治： 解毒，止痛，開竅醒神。用於
癰疽疔瘡、咽喉腫痛、中暑神昏、痧脹腹
痛吐瀉。
用法用量： 0.015 ～ 0.03 克，多入丸散
用。外用適量。

棕褐色或紅棕色

經典妙方

1.牙痛： 蟾酥（湯浸，研）一字，
上藥和研為丸如麻子大，每用一
丸，以綿裹於痛處咬之，有涎即
吐卻。（《太平聖惠方》）
2.喉痹： 皂角、草烏頭各等份，研
細末，用蟾酥調合為小丸（小
豆大），每研一丸，點患處。
（《吉林中草藥》）

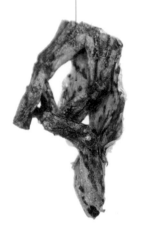

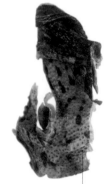

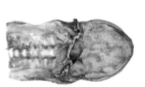

切面紅棕色，半透明

實用藥方

1.疔毒： 蟾酥 2 克，研細末，以茶油適量，調成稀糊狀，先將患處消毒，然後
將藥液塗上，用消毒紗布包好，每日 2 次。

2.外耳道炎： 蟾酥 1 克，薄荷油適量，甘油 200 毫升，共混勻，用棉花蘸藥液塗
患處，每日 2 ～ 3 次。

3.指頭瘭疽（蛇頭疔）已潰： 蟾酥 6 克，雄黃 15 克，研末，用豬膽汁調塗。

4.癰腫疔瘡、惡寒發熱、周身疼痛： 蟾酥、乳香各 30 克，雄黃 45 克，共研極細
粉，和蔥汁為丸，每丸重 0.2 克，每服 5 ～ 7 丸，黃酒化服。

木鱉子 ▲有毒

有特殊的油膩氣，味苦

扁平圓板狀，中間稍隆起或微凹陷

表面灰棕色至黑褐色，有網狀花紋

禁忌：孕婦及體虛者忌服。
藥材挑選：以籽粒飽滿、不破裂、體重、內仁黃白色、不泛油者為佳。
別名：木蟹、土木鱉、殼木鱉。
性味：苦、微甘，涼；有毒。
功效主治：散結消腫，攻毒療瘡。用於瘡瘍腫毒、乳癰、瘰癧、痔瘻、乾癬、禿瘡。
用法用量：0.9～1.2克。外用適量，研末，用油或醋調塗患處。

實用藥方

1.**疔癰腫毒**：木鱉子適量，研末調敷患處。

2.**小兒丹瘤**：鮮木鱉子去殼，研如泥，淡醋調敷之，每日3～5次。

土荊皮 ▲有毒

氣微，味苦而澀

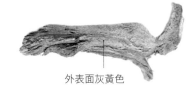

外表面灰黃色

內表面黃棕色至紅棕色，具細縱紋

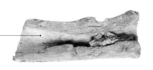

切面有時可見有細小白色結晶，可層層剝離

藥材挑選：以條長、皮厚、堅實者為佳。
別名：土槿皮、荊樹皮、金錢松皮。
性味：辛，溫；有毒。
功效主治：殺蟲，療癬，止癢。可用於疥癬搔癢。
用法用量：外用適量，醋或酒浸塗擦，或研末調塗患處。

實用藥方

1.**足癬**：土荊皮適量，浸於75％酒精中約2週，取藥液塗患處。

2.**陰囊溼疹**：土荊皮適量，水煎洗患處。

蓖麻子 ▲有毒

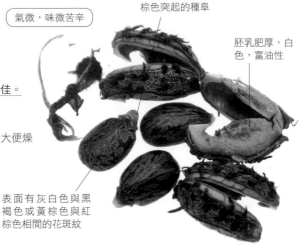

氣微，味微苦辛

一端有灰白色或淺棕色突起的種阜

胚乳肥厚，白色，富油性

表面有灰白色與黑褐色或黃棕色與紅棕色相間的花斑紋

禁忌：孕婦及便滑者忌服。
藥材挑選：以粒大、飽滿、有光澤者為佳。
別名：草麻子、蓖麻仁、紅大麻子。
性味：甘、辛，平；有毒。
功效主治：瀉下通滯，消腫拔毒。用於大便燥結、癰疽腫毒、喉痹、瘰癧。
用法用量：2～5克。外用適量。

實用藥方

1. **便祕：**蓖麻子6～9克，搗爛，水煎服，每日1次。

2. **口眼喎斜：**蓖麻子適量，搗爛敷患側。

蜂房

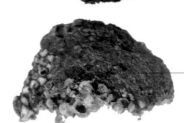

氣微，味辛淡

腹面有多數整齊的六角形房孔

呈圓盤狀或不規則的扁塊狀，大小不一

表面灰白色或灰褐色

禁忌：氣虛血弱以及腎功能不全者慎服。
別名：露蜂房、蜂巢、野蜂房。
性味：甘，平。
功效主治：攻毒殺蟲，祛風止痛。用於瘡瘍腫毒、乳癰、瘰癧、皮膚頑癬、鵝掌風、牙痛、風濕痹痛。
用法用量：3～5克。外用適量，研末油調敷患處，或煎水漱，或洗患處。

實用藥方

1. **小兒臍風溼、腫久不癒：**蜂房燒灰外敷。

2. **產後缺乳：**蜂房1個（約10克，以棗樹上的為佳），入豆腐500克，絲瓜絡10克，加水適量煎煮，食豆腐喝湯，每日2次，3日為1個療程。

蠶蛹

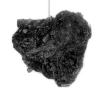

禁忌：《隨息居飲食譜》：「患腳氣者忌
之。獅犬咬者，終身勿犯，誤食必難免也。」
別名：小蜂兒。
性味：甘、鹹，平。
功效主治：殺蟲療疳，生津止渴。主治肺癆、
小兒疳積、發熱、蛔蟲病、消渴。
用法用量：研末3～6克，或炒食煎湯。

表面棕黃色至棕褐
色，有不規則皺紋

經典妙方

1.蛔蟲病：蠶蛹二合，研爛，生布絞
取汁，空心頓飲之；或蠶蛹暴乾，
搗羅為末，和粥飲服之。（《聖濟總
錄》蠶蛹汁）

2.消渴熱，或心神煩亂：蠶蛹一兩，
以無灰酒一中盞，水一大盞，同煮
取一中盞，澄清，去蠶蛹服之。
（《太平聖惠方》）

略呈紡錘形

 實用藥方

1.**小兒疳積**：蠶蛹炒熟，蜜調食。

2.**結核消瘦、慢性胃炎、胃下垂**：蠶蛹焙乾，研粉，每服1.5～3克，每日2
次。

附錄　中藥名筆畫索引

附錄　中藥名筆畫索引

超實用！中藥材圖鑑

超實用！中藥材圖鑑

附
錄

中藥名筆畫索引

超實用！中藥材圖鑑

國家圖書館出版品預行編目（CIP）資料

超實用！中藥材圖鑑：日常生活必備的用藥指南/老中醫
養生堂編著. -- 初版. -- 臺中市：晨星出版有限公司,
2024.07
　　面；　公分. -- (健康百科 ; 70)
ISBN 978-626-320-878-0（平裝）
1.CST: 中藥材 2.CST: 植物圖鑑
414.3025　　　　　　　　　　　　　　113007969

健康百科 70 超實用！中藥材圖鑑

可至線上填回函！

作者	老中醫養生堂
主編	莊雅琦
執行編輯	洪　絹
校對	洪　絹、莊雅琦、張雅棋
網路編輯	林宛靜、張雅棋
封面設計	王大可
美術編排	黃淑雅

創辦人	陳銘民
發行所	晨星出版有限公司
	407台中市西屯區工業30路1號1樓
	TEL：04-23595820　FAX：04-23550581
	E-mail：service@morningstar.com.tw
	http://star.morningstar.com.tw
	行政院新聞局局版台業字第2500號
法律顧問	陳思成律師
初版	西元2024年07月12日

讀者服務專線	TEL：02-23672044／04-23595819#212
讀者傳真專線	FAX：02-23635741／04-23595493
讀者專用信箱	service@morningstar.com.tw
網路書店	http://www.morningstar.com.tw
郵政劃撥	15060393（知己圖書股份有限公司）

印刷	上好印刷股份有限公司

定價 799 元
ISBN 978-626-320-878-0

本書通過四川文智立心傳媒有限公司代理，經福建科學技
術出版社有限責任公司授權，同意由晨星出版有限公司在
港澳臺地區發行繁體中文紙版書及電子書。非經書面同意，
不得以任何形式任意重制、轉載。